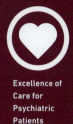

Excellence of
Care for
Psychiatric
Patients

精神科

ナースポケットブック 改訂第2版

監修

一般社団法人日本精神科看護協会

Gakken

精神科

ナースポケットブック 改訂第2版

編集
一般社団法人日本精神科看護協会

Gakken

はじめに

　社会の多様化，複雑化が進む現在，精神疾患を抱える患者は増加傾向にあり，ますます精神科看護の重要性が高まっています．こうした状況に対応すべく，2019年発行の「精神科ナースポケットブック」の改訂版として本書を発行いたしました．

　本書は初版を踏襲し，精神科病院のみならず一般科病院，訪問看護ステーションなど，精神疾患の患者に関わるすべての看護師に向けて，わかりやすく役立つポケットブックを目指しました．また，精神科診療の進展に対応できるよう，情報のアップデートに努めました．

　精神科領域で身につける必要がある基本的な知識を集約し，第1章では業務に沿った基本的なケア，精神疾患の患者にみられる症状とその対処法，および精神科の専門療法と検査の概要についてわかりやすく解説しました．第2章では，看護師が臨床でよく出会う主な疾患について，疾患の概要，診断・治療のポイントに加えて，看護師に役立つ「観察のポイント」と「ケアのポイント」を盛り込んでいます．

　また初版と同様，自施設の手順などの独自の情報をメモ欄や余白に書き込んで，「マイポケットブック」に仕上げられるように構成しました．手元に置いておくと安心できる1冊として，活用していただけると幸いです．

　本書は，初版に引き続き，精神科の臨床で活躍している，多くの看護師，精神科認定看護師，そして精神科医師をはじめとする専門職の協力を得て発刊に至りました．執筆くださった先生方，重ねまして本ポケットブックを作成するにあたり，ご尽力いただきましたすべての方々に，編集委員を代表し深く感謝申し上げます．

2025年4月

編集委員を代表して

吉川　隆博

編集者・執筆者一覧

〈監修〉

一般社団法人日本精神科看護協会

〈編集委員〉

吉川　隆博	一般社団法人日本精神科看護協会 会長 東海大学医学部看護学科 教授
草地　仁史	一般社団法人日本精神科看護協会 政策企画局局長 業務執行理事（編集責任）
中薗　明子	一般社団法人日本精神科看護協会 副会長 公益財団法人慈愛会笹貫訪問看護ステーション愛の街
中庭　良枝	一般社団法人日本精神科看護協会 本部長 業務執行理事

〔五十音順〕

〈執筆〉

矢田　弓子	公益財団法人積善会曽我病院 看護副部長／精神科認定看護師
草地　仁史	前掲
内野　隆幸	一般社団法人日本精神科看護協会 監事 医療法人緑心会福岡保養院 看護部長
宮下　大紀	社会福祉法人桜ヶ丘社会事業協会桜ヶ丘記念病院 看護師長／ 精神科認定看護師
佐々木香月	医療法人牧和会桜台訪問看護ステーション 管理者／ 精神科認定看護師
高田　久美	南部町国民健康保険西伯病院 地域在宅医療部長／ 精神科認定看護師
松本　美香	医療法人社団翠会北大泉訪問看護ステーション／ 精神看護専門看護師
西村　喜一	医療法人社団翠会成増厚生病院 看護師長／精神科認定看護師
齋藤　直美	東京女子医科大学看護学部看護学科 助教／ 精神看護専門看護師
三浦　　勉	医療法人社団翠会成増厚生病院 看護副師長
佐々木美和	医療法人社団翠会成増厚生病院 看護師長
川野かおり	公益財団法人日本訪問看護財団立 あすか山訪問看護ステーション／老人看護専門看護師

三並　淳一	医療法人社団翠会成増厚生病院看護部 主任	
猪俣　則子	医療法人社団翠会八幡厚生病院／精神科認定看護師	
鈴木　良平	医療法人社団翠会成増厚生病院 看護師長／精神科認定看護師	
渡邉真里子	ちはやACTクリニック 院長	
岩崎　靖	愛知医科大学加齢医科学研究所 教授	
和泉美和子	特定医療法人楽山会三島病院神経心理科 主任／臨床心理士，公認心理師	
山田　信昭	公益財団法人復康会沼津中央病院 病棟看護課長	
今井　亮太	公益財団法人復康会沼津中央病院 病棟看護課長／日本精神科医学会認定看護師	
葛城　芳弘	公益財団法人復康会大手町クリニック クリニック管理課長	
牛島　一成	公益財団法人復康会沼津中央病院 看護部長	
浅倉　博幸	公益財団法人復康会沼津中央病院 診療部医局長	
市川　容代	公益財団法人復康会沼津中央病院 外来看護課長／精神科認定看護師	
池谷　知佳	NPO法人 臨床心理オフィス Beサポート／臨床心理士，公認心理師	
山田まゆみ	公益財団法人復康会沼津中央病院 デイケア課	
石切山涼子	公益財団法人復康会沼津中央病院 作業療法課長	
麻場　英聖	公益財団法人復康会沼津中央病院 病棟看護師	
德山　明広	一般財団法人信貴山病院ハートランドしぎさん 院長	
濵本　妙子	医療法人サヂカム会 三国丘病院	
岡　知加	三重大学医学部附属病院精神神経科 医員	
髙橋　誠人	一般財団法人信貴山病院ハートランドしぎさん 認知症疾患医療センター センター長	
江上　剛史	一般財団法人信貴山病院分院　上野病院　診療部	
根來　秀樹	一般財団法人信貴山病院ハートランドしぎさん 副院長・こどものこころ診療センター センター長	
岡﨑　康輔	一般財団法人信貴山病院ハートランドしぎさん こどものこころ診療センター 副センター長	
小川　敦弘	元・一般財団法人信貴山病院ハートランドしぎさん　副院長	

〔執筆順〕

※精神科認定看護師は日本精神科看護協会認定看護師

Contents

第1章　精神科領域の看護ケア

1. 基本的ケア 2
担当編集委員：草地仁史

患者の情報収集　矢田弓子 2
環境調整　草地仁史 7
カンファレンス　草地仁史 16
精神科におけるコミュニケーション　草地仁史 24
セルフケア支援　草地仁史 35
家族支援　草地仁史 43
服薬指導　草地仁史 50
心理教育　草地仁史 58
報告の仕方　内野隆幸 65
入院時のケア（受け入れ時のオリエンテーション）　矢田弓子 ... 69
隔離・身体的拘束時のケア　草地仁史 75
外出・外泊　宮下大紀 91
退院調整　佐々木香月 95
多職種連携　高田久美 105
知っておくべき法律・制度　草地仁史 114
災害時の対応　草地仁史 132

2. 精神科でみられる症状と対処が必要な事項 140
担当編集委員：草地仁史

興奮　松本美香 140
暴力　西村喜一 146
希死念慮　齋藤直美 154
昏迷　三浦 勉 161
陰性症状　佐々木美和 166
抑うつ状態　川野かおり 173
躁状態　松本美香 180
幻覚・妄想　齋藤直美 186
強迫　松本美香 192
不安・焦燥　草地仁史 198
無為・自閉　三並淳一 205
不眠　猪俣則子 210
せん妄　鈴木良平 215
拘禁反応　齋藤直美 222

3. 診察・診断におけるケア 226
担当編集委員：吉川隆博

診察　渡邉真里子 226
神経学的診察　岩崎　靖 236
血液検査・心電図検査　渡邉真里子，岩崎　靖 242
脳波検査　岩崎　靖 248
睡眠ポリグラフ検査　岩崎　靖 252
神経画像検査　岩崎　靖 255
髄液検査　岩崎　靖 261
心理検査　和泉美和子 267
神経心理学的検査　和泉美和子 275

4. 治療におけるケア 282
担当編集委員：中庭良枝

身体療法①修正型電気けいれん療法（mECT）　山田信昭 282
身体療法②高照度光療法　今井亮太 295
薬物療法①向精神薬の分類と理解　葛城芳弘 301
薬物療法②抗精神病薬　葛城芳弘 303
薬物療法③抗うつ薬　葛城芳弘 314
薬物療法④気分安定薬　葛城芳弘 321
薬物療法⑤抗不安薬　葛城芳弘 323
薬物療法⑥睡眠薬　葛城芳弘 326
薬物療法⑦認知症治療薬　牛島一成 329
薬物療法⑧抗てんかん薬　牛島一成 332
薬物療法⑨抗酒薬　牛島一成 335
精神専門療法①精神療法とは　浅倉博幸 339
精神専門療法②社会生活技能訓練（SST）　市川容代 344
精神専門療法③動機づけ面接技法　今井亮太 351
精神専門療法④心理療法　池谷知佳 355
精神専門療法⑤支持的精神療法　浅倉博幸 359
精神専門療法⑥精神分析的精神療法　池谷知佳 362
精神専門療法⑦行動療法　池谷知佳 367
精神専門療法⑧認知行動療法　池谷知佳 371
精神専門療法⑨森田療法　今井亮太 377
精神専門療法⑩芸術療法　市川容代 380
精神専門療法⑪家族療法　山田まゆみ 387
精神専門療法⑫精神科リハビリテーション　山田まゆみ 392
精神専門療法⑬精神科作業療法　石切山涼子 398
身体合併症　麻場英聖 403

第2章　精神科領域のおもな疾患

担当編集委員：中薗明子

1. 認知症 ———— 412
認知症総論　徳山明広 ———— 412
アルツハイマー型認知症　徳山明広 ———— 422
レビー小体型認知症　徳山明広 ———— 426
血管性認知症　徳山明広 ———— 432
前頭側頭型認知症　徳山明広 ———— 435

2. 統合失調症 ———— 439
統合失調症　徳山明広 ———— 439
妄想症　徳山明広 ———— 455

3. 気分（感情）障害 ———— 459
うつ病　徳山明広 ———— 459
双極症　徳山明広 ———— 476

4. 神経症性障害 ———— 485
不安症　濵本妙子 ———— 485
強迫症　岡　知加 ———— 495
解離症　岡　知加 ———— 507

5. ストレス反応および適応反応症 ———— 517
身体症状症　濵本妙子 ———— 517
急性ストレス反応 / 急性ストレス症（ASD）　草地仁史 ———— 523
心的外傷後ストレス症（PTSD）　草地仁史 ———— 531
適応反応症（適応障害）　髙橋誠人 ———— 543

6. 生理的・身体的要因に関する障害 ———— 552
摂食症　江上剛史 ———— 552
睡眠障害　江上剛史 ———— 561

7. 物質使用症　根来秀樹 ———— 569

8. アルコール使用症　根来秀樹 ———— 578

9. 知的発達症（知的障害）　岡﨑康輔 ———— 588

10. 発達障害　岡﨑康輔 ———— 594

11. 精神科で起こりやすい合併症 ———— 601
悪性症候群　小川敦弘 ———— 601
誤嚥性肺炎　小川敦弘 ———— 605

| 腸閉塞 | 小川敦弘 | 609 |
| 水中毒 | 小川敦弘 | 613 |

Index ⋯⋯⋯⋯⋯⋯ 617

Column

▶ 安全対策とリスク管理　草地仁史 ⋯⋯⋯ 15
▶ 人的資源としての看護師　草地仁史 ⋯⋯⋯ 15
▶ 患者の反応には理由がある　草地仁史 ⋯⋯⋯ 34
▶ 患者との信頼関係の構築　草地仁史 ⋯⋯⋯ 34
▶ 精神科入退院支援加算　草地仁史 ⋯⋯⋯ 74
▶ 隔離・身体的拘束最小化のためのコア戦略　草地仁史 ⋯⋯⋯ 90
▶ 虐待通報の義務　草地仁史 ⋯⋯⋯ 131
▶ アンガー・マネジメント　草地仁史 ⋯⋯⋯ 145
▶ 日本の自殺者数の推移　草地仁史 ⋯⋯⋯ 160
▶ 産後うつ病　草地仁史 ⋯⋯⋯ 179
▶ せん妄と認知症の違い　草地仁史 ⋯⋯⋯ 221
▶ 不安症　濱本妙子 ⋯⋯⋯ 485
▶ 自我違和的思考と自我親和的思考　岡　知加 ⋯⋯⋯ 504
▶ 曝露反応妨害法　岡　知加 ⋯⋯⋯ 505
▶ 身体表現性障害の考え方　濱本妙子 ⋯⋯⋯ 518
▶ 複雑性PTSD（複雑性心的外傷後ストレス症）　草地仁史 ⋯⋯⋯ 542
▶ 自助グループ・リハビリ施設　根來秀樹 ⋯⋯⋯ 574
▶ アルコール依存の自助グループ・リハビリ施設　根來秀樹 ⋯⋯⋯ 582
▶ 飲酒を認めない場合　根來秀樹 ⋯⋯⋯ 585

カバー・本文デザイン：星子卓也
本文イラスト：青木隆デザイン事務所（青木隆，青木福子），日本グラフィックス

本書の特徴と活用法

- 本書では,施設ごとで個別性の高い治療やケアなどの項目は,自施設の方法を書き込めるように空欄にしています.
- その他,先輩から学んだポイントやコツ,気をつけなければならないことなど,必要な情報をどんどん書き込んで,あなただけの1冊に育ててください.

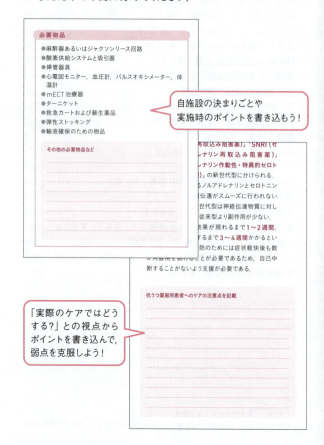

第1章

精神科領域の
看護ケア

1

1. 基本的ケア
患者の情報収集

目的

＊患者の全体像を把握する.
＊精神に障害をもつ人を理解する.
＊適切な看護を提供する.
＊患者, 家族が抱えている問題や希望を把握する.
＊看護過程を展開するためには必要不可欠である.

観察のポイント

[患者の全体像をとらえる]

● 患者の症状だけに注目せずに, 生物学的・心理学的・社会学的な視点から全体像をとらえる.

● 情報収集と整理の例：バイオ・サイコ・ソーシャルモデル(BPSモデル)を用いて情報収集し整理する.

・**BPSモデル**：患者を生物学的(Bio)側面・心理学的(Psycho)側面・社会学的(Social)側面から包括的にとらえ, 理解しようとするモデル (**図1**).

①**生物学的(Bio)**：精神症状・心身相関・薬物療法などの治療の影響

②**心理学的(Psycho)**：認知と行動・不安と防衛機制・悲嘆と喪失・発達段階

③**社会学的(Social)**：家族・環境・経済状態・社会資源

2 ｜ 1. 基本的ケア

- バイオ・サイコ・ソーシャルの各側面について情報収集し整理する．
- それぞれの情報が相互にどのように影響しているか関連をみていく．

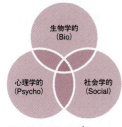

図1 》 BPS モデル

[必要な情報を整理する]

- 最低限これだけは必要という項目を事前にメモしておく（**表1**）．
- 必要な情報のなかでも優先順位を決めておく．
- 患者を理解しようとすることが大切である．

表1 》 事前にメモしておく情報（例）

どの患者にも共通な情報
- □氏名・年齢・性別
- □診断名
- □入院形態
- □現病歴・症状（発症時からの経過・入院までの経過など）
- □患者の主訴・患者の疾患への思いや受け止め・困っていることなど
- □既往歴（アレルギー・感染症の有無など）
- □生育歴
- □日常生活に関すること（セルフケア・ADLなど）
- □バイタルサイン
- □採血データや各種検査データ
- □治療方針
- □家族関係（キーパーソン）
- □緊急連絡先（本人との関係性）
- □経済状況
- □社会資源・サービスの利用の有無

患者の個別性によって必要な情報
- □精神状態や身体状態悪化の兆候
- □禁忌事項
- □行動制限の有無
- □その他
  - ・個別に配慮が必要な情報にはとくに注意する

※施設によっては「患者情報シート（例）」を作成しているところもある．

その他，必要な項目を記載

ケアの実際

[情報収集のタイミング]

- 入院時に患者・家族から直接，話を聞く．
- 外来カルテや医師の診療録，精神保健福祉士（MHSW）の相談記録や情報提供書などの書類から必要な情報を収集する．
- 家族面会時に必要な情報を聞く．聞き取りに時間がかかるような場合は，家族と日時の約束をするなどの配慮も必要となる．

自施設で使用しているデータベースや情報収集用紙について記載

[情報収集のポイント]

● 患者との会話から必要な情報を引き出す．尋問のようにならないようコミュニケーションをとおして観察し，自然な会話の流れから引き出すようにする．

● 外見や受ける印象，表情や視線，口調なども観察する．

● 患者や家族が話しやすい雰囲気を心がける．

● 現状だけではなく，患者の生育歴や生活歴を聞く．発達段階や発達課題についてアセスメントするために必要な情報となる．

● 患者の主訴は何か，疾患によって起きている生活のしづらさや困っていることは何かを聞く．

● 患者や家族との会話から得られる情報のほか，患者の言動や表情，表現の仕方や思考などを観察する．家族の場合も同様に，疾患への受け止め方や理解，患者へのかかわり方などについても聞けるとよい．

● 看護師どうしのコミュニケーションからも情報が得られる．情報を共有することが大切である．

[情報を活用するうえで意識すること]

● 得られた情報は，**事実のみ**正確に把握する．看護師の考えや想像が入り，不正確な情報になることあるので注意する．

● 家族から情報を得る際は，患者との関係性（続柄）を把握しておく．関係性によってはあいまいな情報になることがあるため，**誰から聴取したものなのか**を明確にしておく．

- 医師や精神保健福祉士など，多職種と情報の共有をすることで，多方面からアセスメントすることができる．
- 患者・家族の**個人情報の取り扱い**に注意する．

自施設または病棟での規則や管理上必要な項目を記載

引用・参考文献

1) 日本精神科看護協会監，遠藤淑美ほか編：精神科ナースのアセスメント＆プランニング books 統合失調症の看護ケア．中央法規出版, 2017

1. 基本的ケア
環境調整

目的

*患者が安全で安心して療養生活を送ることができ，早期に健康回復がもたらされるよう環境調整を行う．

*快適な療養環境は，患者の回復意欲に影響を与えるため，治療効果を高めることにもなり，健康回復の保持・増進につながる．

*音，明るさ，気温（室温），におい，安全性，適切な治療・療養空間の確保などを観察し調整することで快適な療養環境が提供できる．

*清潔な環境を保つことで感染症などの二次的な健康被害を予防する．

ケアの実際

● 快適な療養環境を整えるためには，音，明るさ，室温，においに留意する．その目安を**表1**に示す．

環境調整を行う上での留意点

[安全で安心できる環境を整える]

● 患者の病状や自立度はさまざまであり，高齢者では慣れない療養環境自体が**転落転倒のリスク**や不安の表出に結びつくことも少なくない．病室や通路に歩行の妨げになるようなものを設置しないことやベッドの設置方法などに留意する．

● ベッドからの転落予防では，離床センサーなどの

表1 》快適な療養環境の目安

療養環境	ポイント
音	「騒音」と感じるのは80デシベル（dB）くらいからであり，病室内は，昼間50dB以下，夜間40dB以下が望ましい．
明るさ	明るさの基準値は，昼間150〜200ルクス（lx），夜間1〜2lxが望ましい．日光は気分を安定させる効果もあるため，必要に応じて太陽光を取り入れることも大切．
室温	室温の基準値は，室温20±2℃，湿度50±10%が望ましい．季節や患者の年齢などによっても快適と感じる温度が違うため，上記を目安としながらも状況に応じて対処する．
におい（換気）	不快なにおいがあると病院の衛生管理に対する不安が生じることがある．換気による空気の入れ替えを適宜行い，排泄物など特有な臭気の交換や除去を行い，必要に応じて芳香剤や消臭器などを使用する．

使用は大変有効な方法であるが，環境調整は患者の安全で安心な療養環境を考えて行うものであり，患者個々のニーズに考慮して使用することが求められる．

● 精神科病院は治療構造自体が閉鎖的な環境下であることが多く，**その環境に伴う閉塞感や拘禁反応を生じさせる可能性**があることを念頭においておかなければならない．

● 職員が安全に業務を遂行できる環境は，患者の安全を守るうえで欠かせない条件である．患者の介助時に何かしらの障害物があれば，患者と看護師双方に危険が生じる可能性がある．病棟の機材，物品など患者の援助に支障をきたさない環境整備に努める．

[清潔な環境を整える]

● 療養環境を清潔に保つことは，院内感染予防の観点においても重要な医療従事者の役割である．

● 病気や障害の影響によって個人衛生が保持できず

体温調節機能の低下をきたしたり，薬剤の副作用に伴い免疫力の低下を伴う場合などもある．このような背景からも，**感染症や合併症のリスクを予防**するために清潔な環境を整えることが重要となる．

- 清潔な環境は，入院生活の快適さにもつながる．寝具の清潔さ，病棟内で生じるさまざまなにおいなど病棟内の衛生的な環境の保持に努める．

[環境調整を通してコミュニケーションを図る]

- すべての患者に対して行われる環境調整業務は，その時間を通じて患者とのコミュニケーションをはかる場となる．

- 看護師が行っている業務の正確さやていねいさを見て，医療者に対する患者の安心感は高まり，入院生活や治療についての悩みを相談する機会になることも多い．

- また，現在の生活習慣を通して，自宅での生活習慣や退院後の生活習慣についての話題に触れていくこともできる．

- 環境調整は，**患者とコミュニケーションをはかる有効な方法**であることを認識して，日々の業務に携わる必要がある．

[快適な療養環境を整える]

- 患者は入院生活を送ること自体が日頃の環境と異なっている．とくに閉鎖病棟を使用して入院治療を行っている場合などでは，患者が望むタイミングで屋外に出たりするなどの環境調整を行うことができないこともある．

- そのため，病棟の室温や湿度をコントロールする

ことや換気を行うことで，常に心地よく入院生活を送れる環境を整えなければならない．

● また，個人のプライバシーには十分な配慮が必要であり，同室者がいる場合などは，対人関係面での不和などにも配慮する．

療養環境の特徴と看護師が担うべき役割

● 精神科病院の療養環境には大きく分けて，日中の病棟への出入りが自由に行える開放病棟と病棟の出入り口が病院職員によって開錠・施錠管理されている閉鎖病棟がある．

● このような閉鎖的環境は，法律に基づいて，開放処遇を制限しなければその医療または保護をはかることが著しく困難であると医師が判断する場合に関して提供される療養環境である．

● ただし，患者がどのような状況にあるにせよ，患者の人権が適切に守られたうえで，医学的な必要性についての厳格な判断と，法的に定められた手続きにのっとって行われる必要がある．

● 看護師による**治療的な環境整備とは，患者個人の尊厳と権利擁護を理念として行われるもの**であり，単に清潔な環境を整えたり，自由な療養環境を提供したりすることだけを目的として整備されるものではない．

● 患者によっては，自由な環境が不安を生じさせたり，人との接触が強い刺激を生じさせたりする場合がある．

● 自然な室内の明るさや開放的な環境を提供することは望ましいことであるが，**常に患者の療養環境と**

して適しているかどうかを吟味して調整する必要があることを認識しておかなければならない.

- 療養環境では，常に患者の環境下に医療従事者の存在があり，患者によっては監視されているような気持ちを抱くこともある．安全性を十分に確保したうえで安楽に過ごせるよう，患者個々のプライバシーに配慮した療養環境の設定が求められる.

- 日中と夜間の区別がつきにくい患者や昼夜逆転傾向にある患者に対しては，生活リズムを整えることが必要となる．日中は室内に光を取り入れ，夕方に向かって徐々に照明をコントロールしていくなどの明るさへの配慮も大切な環境整備である.

- 急性期の統合失調症では，脳に現実とは異なる情報が伝達されたり，情報が入りすぎたりして混乱を引き起こすことがある．生活環境のなかで認知する情報を減らして過度な刺激を受けない環境づくりが必要となる.

- 精神運動興奮状態や不穏状態などにおいては，ストレスから離れ，安らげる環境の設定が症状の緩和に有効とされているため，感覚刺激を取り入れた「感覚調整室（コンフォートルーム）」を利用するなどの方法も効果的である.

- 認知症やせん妄状態を呈している患者は，意識障害などの影響から幻覚や錯覚などの精神症状が現れることがある．そのため，現状を理解しやすい環境をつくることが重要となり，身の回りの小物や日用品を馴染みのあるものにしたり，壁の装飾などが少ない病室環境を整えたりしておくとよい.

- 自閉的な傾向が強い患者は，本人が落ち着く環境や安心できる環境に独特なこだわりをもっている

場合がある.

● 不衛生な環境は避けるべきであるが，入院患者すべての環境を同じように整えることが大切なのではなく，患者個人の特徴をふまえた環境整備に配慮することも必要となる.

● 入院している同室者どうしの関係性を注意深く観察することも環境を整える大切な役割である．例えば，自傷行為や不穏な状態にいたるようなことがあれば，同じ病室内の患者全員の療養環境を考慮して，病室を移動するなどの対応を行う.

● 入院治療では，安全な医療サービスを提供するため，火災，自傷行為，違法行為などを招かないために，危険物と判断される物について持ち込みを禁止している場合が多い．患者自身の私物であっても治療契約上とても大切なことであるため，入院時オリエンテーションで患者や家族にしっかりと認識してもらえる説明が求められる.

環境整備と感染予防

● 医療機関においては，看護師が徹底した**標準予防策**を実施することも重要な環境整備の一環となる.

● 看護師は，手洗いおよび手指消毒のための設備・備品を整備し，患者ケアの前後に必ず手指消毒しなければならない(**図1**).

● 医療機関で感染源となりうる主な環境は，**病室の高頻度接触面・空気および空調設備・水および水回りの環境・トイレ・植物・医療廃棄物・リネン**などである.

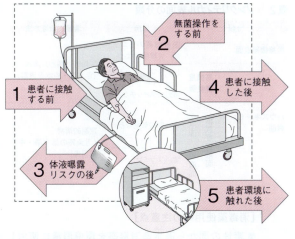

図1 》 手指衛生が必要な5つのタイミング

- 接触感染にかかわる環境は別として，環境の消毒は必ずしも行う必要はない．
- 日常の清掃が重要であり，手が触れるベッド柵，ドアノブ，手すりなどの環境表面は頻回に清掃し，手が触れない床などは，埃や塵がないように清掃を行う（**表2**）．

[環境表面に使用する消毒薬例]
- 一般細菌に対しては，低水準消毒薬や消毒用エタノールを使用する．
- ウイルスに対しては，消毒用エタノールや次亜塩素酸ナトリウムを使用する．
- 芽胞に対しては，徹底的な清掃により物理的な除去を行う．

表2 》 ノンクリティカル表面の分類

分類			場所	清掃，消毒方法
医療機器表面			医療機器のモニター類，X線機器など	定期的（頻回）清掃（低水準・中水準消毒）
ハウスキーピング表面	高頻度接触面		ドアノブ，ベッド柵，オーバーテーブル電灯のスイッチなど	
	低頻度接触面	水平面	床，窓の敷居など	定期的清掃（汚染時の低水準・中水準消毒）
		垂直面	壁，ブラインド，カーテンなど	

［消毒薬使用時の注意点］

● 毒性の面から高水準消毒薬を環境消毒に使用しない．

● 消毒用エタノールによる材質の劣化や次亜塩素酸ナトリウムによる金属腐食性や漂白作用など，材質に対する消毒薬の影響を考慮する．

● 消毒用エタノールや次亜塩素酸ナトリウムによる広範囲の環境消毒は，環境中への蒸気発生やアルコールの引火性などの問題があるため推奨されない．

引用・参考文献

1) アメリカ合衆国国立疾病対策センター編：医療保健施設における環境感染制御のためのCDCガイドライン（小林寛伊監訳，倉辻忠俊ほか訳）．メディカ出版，2004

2) 一山智：患者環境の清潔管理（リネン類含む）．エビデンスに基づいた感染制御，改訂2版 第1集－基礎編（小林寛伊ほか編），p.71-80，メヂカルフレンド社，2003

14 ｜ 1. 基本的ケア

COLUMN

安全対策とリスク管理

　精神科病院の環境は，本項で説明した留意点だけでなく，安全な環境を提供する目的で閉鎖病棟などの自由に出入りできない療養環境が設けられていることも少なくない．そのような環境が設定される理由としては，入院治療を要する多くの患者が外的刺激からの影響を受けやすいことや自傷他害の恐れが著しく高い場合などがあげられる．

　ただし，このような閉鎖的な環境が病棟の構造上設定されているとしても，患者の回復過程に応じて常に環境調整を行っていく必要がある．患者の状態に応じたリスク管理は看護師の大切な責務だが，過度な安全対策をとらない取り組みも必要である．

人的資源としての看護師

　患者にとっての環境とは，患者に影響を及ぼす物理的な環境だけでなく，周囲に存在する人間も環境の一部となる．1859年に出版され，長年看護職の必読書ともいわれてきたフローレンス・ナイチンゲールの著書『看護覚え書』の中にも，「看護師は環境の一部である」といった言葉が残されており，患者にとっての人的資源として，いかに看護師の存在が大きいものであるかを物語っている．

　精神科看護では，「寄り添う看護」「見守る看護」といった表現が用いられることがあるが，これらの表現も看護師が環境の一部として存在することの重要性を示唆した言葉のように思えてくる．患者は，看護師という人的資源を通じて地域社会とのつながりを得ることも少なくない．患者への環境調整は，看護師が自身の役割を自覚し，意識的に患者のニーズに関心を向けることから始まっているのである．

環境調整

1. 基本的ケア
カンファレンス

目的

*患者に提供される治療や看護援助の妥当性の検討・チームメンバーの意思統一をはかり効率的な看護を実践する.

ケアの実際

意義

● カンファレンスは，単に多職種間で情報交換を行い協議する場という機能だけでなく，患者の治療やケアの提供に伴って生じる，医療従事者の不安，葛藤，戸惑いなどといった個々の感情を共有して，チーム医療を円滑に進めていくために欠かせない機能を有している.

カンファレンス実施の基本条件

①決められた時間の中で行うこと.
②参加者全員が**平等に発言することができる**場であること.
③場が**許容的で自由さを感じられる雰囲気**をもっていること.
④参加者にとって関心のある明確な議題が設定されてあること.
⑤円滑な進行のための役割や機能が整っていること（運営方法など）.

カンファレンスに参加する際のポイント

［時間の管理］

● カンファレンスは限られた時間のなかで行われるため，予定した時間内で収まるように構造化することや時間を意識して行う必要がある．

● 議論する内容によっては，スムーズに検討が進行するとは限らない．カンファレンスでは，進行役（司会者など）が時間管理を担い，議論の方向性や検討している内容をコントロールすることが求められる．

［積極的な姿勢］

● 議題に沿って自分自身の現時点での考えを明確にしておくとよい．また，自分がもち得ている情報や提案者の場合などでは，チームに呈示するものを準備しておき，自分が何を発言したいのかを立案しておくこともよい方法である．

● 議論している内容や参加者の反応に関心をもち，周囲の人の発言に頼りきってしまうのではなく，自分の意見を明確にして発言することを心がける．

［相互尊重の姿勢］

● 議論の要点をおさえ，明確かつ客観的に進めていく．

● カンファレンス参加時は相手に伝わるように，ゆっくりと話し，はっきり発音する．

● その場にふさわしい身なりやしぐさを心がけ，聞き手および聞き手の意見に対して敬意をもって聞く．

● 自分本位な考えや反応になっていると感じたら，**自分の感情をコントロールする**ことも大切な技術で

ある．他の参加者の意見が自分と異なる場合においても，相手の意見を尊重し，建設的な意見交換の場とする．

カンファレンスの種類

● カンファレンスの種類を**表1**に示す．

カンファレンスの役割と機能

[企画調整者]
● 企画調整者はカンファレンスの運営を主体とする役割を担う．カンファレンスの種類によって担当者は異なるが，多くの場合，看護管理者や管理者に委譲された看護師が担うことが多い．
● 企画調整者は，そのカンファレンスの性質によって開催日程，回数，テーマの決定や進捗状況の確認を行う役割がある．
● カンファレンスを実施する際は，テーマや目的を事前に参加者に周知し，議論に必要な資料などがある場合は，その準備も行っておく．

[司会者]
● 司会者の役割は時間の管理である．開始時にテーマ・目的・流れ・時間などに関してオリエンテーションを行うことも重要な役割である．
● 参加者が時間内に安心して参加でき，テーマや目的から議論が離れていかないように進行する．
● カンファレンスによっては，参加者に意見を振ったり，順番に発言を促したりすることも必要である．

表1 》 カンファレンスの種類

カンファレンス名	目的
チームカンファレンス	多職種連携によるチーム医療の基軸をなすもので，医師や看護師といった医療従事者だけでなく，作業療法士，精神保健福祉士，管理栄養士など治療，ケアにかかわる職種で行われる．医療の質向上だけでなく，治療にかかわる職員のコミュニケーションを強化する目的もある．
倫理カンファレンス	個別の患者ケアに関する倫理的ジレンマを取り扱い，治療やケアの方向性を臨床倫理の視点で検討する．患者に提供されるケアには，ケア提供者の価値観や信念，態度などが倫理的な判断に影響を及ぼすため，組織が基盤にしている倫理綱領や倫理指針に基づいて検討される．
ケアカンファレンス	多職種間でよりよい医療，看護，福祉などを提供するために，関係者が集まって情報の共有と方向性を明確にする．主に治療プランやケアプランを立案することが目的となるため，開催頻度はケースによって異なることが多い．
退院支援カンファレンス	入院医療機関がもっている患者の情報を，在宅支援者へ提供するとともに患者や家族の安心感を育むことが目的となる．とくに患者が自身の健康状態や生活を営むうえで苦慮する点などを認識しながら話し合いを進めていく必要があり，患者がどのような生活を送るかを自己決定するための支援でもある．
デスカンファレンス	医療従事者として患者と真摯に向き合いケアを提供する関係においても，患者の死に直面することが避けられないことがある．デスカンファレンスは，亡くなった患者の生き方や死を尊重し，悼む場にすることも大切な役割の1つである．また，看護師も深い喪失感や悲しみを抱えることになる．看護師同士が感情を共有し，看護について振り返り，今後の看護援助に活かすこととともに医療者の精神的な健康を保つことにもつながる．

Memo

[ファシリテーター]

- 参加者が発言を許容され，安心して発言できるような雰囲気づくりを行う．
- 参加者個々に「気づいたこと」「感じたこと」が意識できるようにサポートを行う．
- 参加者から出た意見を整理したり，まとめたりすることも重要な役割であり，意見の対立が生じる場合などにおいても，その対立をコントロールして目的の達成を支援する．

[参加者]

- カンファレンスは，テーマによって事前に固定した参加者で開催する場合と開催日に参加できる関係者で構成される場合がある．
- 看護援助に関するカンファレンスであっても，多職種に参加してもらうことは，患者のニーズをくみ取った看護援助を行ううえでも大切な要素となる．
- 参加者はテーマに関心をもって，感じたことや疑問点，改善策などがあれば積極的に発言するように心がける．

[記録係]

- どのようなカンファレンスでも記録しておくことが重要である．
- カンファレンス中の会話を見直すことが望まれる場合などは，逐語録に起こして記録することもあるが，基本的には要点をおさえて，記録する作業に時間がかからない方法が望ましい．

退院支援カンファレンスの実施例

● 退院支援カンファレンスの実施例を**図1**に示す.

◆ **ステップ①**
【退院の見通しが立ち多職種で情報共有を行う】

□医師より入院治療経過と今後の治療計画が共有され，退院準備開始.
□各職種からケア提供の進捗状況が共有され，ケア達成度と患者の今後の課題を整理する.
□退院支援に向けたスクリーニングとアセスメントを行う.
　※退院支援計画書に基づいてカンファレンスを行う場合もある.

◆ **ステップ②**
【患者本人を含めた問題の明確化と目標の共有を行う】

□退院後の自立した生活（その人らしい生活）を可能にするための準備として，「医療管理上の課題」と「生活ニーズ上の課題」を中心に検討を行う.
□退院後の生活を見据えて退院準備を行い，医療だけでなく福祉や介護といったサービスや地域の互助機能も踏まえた，具体的な退院後の生活について検討を重ねる.
□退院準備を円滑に進めていくためには，家族や地域生活を営むうえでの重要他者との合意形成が欠かせない. 退院準備の早期から家族などのニーズも把握して検討する.

◆ **ステップ③**
【社会資源の調整】

□退院後も医療的な支援を必要とする場合は，入院治療後の健康維持のため訪問看護等の導入を検討する. その場合，患者の年齢，主たる疾患，心身の状態によって利用する制度が異なるため，患者本人が利用しやすいサービスを検討していく.
□行政保健師との連携も重要. 安心した地域での生活を送るためには，法律や制度に基づく支援のあり方を理解しておく必要があり，すべての職種が基本的な情報は共有しておかなければならない.

図1 》退院支援カンファレンス実施例

倫理カンファレンス例：4 ステップモデル

● 倫理カンファレンスとは，治療方針や看護ケアについて医療倫理の 4 原則などを用いて，倫理的な視点から患者にとっての最善の方向性を検討するためのカンファレンスである．

● 4 ステップモデルとは，倫理的な意思決定のプロセスを定式化したもので，「**全体状況の把握**」，「**関係者の価値観の確認**」，「**価値観に基づく行動の列挙**」，「**最善のケアの選択**」という流れに沿って，患者にとっての最善の判断を検討する（**図 2**）．

引用・参考文献

1) 一般社団法人日本精神科看護協会監修：事例とワークで深める精神科看護倫理実践テキスト．中央法規，2024
2) 小西恵美子編：看護学テキスNiCE 看護倫理−よい看護・よい看護師への道しるべ．改訂第 3 版，南江堂，2021
3) アーネスティン・ウィーデンバックほか：コミュニケーション−効果的な看護を展開する鍵（池田明子訳）．日本看護協会出版会，1979

Memo

◆ **ステップ①**
【全体状況の把握（関係者，問題状況，治療上・看護上の問題）】

- □ 事実関係を明確にする
- □ 疾患や判断能力にかかわる事実を列挙
- □ 患者の治療上，看護上の問題を共有
- □ 何に困っているのかの共有

◆ **ステップ②**
【関係者の価値観の確認】

- □ 関連する法律や制度，対応する倫理原則，倫理綱領の確認
- □ 関係者の思いや価値観の言語化と共有
- □ それぞれの思いの意図や背景情報の意識化

◆ **ステップ③**
【価値観に基づく行動の列挙】

- □ 関係者の価値観に基づいた，行動選択の検討
- □ とりうる行動と結果の想定
- □ 解決策のメリット・デメリットを列挙
- □ 最善の選択肢の基盤づくり

◆ **ステップ④**
【最善のケアの選択】

- □ チームとしての行動決定
- □ 各関係者の具体的な役割の決定
- □ とるべき行動の最終決定と振り返り
- □ 次のステップの決定

図2 》4ステップモデルの意思決定プロセス

文献1）を抜粋して作成

Memo

1. 基本的ケア
精神科におけるコミュニケーション

目的

*患者に直接かかわることで患者の感情，反応，態度，状況などの情報を収集し，患者理解につなげたり，病状や健康状態を査定し評価する．

*看護における関係性は単なる対人関係ではなく，患者と看護師との相互作用に基づいた対人援助関係であり，コミュニケーションを活用することで構築される．

ケアの実際

精神科看護のコミュニケーション

● 患者－看護師関係のなかではコミュニケーションを活用して関係を構築していくが，患者とのかかわりのなかではいろいろな感情が生じてくる．

● 患者と看護師の関係は本質的に専門的な援助関係であり，その関係は患者のために確立するものであって，コミュニケーションをはかる目的は，患者の健康回復という利益を守るためである．

● この関係性においての利益は一方的に患者側にあるものであって，看護師が自分のために，そのなかから**何かを得ようとする社交的な関係や友人的なかかわりではない**．

● しかし，精神疾患患者は人とのかかわりに支障をきたす特徴があるため，関係性の構築は簡単なものではない．

患者は，健康上のニーズを抱えているが自身で解決できない

精神疾患を有する患者は，人とのかかわりに難しさを感じたり，うまく表現できない状況を呈している場合が少なくない

患者・看護師関係

看護師は，患者の健康について直接責任を負っている

目標指向性を明確にして，看護師としての責務を果たす

適切な看護を提供するためには，専門的な知識や技術だけではなく，対応能力や自分のストレスをコントロールする力が要求される．

看護師に求められる専門的なコミュニケーションスキルを実践するためには，倫理観を養う必要がある．

図1 》 コミュニケーションスキルと倫理観

- 看護師のコミュニケーションスキルには，目標指向性を明確にもち，共感的姿勢を保ち，ときに**関係性のなかで生じるストレスに耐える力（トレランス）**が要求される（**図1**）．

コミュニケーション技術としての傾聴・共感・受容

- コミュニケーション技術として重要な傾聴・共感・受容について，**表1**に概要を示す．

ウォルピーによる3つのコミュニケーション

- ウォルピー（Wolpe, J）による3つのコミュニケーションについて，**表2**に概要を示す．

表1 》 コミュニケーション技術としての傾聴・共感・受容

傾聴	相手が語る内容について，善悪の評価や好き嫌いの評価を行わずに聴くことであり，否定することなく語られる内容の背後に肯定的な関心をもって聴くことを指す（無条件の肯定的関心）．語られる内容は言語的なものばかりではなく，非言語的にもメッセージが発せられている．とくに患者の沈黙にはさまざまメッセージが含まれていることがあり，看護師には患者から伝わってくる感情や思いに耳を傾けながら，沈黙の意味を考える技術が求められる．
共感	相手の話を相手の立場に立って理解しようとすることであるが，相手の悲しみ，恐れ，不安などの感情は，相手に生じていることだという自他の区別がついていることが大切な理解となる．同じ感情を重ね合わせている場合に「同情」や「同一化」といった表現が用いられることがあるが，これらの心理的な反応とは異なる．共感には相互信頼が重要となり，看護師の態度や反応により相手に信頼の態度が示されて，関係性が深まっていく過程を理解しておくことが重要である．
受容	相手から送られてきたメッセージや感情を自分の価値観で批判したり評価をしたりせず，ありのままに受け入れることをさす．ただし，相手が明らかな問題行動を起こしていることなどを許容することとは同義ではないことも理解しておく必要がある．受容は，相手に対して価値観を尊重する姿勢として現れるため，「気持ちをくみ取ってもらえた」「自分の感情を表現できた」という自覚によって，気持ちが軽くなったり，考えを整理することができる．

表2 》 ウォルピーによる3つのコミュニケーション

コミュニケーションタイプ	攻撃タイプ（アグレッシブ）	非主張タイプ（ノンアサーティブ）	アサーティブ
関係の築き方	自分の気持ちや意見を主張することは得意だが，相手の気持ちや意見を尊重できない，または無視する．	相手の気持ちや意見をくみ取ることはできるが，自分の気持ちや意見を伝わるように表現することができない．	自分の気持ちや意見をはっきりと伝えることができ，相手の気持ちや意見も尊重して，くみ取ることができる．
コミュニケーションの特徴	・自己中心的 ・相手の気持ちを類推するのが苦手 ・自分の主張が正しいと意地を張る ・勝ち負けの執着が強い	・周囲の評価を気にしすぎる傾向がある ・曖昧な表現になりやすい ・頼まれたら断れない ・主張しない一方で相手に自分のことを気遣ってほしい一面がある	・基本的に相手に対しての関心が高い ・場に沿った適切な表現を選択できる ・相手と意見が対立しても，お互いが納得できる方向に向かえる

コミュニケーションスキルに内包される倫理観

- 精神科看護は，対象者自らが精神的健康について考え，よりよい生き方を見出せるように支援していくことを目的としている．

- また，患者にとっての「**自律性の回復**」とは，患者自らが，思考・判断・行動することを前提としており，看護師のコミュニケーションスキルが，その回復に影響する．

- 看護師は，患者－看護師関係を基盤に**対象の個別性を尊重し，応対技術に倫理的感受性をはたらかせ，自律性の回復に向けて支援**しなければならない（**表3**）．

ケアのポイント

精神科看護に特徴的なコミュニケーション

- まず何をおいても疾患や障害を正しく理解しておくことが不可欠である．かかわりを拒否する反応があっても，その背景にある疾患の特徴が異なれば，コミュニケーションのはかり方は異なってくる．

- 治療的な関係において看護師は，専門的な役割機能として患者を観察しながらコミュニケーションをとっているが，この相互関係においては患者からも看護師が観察されていることを意識しておかなければならない．「無意識に看護師側のニーズをくみ取ろうとしていないか」，「否定的な受け止め方をしていないか」など，看護師自身の内面に向き合いながら，気づきを得る経験（リフレクション）が関係性を発展させる．

表3 》精神科看護職の倫理指針（一般社団法人日本精神科看護協会，2021年5月15日改正）

指針項目	定義
1. 人権尊重	精神科看護職は，いついかなる時でも，対象となる人々の基本的人権を尊重し，個人の尊厳を傷つけることなく，権利を擁護する．
2. 善行	精神科看護職は，対象となる人々の自己決定を尊重しつつ，最善の利益に基づいて共に考え，最善と思われる看護を提供する．
3. 無危害	精神科看護職は，対象となる人々に，危害を及ぼしてはならない．また，危害が及ぶのを防ぎアドボケイトとして行動する．
4. 知る権利，自律，自己決定の尊重	精神科看護職は，対象となる人々の知る権利を尊重し，説明責任を果たすとともに，意思形成，意思決定を支援する．
5. 守秘義務	精神科看護職は，職務上知り得た情報に関する守秘義務を遵守し，個人情報を保護する．
6. 自己管理	精神科看護職は，看護を提供するうえで必要な自分自身の体調管理を行い，自己の意思で感情，思考，行動を制御できる状態を保つよう努力する．
7. 人格の陶冶	精神科看護職は，看護という仕事を誇りあるものとするために，看護職として日々の行動の是非をわきまえて，社会の信頼と期待に応えられるよう良識ある態度を示す．
8. 継続学習	精神科看護職は，専門職の責務として，個々人が看護実践，および継続した学習を行い，看護にかかわる能力を維持・向上できるよう努力する．
9. 看護の探求・発展	精神科看護職は，実践の構築，および看護研究により，対象となる人々に有益な看護を探究し，精神科看護の発展に貢献する．
10. 多職種連携	精神科看護職は，対象となる人々が，その人らしく地域で生活できるよう，当事者，および家族とそれらの団体，他の専門職・各種団体との連携を図る．
11. 社会貢献・正義	精神科看護職は，精神障害に関する正しい知識の普及やこころの健康づくりに寄与する．また，障害等の種類や有無を問わず，誰もが差別なく受け入れられ，安心して暮らせる社会の実現に貢献する．
12. 法や制度改正等に向けた政策提言	精神科看護職は，専門職能人として社会の要請に応えられるよう，専門職組織を通じて対象となる人々の権利擁護や，精神科看護の水準向上，価値の発展のために政策提言等を行い，よりよい制度の確立に貢献する．

文献1)より引用

- 患者は，精神疾患のために「他の人と違う」イメージをもたれることがあるが，それらは知識不足に伴う先入観である場合が多い．その患者の人格と個性を尊重したかかわりによって，関係性を深めていくことができる．

- 自分の心の状態を認知することが重要であり，さまざまな感情が生じていることを自覚することで，患者の気持ちを感じ取れるようになる．

- コミュニケーション技術の1つにタッチング技法があるが，周囲の人に声をかけられることすら強い刺激になる状況などに対しては，過度な刺激を生じさせない接し方を習得しておく必要がある．

- 刺激に過敏で傷つきやすい患者に対して，揺れながら回復していく過程を否定的にとらえず，寄り添いながら安心できる関係性を構築していく．

- 基本的に**オープンクエスチョン**を用いて，患者の思いや考えを大切にするが，統合失調症などの自閉的な傾向が強い疾患などにおいては，患者を混乱させないよう具体的な提案や方向性を示すことも大切なアプローチである．

- 相手の発言を繰り返す（**リフレージング**）ことで，患者自身が発した内容が確認でき，安心感に結びつく．認知症の患者へのアプローチに有効なコミュニケーション方法である．

- 向精神薬などの薬理作用によって，一時的にぼんやりとした状態にいたることや呂律が回りにくくなることがある．その様子から看護師側がイメージしていたコミュニケーションや意思疎通がはかれなかったとしても，それ自体が障害だということではなく，患者の気持ちをくみ取り，かかわり方に

配慮することが必要である.

- 幻覚・妄想状態を呈している場合,訴えている内容自体は現実の世界で起きている出来事ではないにせよ,患者が症状により強い不安感や恐怖心を抱いていることは事実である.患者の気持ちの部分にしっかりと共感をもって接していく必要がある.

- 衝動的なパニック症状を伴う患者の多くは,パニックにいたる前に表情や言動に前駆症状(チック,目がうつろになるなど)が出現している.このような患者の症状に伴う特徴を把握しておくことも重要なコミュニケーションスキルである.

- 認知機能に障害を伴う場合などにおいては,患者に伝えた情報が看護師の認識しているとおりに伝わらないこともしばしば生じる.患者に伝えることや理解してもらうことを目的とするのではなく,患者のニーズに対してどのようにアプローチすればよいかを考えて対応することが求められる.

- 自閉的な傾向や思考に障害を伴っている場合などにおいては,患者が言葉を使った円滑なコミュニケーションがはかれない場合がある.ただし,患者からのメッセージは言葉だけではなく,表情・動作・姿勢・目の動きなどにも現れており,必ず何かしらの反応を示している.その人の個性を理解・尊重し,本人の意思を確認しながらケアを提供することが精神科看護の専門性であり,技術であることをしっかりと自覚しておく.

非言語的メッセージの観察ポイント

- 非言語的メッセージの観察ポイントを**表4**に示す.

表4 》非言語的メッセージの観察ポイント

観察項目	特徴
表情	表情は人の感情を直接的に表すことが多く，その様子から相手の喜怒哀楽が読み取れる．表情の明るさや硬さだけでなく，眉の動きや目の輝きなど，表情に見受けられるサインを読み取ることで感情などを把握することができる． **【観察のポイント】** 表情（明暗，無表情など），顔の向きや動き，顔の色つや・こわばり，口をゆがめる，歯をかみしめる，顎を引く，目をキョロキョロさせる，視線を外す，相手をじっと見つめる，目の輝きなど
姿勢	話をしているときに腕を組んだり，肩を落としたり，話し相手に対しての体の向きによってもメッセージが現れる．また，貧乏ゆすりや手指を動かすなどの動作にも気分の変化や緊張感などがうかがえることがある． **【観察のポイント】** 背筋を伸ばす・丸める，体の向き，体のどこかを常に動かしている，すぐに姿勢を変える，椅子に寄りかかる，腕を組むなど
声の調子（会話）	話し始めや話の途中で声のトーンが変化することがある．例えば，声量や音程が変化したり，声が震えて聞こえたりする場合もある．日頃の声色や様子を観察しておくことで，声の変化に気づきやすくなるため，日頃からスキンシップをはかることも大切な観察の1つである． **【観察のポイント】** 声のトーン，声の出し方（震えるなど），話し方，話すスピード，会話のリズム，話題，あいづち，会話への関心など
身だしなみ	身なりを整えることは，身体の清潔を保つことだけでなく，他者の前に立つ自分への意識という意味では，精神的および社会的な健康状態と密接な結びつきがある．個人差はあるが，自身の身だしなみや衛生的な生活習慣を意識できているか否かは，大切な観察ポイントになる． **【観察のポイント】** 着用している衣服のきれいさ，季節に合った服装かどうか，だらしない身なり，いつもの化粧との変化など
相手との位置関係	コミュニケーションをとっている相手との距離感は，相手との関係性や心理的な影響が現れやすい．接している人の性別・人種・年齢・価値観などにも影響を受けるものではあるが，個人の特徴を観察しながら，コミュニケーション技術として身につけておく． **【観察のポイント】** 会話時の体の向き（正面，横，背を向けている），同じ空間内での物理的距離（近すぎ，離れすぎ），接触時の反応（検温，タッチング）など

表4 つづき

観察項目	特徴
身体反応	身体反応は，疾患や症状に起因していることが多いが，緊張によって発汗を生じたり，呼吸に変化が現れたり，その他の身体的変化を呈する場合があるため，重要な非言語的メッセージの1つとなる． 【観察のポイント】 呼吸促迫，脈拍異常，動悸，発汗，顔面紅潮，悪心・嘔吐，めまい，失禁など

コミュニケーションに適した対人距離

- 円滑なコミュニケーションをはかるためには，人と人との間の物理的な距離感によっても心理的な影響が生じることを理解しておく必要がある．
- 相手との関係性によって異なるが，他人がある程度の距離に侵入すると不快に感じてしまう距離感があり，それをパーソナルスペースと呼ぶ（**図2**）．
- パーソナルスペースは家族や友人のような親密な関係ほど距離は近くなり，希薄な関係や社会的地位の高い人とは距離が広がるといった特徴がある．
- 患者にとって看護師は，初めて対面した直後から検温測定などで体に触れる距離に近づく特殊な存在といえる．看護師はその距離感が当たり前だと思わず，患者が心理的な影響を受けている可能性を考慮しながら，徐々に関係性の構築に努めていくことが求められる．

引用・参考文献

1) 一般社団法人日本精神科看護協会：精神科看護職の倫理綱領
https://jpna.jp/ethicsより2025年1月29日検索

【個人的な関係が希薄な公衆距離】
近接相では相手の様子がわからず,個人的な関係は成立しにくい.自分の行動も目につきにくくなる.遠方相では言葉の細かいニュアンスが伝わりにくく,身振りなどを通したコミュニケーションが中心となる.

【ビジネスに適した社会距離】
近接相は相手の身体にふれたり,微妙な表情の変化を見ることができない距離.社会などで客と応対する時にみられる.遠方相では顔の表情は見えないが,相手の姿全体が見えやすい距離.

【相手の表情が読み取れる個体距離】
近接相はどちらかが手や足を伸ばせば相手の体に触れたり,抱いたり,つかまえたりできる距離.遠方相は両方が手を伸ばせば指先が触れ合う距離で,相手の身体をつかまえられる限界の距離.私的な交渉などではこの距離をとろうとする.

【親密な人との密接距離】
近接相は視線を合わせたり,匂いや体温を感じられるコミュニケーションの距離.

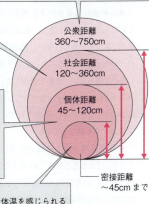

図2 》》パーソナルスペース

Memo

COLUMN

患者の反応には理由がある

　ある患者が必要な食事を摂取しなかったり，または援助されることを拒んだりしたとしよう．看護師にはその反応が「拒否」しているようにみえるかもしれない．患者が食事を摂るという提案を受け入れていないのは事実であるが，必要な栄養を補いたくないと思っているとは限らない．食事を摂取していないことが事実であっても，「食べようとしないのか」「食べたくないのか」「食べたいけど食べられないのか」など，その反応の背景にある理由によっては，看護師のアプローチも異なってくる．

　精神疾患患者は，病状の程度によって自分の意思を明確に表現できないこともあるため，精神科看護におけるコミュニケーションでは，身体科の看護以上に患者の状態像やニーズを正しくみ取るための能力が求められることを認識しておかなければならない．

患者との信頼関係の構築

　精神看護の母とよばれた看護理論家のヒルデガード・E. ペプロウは，「看護とは，人間関係のプロセスであり，しばしば治療的なプロセスである」と述べている．彼女の表現にあるプロセスとは，連続して行われるものという意味であり，「患者と看護師の関係性の積み重ね（共通目標）のなかに，患者の健康を回復させる活動（治療）が見出せる」ということを説いている．

　この治療的な人間関係のプロセスは，患者と看護師が信頼関係を構築していくプロセスでもあり，互いに共感性をもって助け合いながら問題解決に向かい，提供される看護ケアの適切さをもって築かれていくのである．看護師のコミュニケーションが目指すものは，信頼関係の構築を推進し維持することにあり，それゆえ治療的な人間関係を形成するためには，専門的なコミュニケーション技能が必要不可欠なのである．

1. 基本的ケア
セルフケア支援

*患者の生命や健康および安寧を維持するために必要なセルフケア活動を支援する．
*病気や障害だけでなく，人の生活活動そのものに焦点をあてた支援を行う．

概要

セルフケアとは

- セルフケアとは，人が生命や健康を維持するために，日常生活のなかで自分自身のために積極的に行う実践活動（**自己決定能力**）のことをさす．
- 「セルフ」という言葉には自分で行える行為などの意味があり，「ケア」には人と人とのかかわり合いのなかで**相互依存的**な意味が含まれている．
- セルフケアが自立している状態とは，日常生活のなかで「自分で行えること」と「人に適度に助けてもらうこと」のバランスをはかりながら，自分自身の生活活動を遂行できる状態にあることをいう．

看護過程の特徴

- 患者が自分でセルフケア活動を遂行できないときに，不足しているセルフケア要素を査定し，そのニーズを補う（**図1**）．
- ニーズをどのように満たすかは基本的に患者主体で判断されるものであり，患者が自分のニーズを表現

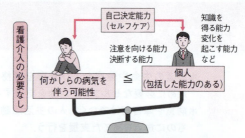

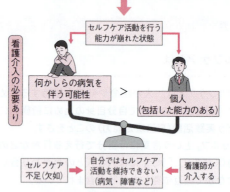

図1 》 セルフケア看護アプローチの査定

文献1), p.19より引用

できない場合においても,看護師はさまざまな選択肢や考えを提示して,患者の意思を尊重する.
- 患者の生活活動の遂行能力と限界について査定し,効果的で効率的な援助方法と看護システムを選択する.

患者の特性を知るうえで必要な情報

- 年齢・性別・成長・発達レベル・ライフスタイル・

表1 》》 普遍的セルフケア要素と介入例

① 空気・水・食物の十分なバランス
【例】食行動への強迫観念から "食事がとれない"
② 排泄の過程と排泄物に関するケア
【例】幻聴によって認知機能が障害され "トイレを使うことができない"
③ 体温の調整と個人衛生の維持
【例】亜昏迷状態を呈していることで "入浴することができない"
④ 活動と休息のバランスを保つ
【例】抑うつ状態に伴い "昼夜逆転している"
⑤ 孤独とつきあいのバランスを保つ
【例】見捨てられる不安が生じることで "安定した対人関係を築けない"
⑥ 生命と安寧に対する危険防止
【例】自傷行為が繰り返されることで "自身の安全が守れない"

オレム・アンダーウッド理論の普遍的セルフケア要素を用いて作成

健康状態・社会・文化的な特徴・人とのかかわり
と援助能力などの情報を収集することで，患者の
基本的な特性を把握する．

普遍的なセルフケア要素を査定する

● 人が日常生活を営むうえで直接的に必要な基本
的ニーズであり，セルフケア支援では以下の要素
（ニーズ）に看護アプローチの焦点があてられてい
る（**表1**）．病気や障害に関心を向けながらも，内
的な精神機能ではなく，人間と環境の接点に焦点
をあてて看護の必要性を査定する．

［MSEの査定］

● MSE（メンタル・ステータス・イグザミネーション）
は「**精神的現在症の査定**」といわれるもので，「患
者の精神機能や精神症状に関する自覚的症状や

他覚的な所見をアセスメントするための枠組み」の
ことである.

● **セルフケア活動を脅かす要因**を理解するために
は，精神機能や病理を査定して理解する必要があ
るため，本書ではMSEを紹介する（**表2**）.

表2 》MSE

項目	アセスメント内容
意識	意識とは自分自身のことや周りの環境を認識し，外界に表出することのできる認知機能である．意識が障害されると意識の明瞭さが低下する**意識混濁**，注意の広がりの障害である**意識狭窄**などを起こす．
記憶	記憶とは，さまざまな情報を脳内に保存し再生する機能である．**記銘，保持，再生，再認**の4つの段階がある．記憶障害には，新しい出来事を記銘できない記銘力の障害，ある特定の期間のことが追想できなくなる**健忘**，自分の置かれている環境（日時，場所，人物など）が正しく認識できなくなる**見当識障害**などがある．
知覚	知覚とは，感覚器官から外界の情報を捉え，それの意味を知ることをさす．知覚の障害には錯覚と幻覚があるが，**錯覚**は「ある物を間違って捉えること」であるのに対して，**幻覚**は「ない物をあると捉える」という点で違いがある．幻覚は精神疾患の診断基準の1つとなり，幻視，幻聴，幻嗅，幻味，体感幻覚などがある．
思考	思考は，言語を媒介として，目標に到達するために概念・言葉を操作することである．思考障害には，考えが突然途切れてしまう**思考途絶**や考えが滞ってしまう**思考静止**などの思考過程の障害，誤った考えや意味づけに異常な確信をもち訂正できない**妄想状態**のような思考内容の障害がある．
気分と感情	気分・感情は，人やものなど外的，あるいは内的な環境に関連した自己の状態であり，言語や行動によって，外部に表出されるものである．気分・感情の障害では，**抑うつ気分**や**多幸感**，統合失調症に見られる**感情鈍麻**（感情の平板化）や両価性もこの項目に該当する．
欲動と意思	欲動とは何かをしようとすることで，意思とは欲動を抑制したり推進したりすることをさす．欲動が亢進すると**精神運動性興奮**，衝動性・攻撃性の亢進，衝動的な自傷・他害などの行動に発展することがある．一方低下すると，**意欲減退**，**無為**，自閉的な生活，自発性の低下，長時間同一姿勢のままでいる**カタレプシー**，**常同症**などが起こることもある．

38 ｜ 1. 基本的ケア

表2 つづき

項目	アセスメント内容
知的機能	知的機能とは，脳でさまざまな情報を適切に処理する能力のことをさす．知能が障害される疾患では精神遅滞，認知症などがあるが，うつ病などでも，計算や記憶などの機能が一時的に低下することがある．
判断と洞察	判断とは，ある事態を正確に評価しその状況下で適切に行動する能力のことで，洞察とは，状況の原因や意味を理解する能力のことをいう．低下すると，認識（病識など）が欠如したり，行動や衝動などを抑制することができなくなることもある．

【重症度の目安（その患者を理解するうえでその症状の重要度の目安）】
重：症状により，日常生活に大きな支障をきたしている．
中：症状により，日常生活に明らかな支障が出始めている．
軽：症状はあるが，日常生活にほとんど支障をきたしていない．
無：精神症状も精神機能の低下もみられない．

セルフケアに対する援助方法と看護システム

● セルフケア不足が生じたときには，セルフケア要素を満たすための援助方法が選択される，患者の状態に応じて，①他者に代わって行動する，②指導・方向づける，③教育する，④支持する，⑤発達を促進するための環境を提供する，という5つの手段を用いるが，1つの方法で実施する場合もあれば，組み合わせて実施する場合もある．

● 看護システムは，患者のセルフケア要素が満たされるように，患者と看護師が相互に行為するレベルを示したものである（**図2**）．

ケアの実際

急性期

● 病態像によっても異なる特徴がみられるが，精神

セルフケア支援

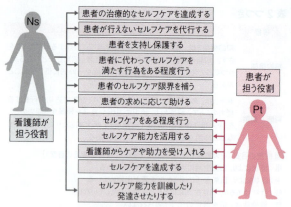

図2 》セルフケアの看護システム

疾患の急性期は不安や緊張，敏感さが強まり，自我機能が極度に弱まった時期である．
- 生活活動が遂行できないだけではなく，意思疎通や感情表出もままならないため，心身の安全の確保が優先される．
- 重症度の判断や救急処置など，迅速かつ的確な支援を行う．

[セルフケアの視点]
- 急性期では，普遍的セルフケア要素が全般的に不足した状態を呈する場合が多い．とくに生理的欲求や安全欲求が充足できないことに注意して，心身の安全と安寧を保つケアを最優先に実施する．
- 急性期であっても，セルフケアが保たれている生活活動に関しては過度な介入をしないように注意する．
- 意識や認知機能の回復とともに，さまざまなセルフケア活動が同時進行で回復することも多い．

[ケアのポイント]

● 「空気・水・食物」と「排泄」のセルフケア要素は，人間の基本的な生存機能に必要なものであり，食物の摂取や排泄ケアができている，できていないという判断だけでなく，その行為や反応に伴う患者の精神機能にも着目して観察および看護ケアを実施する．

● 急性期では昼夜逆転や不眠傾向など「活動と休息のバランス」に支障をきたしやすいため，睡眠への対応はきわめて重要である．睡眠の質・量を観察しながら，入院環境内で過度な刺激が加わらないような環境調整も重要な看護ケアとなる．

● 安全を保つ能力はすべてのセルフケア要素に包含されているものではあるが，精神疾患の急性期においては，自傷・他害の可能性を査定する必要があり，「生命と安寧に対する危険の防止」に関しては，注意深い情報収集が求められる．

回復期

● 精神症状の安定とともに，内発的動機づけや情緒的反応が確認されるようになる．

● 時間に関する連続性の感覚が回復し季節が感じられるようになるなど，過去の体験と現在の状況が結びつくようになる．

● 寛解状態にいたっておらず，突発的な出来事に心が大きく揺さぶられることがあるため，個人に固有のテンポがあることを理解しておく必要がある．

[セルフケアの視点]

● 精神症状が安定していても，生活活動を遂行する

能力が十分に回復しているとは限らないため継続したセルフケア要素の査定が必要である.

- 看護援助としては,支持・教育的なアプローチが主要なものになるが,患者の自己決定を支援しながら,看護師が補う必要がある患者のニーズを詳細に査定したうえで看護ケアを実施していく.
- 今後,患者が生活する環境やコミュニティを把握したうえで,看護システムを査定する.

[ケアのポイント]

- 社会的,文化的背景によって異なるものの,多くの患者は日頃の生活のなかで「活動と休息のバランス」の維持に困難をきたしている傾向がある."入院環境では自立しているため介入しない"または"日々の活動性が低いためしっかりと活動を取り入れる"といった両極端な査定ではなく,患者の実生活に即した看護ケアを心がける.
- 社会性の障害や感情の障害によって,回復後も「孤独とつきあいのバランス」に課題を呈する患者は多い.長期的に看護ケアが求められることを想定して,継続性のあるケアプランを立案する.
- 患者は看護師との補完関係によってニーズを充足していくため,援助に依存しやすくなることがある.看護師は患者の自立と依存のバランスを見極めながら,セルフケアの再獲得を支援する.

引用・参考文献

1) 草地仁史編著:精神科ナースポケットブックmini. Gakken, 2023

1. 基本的ケア
家族支援

家族支援

| 目的 | *家族が抱える援助負担などを軽減し，それによって患者にとってもよりよい援助を受けられる環境をつくることにある．
*現在の課題を家族が解決したり，ストレスへの対処能力を高めたりすることで，家族内のストレスを軽減し，患者の健康回復を促進させる． |

ケアの実際

家族支援の大切な側面

● 家族は，その構成員どうしがさまざまな相互作用を生みながら営んでいる集団であり，家族の健康を維持する能力は，家族が1つのシステムとして機能しているという性質がある．

● 家族は患者を支えて生きており，対象者の支援の充実が同時に家族への支援につながる．家族は常に「患者に対する尊厳あるケア」を望んでおり，このニーズが家族支援においての核となる．

● 家族は，患者を支えながらも家族も自分の人生を歩んでいる．病気を抱えなければ起こらなかったであろう家族の健康不安，経済的負担，家族自身の夢・希望の挫折などに対して，患者への支援のみならず，家族への援助も伴わなければ，その後の継続した支援に結びつけることができない．

家族機能のアセスメント

- 患者と家族の生活する環境や営み方は，非常に個別性に富んだものである．
- 看護師はその個別性を尊重しながら，家族が課題として認識していることや，潜在的な課題をアセスメントし，患者と家族が健康的に生活していけるように支援を行っていく．
- 家族の関係性については，患者と家族を取り巻く環境と構成員間の関係性を客観的に把握することが必要であり，関係図（**ジェノグラム・エコマップ**）の活用などは，有効な方法である（**図1**）．

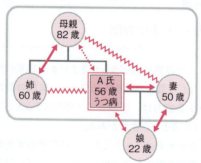

【作成のポイント】
- 家族を全体としてとらえる．
- 外側の枠で同居している家族を示す．
- 男性は□，女性は○で示す．
- 矢印や線の形状と太さは関係性を示す（実線は関係良好で，太さが関係性の強さを表す．点線は関係性が希薄，波線は衝突や葛藤が生じているなど）．

図1 》ジェノグラム・エコマップ

文献1），p.39より引用

[家族関係のアセスメント]

①家族の抱えている問題を知る

②家族の間にある規則を知る

③家族と外界とのかかわりを知る

④家族内の仕組みと力関係を知る

⑤継続的なアセスメントと分析

家族への支援

[情報提供と意思決定支援]

● 患者と家族の意向を尊重しながら，実現可能かつ妥当な支援目標を設定する必要がある．

● 家族は患者と生活する過程でさまざまな課題が浮上し，そのつど判断を迫られる状況に直面する．

● 看護援助以外にも患者や家族にとって利用価値のあるサービスは存在するため，本人たちの意思決定に基づいて，判断しやすい状況，選択しやすい状況が整えられるように支援する必要がある．

[相談機能と支持的援助]

● 困難に直面した患者や家族は，周囲に相談のしづらさを感じたり，どこに相談してよいかわからない場合が生じる．

● 相談しやすい環境づくりとして，患者や家族に対して利用しやすい相談窓口や機関に関する情報提供や困難が生じた際の対処行動を具体的に指導することも必要である．

● 家族の対象行動には，構成員のコミュニケーションのあり方が影響する．家族一人ひとりの考えや理解の仕方は異なるため，家族のニーズをくみ取

家族支援

り，受け入れやすい対処行動をともに考えていく必要がある．

[家族関係の調整]

- 家族関係の調整は，患者や家族の健康問題，日常生活の質，人間関係の質などの側面から把握していく必要がある．
- 家族構成員の1人に大きな負担がかかっている場合もあるため，今後の危機を予防する観点からも危機に直面する状況を把握しておく必要がある．
- 家族がどのように今までの危機を乗り越えてきたかをアセスメントしておくことは，家族間の相互作用が生む強みや弱みを知る材料になる．
- とくに新たな支援方法を検討する際は，個々の能力，意欲，情緒的反応，役割分担などを再調整し，社会資源を活用してその機能を補うなどの工夫も取り入れながら，一緒に考えていく必要がある．

フリードマンの家族アセスメントモデル（FFAM）

- 家族看護学者のフリードマンは「家族は絆を共有し，情緒的な親密さによって互いに結びついた，しかも，家族であると自覚している 2 人以上の成員」と定義している．
- 家族の機能を情緒機能・社会化機能・ヘルスケア機能・生殖機能・経済機能の 5 つでとらえており，家族はこのような機能を，家族成員や社会に対してさまざまな役割を担いながら果たしていくことが期待されている．

表1 》フリードマンの家族アセスメントモデル（FFAM）

項目	内容
1. 基礎データ	家族名，住所，電話番号，家系図による家族構成・家族形態・文化的背景（民族，社会的階級，社会的流動性，宗教的背景） ・家族固有の特徴 ・家族構成員間の関係性 ・家族内の役割や社会的役割 ・社会的地位や社会的階級の変動
2. 家族の発達段階と歴史	家族の現在の発達段階，家族の発達課題の達成度，家族史と両親の定位家族 ・家族の発達段階と発達課題 ・健康や健康に関する出来事（離婚，死，喪失など） ・原家族の様子，祖父母との関係
3. 環境データ	家屋，近隣，地域社会の特徴・家族の地理的移動，地域社会との付き合いや交流 ・持ち家，賃貸住宅などの居住環境 ・近隣や地域の社会的環境（都市部・地方，地域の特性，人口密度） ・地域資源（医療や福祉サービス，商業施設，教育施設） ・公共交通機関
4. 家族構造	コミュニケーションパターン，力関係（勢力構造），役割構造（公的な役割構造・公的でない役割構造），家族の価値観 ・機能的・機能不全的コミュニケーションの程度 ・情緒的なメッセージの程度と表現方法 ・誰がどのような決定を下す関係性があるか ・家族内の意思決定の過程 ・役割緊張や役割葛藤
5. 家族機能	情緒機能，社会化機能，ヘルスケア機能，経済機能，生殖機能，その他の機能 ・家族の健康に関する信念，価値，行動 ・家族が定義する健康と病気，それに関した知識のレベル ・家族の健康状態（既往歴） ・セルフケアにおける家族の役割
6. 家族のストレス・コーピング・適応	家族のストレッサー，ストレッサーの認識，家族のコーピングストラテジー，家族の適応，その家族の強さ ・現在のストレス因子 ・ストレス因子への反応の仕方（適応・不適応） ・家族個々のストレス対応策 ・危機的状況の有無と内容

文献 2）を参考に作成

● 看護においては，このような家族システム論を用いて，家族成員間のつながり，家族と社会とのつながりを理解し，アセスメントを要する項目を見定める必要がある（**表1**）.

カルガリー家族アセスメントモデル（CFAM）

● CFAMは，家族を多面的に捉えるように構造化されたモデルである（**表2**）.
● 家族の構造・発達・機能の側面をアセスメントすることで，家族の機能障害となっている問題を家族が認識し，問題解決能力を身につけ，新たな変化を促進させるための治療的な介入が必要になる.
● **表2**に示すアセスメント情報を収集することで家族機能への影響が確認できるが，アセスメント項目を順に確認して情報収集すること自体が目的なのではなく，家族との会話や行動のなかに見出される情報の質に関心を向けることが重要である.

引用・参考文献
1) 草地仁史編著：精神科ナースポケットブックmini. Gakken, 2023
2) Friedman M et al：Family Nursing Research, Theory and Practice, 5th ed, Upper Saddle River, Prentice Hall, 2002
3) 小林奈美：グループワークで学ぶ家族看護論－カルガリー家族看護モデル実践へのファーストステップ. 第2版, 2011, 医歯薬出版
4) Wright LM, Leahey M：Nurses and Families: A Guide to Family Assessment and Intervention. F A Davis Co, 2005

表2 》》カルガリー家族アセスメントモデル（CFAM）

<table>
<tr><td rowspan="13">構造面</td><td>家族構成</td><td>婚姻，出生，死別，養子，同居・別居など</td></tr>
<tr><td>ジェンダー</td><td>男性，女性など</td></tr>
<tr><td>性指向</td><td>異性愛，同性愛など</td></tr>
<tr><td>順位</td><td>兄弟姉妹の順序，生年順など</td></tr>
<tr><td>下位システム</td><td>夫婦，親子，兄弟など</td></tr>
<tr><td>境界</td><td>家族システム，下位システムなど</td></tr>
<tr><td>拡大家族</td><td>同居していない祖父母，親族など</td></tr>
<tr><td>より大きなシステム</td><td>友人，近隣，職場など</td></tr>
<tr><td>民族性と地域性</td><td>移住歴，父母のルーツ，慣習など</td></tr>
<tr><td>人種</td><td>日本人など</td></tr>
<tr><td>社会的階級</td><td>社長，社員，県知事など</td></tr>
<tr><td>宗教・スピリチュアリティ</td><td>宗派，信仰心など</td></tr>
<tr><td>環境</td><td>職場，近隣との人間関係，地域サービスの利用状況など</td></tr>
<tr><td rowspan="3">発達面</td><td>発達段階</td><td>家族システム，下位システムなど</td></tr>
<tr><td>発達課題</td><td>各発達段階における達成課題（社会・文化的背景によって異なる）</td></tr>
<tr><td>愛着関係</td><td>各発達段階でよくある関係性（社会・文化的背景によって異なる）</td></tr>
<tr><td rowspan="9">機能面</td><td>日常生活（ADL）</td><td>衣食住，食事の準備，金銭感覚</td></tr>
<tr><td>感情的コミュニケーション</td><td>どんなとき，どんなことからその思いが伝わるのか？</td></tr>
<tr><td>非言語的コミュニケーション</td><td>はっきりと言葉にするのは誰か？　その言葉は？</td></tr>
<tr><td>円環的コミュニケーション</td><td>表情，態度，声のトーンなどから伝わることは？　その関係は良好か？　悪循環は生じていないか？</td></tr>
<tr><td>問題解決</td><td>問題に誰が気づいているのか？</td></tr>
<tr><td>役割</td><td>役割はどのように変化したのか？　家族間の葛藤は生じているのか？</td></tr>
<tr><td>影響力と権力</td><td>誰の主張が強いのか？　誰が家族を支配しているのか？</td></tr>
<tr><td>信念</td><td>言動の根底にあるものは何か？</td></tr>
<tr><td>関係の方向・バランス・強さ</td><td>どのようなことに対して協力し合っているのか？</td></tr>
</table>

文献3)，p.69より抜粋して作成，文献4)より作成

1. 基本的ケア
服薬指導

目的

＊患者に薬物療法の重要性を認識してもらうため，薬剤とその服用量・服用時期，服用方法，ならびに薬理効果などを説明し，アドヒアランスを高める．

＊基本的に薬剤師が医師の指示に基づいて実施する薬剤管理指導業務だが，医療チーム全体で指導を行う意識をもつことによって，患者の体調の変化や生活上の困りごとについての理解が促進され，効果的な薬物療法を提供することができる．

ケアの実際

服薬指導の説明内容

● 服薬指導の説明内容を**表1**に示す．

表1 》服薬指導の説明内容

1. 病識をもたせるための説明

・病気や障害に関する正しい知識と特徴
・病気や障害の原因
・どのような症状が健康状態や生活活動に影響するのか
・合併症や予後について

2. 薬識をもたせるための説明

・薬物療法を導入した目的
・どのような作用を有するのか（作用機序）
・どのくらいの期間服用するのか（服用期間）

3. 服用にあたっての注意事項

・服用にあたってどのような副作用を生じさせる可能性があるのか
・その副作用がどうして生じるのか
・副作用が生じた際の対処方法

服薬指導の実際

- 服薬指導は，患者の現在までの治療計画，ケアのプロセス，生活背景など多くの情報に基づいて，対象を十分に把握したうえで実施される．

- 具体的には，服薬の目的と意義を説明し，用法や用量，副作用の確認，服用方法の注意点，飲み忘れなどの患者の課題について指導を行う．

- とくに**副作用については，誤解を生じさせることなく安心感を育み**，薬物療法が継続できるように支援する必要がある．

- 患者は，薬を服用すること自体に不安を抱えていることがある（**自覚的服薬体験**）．患者の心配事や困りごとに耳を傾け，不安に寄り添うことは，服薬指導において欠かすことのできない援助である．

- 服薬習慣は食生活や睡眠習慣などに影響を受けやすい．そのため，生活習慣によって薬の飲み忘れが起きている場合などは，生活指導を行うことも重要な援助となる．

- 服薬自己管理のための指導は，お薬手帳を1冊にまとめることや服薬カレンダーを用いることも有効な方法である．

- 患者自身で管理が難しい場合は，家族などが行えるよう指導を行う．

- 患者の状態が悪い場合は，指導を延期するなど適切な時期に指導を行う．

- 医師の治療方針の妨げになるような言動は厳に慎む．

[看護師が実施する服薬指導ポイント]

● 医療者は治療を提供する大前提として, どのような医療を受けるかについての決定権は, 拒否する権利を含めて, 治療を受ける患者に帰属するものとして保障されなければならないことを認識したうえで提供しなければならない(**表2**).

● 医師の治療方針や薬剤師の指導を踏まえて, 薬物療法の重要性を正しく認識し, 同時に副作用や服薬に伴うリスクについても把握しておかなければ, 服薬指導を行うことはできない.

● 服薬についての具体的な看護計画を立案し, 観察項目, ケアプラン, 教育指導プランを作成する.

● 看護師は患者が**安全に正しく服用できることを目的**とし, 精神症状や身体症状の変化にも着目して観察する必要がある(**表3**).

● 思考障害や認知障害などによって, 規則正しい内服が続かない場合は, 医師に報告をして, 薬のタイプや用法を変更するなどの提案も必要となる.

表2 》服薬における患者の権利(例)

・提供された薬物療法を拒否する権利
・薬物療法の有効性と危険性, 治療による回復の可能性などについて知る権利
・薬物療法に替わる治療法についての情報を得る権利
・薬物療法やその他の治療法を行わなかった場合の自身の見通しについて知る権利

表3 》服薬指導内容(例)

・アドヒアランスの状況確認	・併用禁忌等のチェック
・効能・効果の説明	・患者からの相談事項
・副作用の発現状況	・退院指導(入院時)
・重複投与のチェック	・その他モニタリングなど

うつ病患者への服薬指導

● 薬物療法を実施する際の説明方法や服薬指導のプロセスには，ある程度共通した留意点があるものの，患者の疾患や症状が異なれば，服薬指導の内容が異なる．とくに薬物や服薬方法，注意すべき副作用などは疾患によって大きく異なるため，ここではうつ病を例にあげて解説する．

● うつ病を発症させるメカニズムははっきりとしていないが，病態として脳内のセロトニンやノルアドレナリンなどの機能異常が推測されている．

● 治療は，休養・精神療法・薬物療法などがあり，ほとんどの場合これらを併用して治療することが多い．

● 薬物療法では原則的に単剤を用いて行われ，選択的セロトニン再取り込み阻害薬（SSRI），セロトニン・ノルアドレナリン再取り込み阻害薬（SNRI），ノルアドレナリン作動性・特異的セロトニン作動性抗うつ薬（NaSSA）が第一選択薬として使用されることが多い．

● 抗うつ薬の効果は，2週間から1か月ほどで現れ，服用期間は6か月から1年くらいであるが，長期に及ぶ場合もある．

［服薬指導のプロセス］

● **図1**に服薬指導のプロセスを示す．ステップ1からステップ5まで順番に進めていくことで効果的な服薬指導を実施できる．

【ステップ1：禁忌疾患の有無を確認する】[1)]

- NaSSA，ミアンセリン塩酸塩，セチプチリンマレイン酸塩，トラゾドン塩酸塩には禁忌疾患がない．
- SSRIのエスシタロプラムではQT延長，SNRIではデュロキセチンが緑内障，高度肝障害・腎障害，ミルナシプラン塩酸塩では尿閉，ベンラファキシン塩酸塩では高度肝障害・腎障害の疾患を有する患者が禁忌である．
- 三環系抗うつ薬，マプロチリン塩酸塩は抗コリン・キニジン様作用に，スルピリドは抗ドパミン作用に起因する疾患に注意する．

[説明例]
- 抗うつ薬は安全に使用できる薬ですが，うつ病以外の病気がある場合，その病気によっては治療を見直す必要がありますので，現在までに診断を受けたことのある病気について教えてください．

【ステップ2：併用薬・飲食物・嗜好品の有無を確認する】[1)]

- 基本的に服薬中の飲酒は禁止させる．
- ミルナシプラン塩酸塩（SNRI），セチプチリンマレイン酸塩，ミアンセリン塩酸塩以外は，薬物代謝酵素チトクロームP450（CYP）に起因する相互作用に注意．
- トラゾドン塩酸塩，スルピリドを除くすべての抗うつ薬はモノアミン酸化酵素（MAO）阻害薬との併用は禁忌，スルピリドではドパミンが関係する相互作用に気をつける．
- また，SSRIではセロトニン作用を，三環系抗うつ薬では抗コリン作用を増強する薬剤との併用にも留意する．

[説明例]
- SSRIを使用中に炭酸リチウムを使用すると抗うつ作用が増強されてセロトニン症候群などを引き起こす可能性があるため，併用をできない薬となっています．治療効果を維持して，安全に治療を継続するためにご自身の食生活などについても確認をしていきましょう．

【ステップ3：病識をもたせる】[1)]

- うつ病発症の原因は明確になっていないが，脳の神経伝達物質の働きが悪くなることや，ストレス，身体的病気，環境の変化などの要因が重なることで発症し，気分の落ち込みが長く続くことで，さまざまな心身の症状が現れることを説明する．
- 休養を十分にとれる環境を整え，医師等と相談，また患者自身が決定しながら治療を進めることで，必ず寛解することを理解してもらう．
- 病識に関しては，患者の家族などへの理解も重要となるため，治療に関わる医療者，患者，その家族などが共通した理解を深めていくことがポイントとなる．

[説明例]
- うつ病は脳の神経の伝達がうまくいかなくなるなどの機能の異常によって起こる病気であり，「気の持ちよう」や「心の弱さ」などで起こるものではありません．
- うつ病も他の病気と同様に，放置すると治りにくくなります．休養が第一ですが，効果が期待される薬物治療などと併用してゆっくりと改善をはかっていきます．必ずよくなる病気ですが，焦らずゆっくりと治療を進めていくことが大切ですから，気になることは相談しながら進めていきましょう．

【ステップ4：薬識を持たせる】[1)]

- うつ病の治療目標は，寛解状態を維持して元通りの機能レベルを保つことにあり，治療経過1年を目安に寛解を目指す．
- 寛解時の服薬中断によって再発しやすいことを説明し，うつ症状が回復している実感があっても自己判断で内服を中断しないように指導を行う必要がある．

[説明例]

- 薬物療法の効果は1か月くらいで自覚できるようになります．同時に副作用が現れることもありますが，副作用は対処することができ，必ず良くなります．
- 症状がよくなっても，うつ病は再発する可能性がありますから，薬に関しては少なくとも4か月から6か月は飲み続ける必要があります．

【ステップ5：服用にあたっての注意事項を説明する】[1)]

- 抗うつ薬は薬理作用によって眠気を生じさせることがあるため，車の運転などの注意力，集中力が必要な活動には注意が必要である．
- また，薬を急に中断するとめまい，吐き気，だるさ，しびれ，耳鳴り，イライラ，不眠，ソワソワ感などの副作用が現れることがあるため十分な説明が必要である（離脱症候群）．
- さらにセロトニン系の一時的な活性化に起因して自殺や他害行為につながる可能性があり，意欲が高まった感覚を強く感じられる場合などは，すぐに相談するように説明しておくことも大切な指導となる．

[説明例]

- 吐き気や下痢といった消化器症状を伴うことがありますが，そのような副作用は最初の1〜2週間で，次第に体が慣れてくることで気にならなくなってきます．万が一，症状が強くなる場合は，自己判断で服用を中止することなく，必ず相談してください．
- 立ち上がると急に血圧の低下が生じ，ふらつくことがあります．そのような症状を感じた場合は，転倒などに注意をしていただき，ゆっくりと立ち上がるようにしてください．

文献1), p.581-599より抜粋・参考にして作成

図1 》 服薬指導のプロセス

その他，服薬指導のポイントなどを記載

....
....
....
....

抗うつ薬の副作用

[三環系・四環系抗うつ薬の副作用]（図2）

- 抗コリン作用：口渇，便秘，排尿困難，霧視など
- 抗ヒスタミン作用：眠気，過鎮静，体重増加など
- 抗アドレナリン作用：めまい，ふらつき，低血圧など

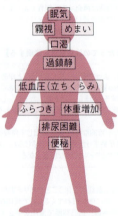

図2 》三環系・四環系抗うつ薬の副作用

文献 2), p.175 より引用

副作用出現の徴候などを記載

....
....
....
....
....

[SSRI, SNRI, NaSSAの副作用]（図3）

- SSRI, SNRI：吐き気，嘔吐，下痢，便秘などの消化器症状および眠気，めまい，頭痛などの精神神経系症状，セロトニン症候群（重症）
- NaSSA：消化器症状は比較的少ないが眠気や体重増加に注意

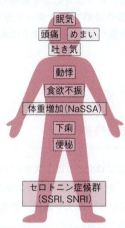

図3 》SSRI, SNRI, NaSSAの副作用

文献 2），p.177 より引用

引用・参考文献

1) 杉山正康編著：服薬指導のツボ 虎の巻，第3版．日経BP社，2018
2) 草地仁史編著：精神科ナースポケットブックmini．Gakken, 2023

Memo

1. 基本的ケア
心理教育

目的

*受容しにくい問題（疾患や障害など）をもつ人たちに，正しい知識や情報を伝える．
*病気や障害の結果もたらされる諸問題・諸困難に対する対処法を習得してもらう．
*知識や対処方法を使って当事者が主体的な療養生活を送れるように支える．

概要

心理教育の特徴

- 心理教育プログラムは，大きく分けて「教育プログラム」と「対処技術習得プログラム」の2つの構成要素を用いて，個人や集団，患者本人や家族を対象に実施される．
- 病気の特徴や治療方法，回復過程を知ることで病気に対する理解を深め，今後の日常生活での対処方法や再発防止について学ぶことができる．
- また，主体となる治療に心理教育を導入することで，患者が自ら抱えた困難を十分に受け止め，主体的に療養生活を選択し決定できるように支援することができる．
- 心理教育は，個人の自律性を育み，その人が自分らしく生きていくために地域と共生しながら社会生活が営める力を養うためのアプローチである．
- 一般的に患者の家族を対象とした心理教育も行わ

58　｜　1. 基本的ケア

れており，**家族との治療同盟の形成**によって，患者に対しての過度な干渉や保護が和らぎ，患者－家族関係の安定につながることが期待されている．

● 心理教育の導入時期は，症状を呈しながらも現実検討能力が保持され，急性期から回復してきた時期以降に適応することが望ましい．

［対象疾患］

● 統合失調症，双極症（躁うつ病），うつ病，発達障害，パーソナリティ症など幅広く適応可能である．

［医療機関での心理教育］

● 心理教育は，地域の保健福祉機関や当事者会，家族会などさまざまなセルフヘルプグループで活用されているが，教育支援として治療プログラムを導入しているのは主に医療機関である．

● 医療機関では患者の身体的，心理的，社会的といった多岐にわたる個人の課題を取り扱うが，本人が本来持ち得ている力や可能性（**エンパワメント**）を引き出すことが支援者の役割となる．

● また，病気や障害によって自尊心や自己肯定感に影響を及ぼすことが懸念されるが，患者が困難な状況やストレスに対して抵抗力を高めていき（**レジリエンス**），患者自身が希望をもって生き方を選択できるように支援する．

ケアの実際

● 本項では，服薬心理教育を例に示す．

服薬心理教育について

● 服薬心理教育に関しては，入院治療の同意が十分に得られていない患者であっても，自身に導入されている薬物療法に関心のない人は少ないため，多くの患者が参加できるプログラムの1つである．

● また，実施する看護師としても薬物の一般的な効果や副作用などの説明から導入するため，指導する側の負担も少なく，心理教育を初めて受ける患者に対しては導入しやすいプログラムとなっている．

期待される効果

● 服薬管理を含めた自発的な治療意欲の向上によって，自立度や適応度が高まる(**動機づけ**)．

● 服薬について教育的な介入を行うことにより，薬物療法の知識と服薬遵守率が改善する(**服薬遵守**)．

● 心理教育を基盤として，その他の治療プログラムへの協力関係が形成され，プログラムからのドロップアウト防止につながる(**治療の基盤形成**)．

● 症状などへの対処行動の強化を行うことで再発率を軽減させることができる(**再燃予防**)．

● 自己管理を土台にした，社会生活技能の向上が認められ，とくに就学や就労についての効果が期待される(**社会復帰**)．

● 家族との治療的な信頼関係の形成が行え，患者と家族の心理的な安定がはかれる(**治療同盟の形成**)．

進め方

● 薬の基礎知識と必要性についての服薬教育では情

表1 》服薬自己管理プログラムの例

●対象者：入院患者　　人数：1グループ10名以内
　回数：全8回/1回1時間
●方法

第1回	服薬教室の目標について知り，自己評価チェック表の使用方法を学ぶ
第2回	薬の体内動態，薬物血中濃度など，薬の基礎知識を知る
第3回	向精神薬について知る（用法・用量・効果・副作用など）
第4回	薬の服用中止による再発の危険性について知る
第5回	薬の剤形と服薬自己管理方法について知る
第6回	正しい薬の飲み方のルールと飲み忘れたときの対処法について知る
第7回	モジュールビデオを用いた質疑応答とロールプレイ（宿題設定と実施）
第8回	宿題の報告とフィードバック（宿題の再設定と実施）

報提供が中心であり，2名程度のスタッフで運用でき，オープン形式で行えば幅広く参加者を募ることができる．

● 実施方法は，週1回1時間程度で行い，全3回から5回程度を1クールとして開催する（時間や回数はこの限りではない）．

● 服薬自己管理プログラムを導入する場合の主な対象者は，回復期にあり自身の健康管理や治療への関心をもっている患者が対象となる（治療過程によってはこの限りではない）．

● 服薬自己管理プログラムでは，服薬管理や社会生活に必要な技能を習得することが最終目標となるため，学習を深めるだけでなく，服薬管理や健康状態についての自己評価チェック表などを取り入れ，日常生活内での状況を自覚して対処方法を学ぶことが特徴である（**表1，2，図1～3**）．

引用・参考文献

1) 国立精神・神経医療研究センター精神保健研究所：心理教育を中心とした心理社会的援助プログラムガイドライン，2004

表2 》》心理教育の内容の例

- ・病気についての知識や予防
- ・服薬自己管理モジュール
- ・病気と向き合うためのプログラム（うつ病）
- ・感情コントロール（アンガー・マネジメントなど）
- ・ストレスマネジメント
- ・社会生活スキルトレーニング（SST）
- ・アサーショントレーニング
- ・災害時のストレス対処トレーニング
- ・元気回復行動プラン（WRAP）　など

文献 1) を参考に作成

こころの健康チェック表

生活をしている中で気になる症状や体調の変化があればお答えください.
以下の質問に対して当てはまるものを選んで「○」をつけてください.

この1週間, 下記の問題にどの程度, 悩んでいますか?	ない	1〜2日	3〜5日	ほぼ毎日
1. 物事に興味が湧かない, 楽しめない				
2. 気が沈む, 憂うつ, 絶望的になる				
3. 寝つきが悪い, 途中で覚める, 眠り過ぎる				
4. 疲れている, 気力がない				
5. 食欲不振, 食べ過ぎる				
6. 便秘をしている, 下痢をしている				
7. 口が渇く, 水分が欲しくて仕方がない				
8. テレビの声や人の話などに集中できない				
9. 筋肉がこわばる, 手足が震える				
10. 動きや話が遅くなった, ソワソワ落ち着かない				
11. 自分はダメ人間だ, 迷惑かけている				
12. 自分を傷つけようと思った, 死にたくなった				
13. 薬を飲み忘れそうになる, 飲んだことを忘れてしまう				
14. 薬を飲むと体調が悪くなるような気がする, 悪くなる				

1. 週に1回記入日を決めてチェックをしてみましょう.
2. 項目内容に関して, 特に気になる状況があれば, その内容に○をつけましょう.
　（　例:「3. 寝つきが悪い, 途中で目覚める, 眠り過ぎる」　）
3. 「ほぼ毎日」にチェックがあったとしても, それがすぐに問題になるわけではありません.
　各項目について相談をしていくことで, 改善されていきます.

図1 》》こころの健康チェック表

62　｜　1. 基本的ケア

心理教育

気分チェック表

下の表を見てください．気分にはさまざまなレパートリーがありますね．
今の気分はどの気分にあたりますか？
あなたの今の気分が下の項目にいくつあるでしょうか．
では，気分チェック表を用いて「自分がどのような気分をどの程度感じていたのか」を表現してみましょう．

憂うつ ( )	不安 ( )	怒り ( )	罪悪感 ( )	恥 ( )
悲しい ( )	困惑 ( )	興奮 ( )	おびえ ( )	いらだち ( )
心配 ( )	誇り ( )	パニック ( )	不満 ( )	神経質 ( )
うんざり ( )	傷ついた ( )	快い ( )	失望 ( )	激怒 ( )
怖い ( )	楽しい ( )	愛情 ( )	屈辱感 ( )	ワクワクした ( )
爽快 ( )	誇らしい ( )	落ち込み ( )	嬉しい ( )	幸せ ( )
満足 ( )	安心 ( )	感謝 ( )	すっきり ( )	

(%)

0	10	20	30	40	50	60	70	80	90	100
まったく		少し			中くらい		かなり			最大

【来週までの宿題】
● 1週間，気分チェック表をつけてみよう．
● 考え方のクセを知ろうテストをしてみよう．

図2 》気分チェック表

Memo

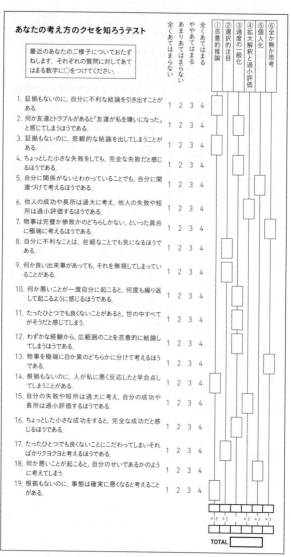

図3 〉〉あなたの考え方のクセを知ろうテスト

1. 基本的ケア
報告の仕方

 目的 ＊緊急時に無駄なく迅速に正しい情報・提案を伝え，回答を得る．

概要

SBAR (I-SBARC)

- SBAR（エスバー）は，コミュニケーションエラーが全員の生死を左右する潜水艦内でのコミュニケーションツールとして開発された．
- 最近ではコミュニケーションエラー防止のために，IとCが追加されたI-SBARC（アイエスバーク）が用いられている（**表1**）．
- 患者に迅速な対応が必要ではないかと心配される状況が起きたとき，
  ①自分がどこに所属していている看護師なのか，どの患者のことを報告したいのか（I）を最初に伝える．

表1 》SBAR (I-SBARC)

I (Identify) 識別	報告者・対象者は誰か
S (Situation) 状況	患者に何が起こっているのか
B (Background) 背景	患者の臨床的背景は何か
A (Assessment) 評価	問題に対する自分の考えは何か
R (Recommendation) 提案	問題に対する自分の提案は何か
C (Confirm) 確認	復唱して確認

②患者に何が起きているのか，患者の状況や緊急性(S)を提案する．重要な情報であることをまず伝えることで，相談の重要性が伝わり，相手の注意を向けることに役立つ．

③どのような臨床的背景や臨床状況がある患者なのか(B)を端的に述べる．患者に対する全体的な情報が伝わり，患者像をイメージすることができる．

④何が問題だと思っているのか患者の状況についての自分の考え(A)を述べる．なぜ報告しているのか，心配している内容や程度を具体的に伝える．

⑤相手にしてほしい対応(R)を具体的に示す．

⑥口頭指示が出たらメモを取り，指示内容を復唱・確認(C)する．

ケアの実際

悪性症候群の場合の I-SBARC
....

● 医師がすべての患者の状況を把握することは不可能であるため，医療チームメンバーが自ら認識したことを正確に伝え，その状況に対する対処法や提案を伝えることは重要である．

● 専門職として責任ある行動であり，効果的なチーム医療を行うためにも必要である．

[医師に報告する前にすべきこと]

● 適切な医師への報告のためにカルテを読み，以下について確認する．

　・入院時の病名

　・経過と前シフト看護師の直近時間帯のアセスメント

● 医師と話すときに手元に準備するもの

　・カルテ

　・アレルギーに関する情報

　・処方情報

　・検査結果

[I (Identify) 識別：報告者・対象者は誰か]

　・病棟名・自分の名前・患者名

[S (Situation) 状況：患者に何が起こっているのか]

　・病名

　・発熱・精神症状

　・錐体外路症状（筋強剛，無動，緘黙，振戦など）

　・自律神経症状（発汗，唾液分泌過多，尿閉，頻脈，血圧変動など）

[B (Background) 背景：患者の臨床的背景は何か]

　・感染症の有無

　・既往歴（過去に悪性症候群を起こしていないか）

　・処方内容の確認（最近の処方内容に変更はないか）

　・意識状態

　・最近の血液検査データ

　・水分摂取状況

報告の仕方

[A (Assessment) 評価：問題に対する自分の考えは何か]

1. 「悪性症候群ではないかと考えています」
2. 「3日前から処方が○○から○○へ変更となっています」
3. 「現在，現れている悪性症候群と思われる症状は，発熱，発汗，筋強剛，尿閉です」
4. 「早急に処置が必要です」

[R (Recommendation) 提案：問題に対する自分の提案は何か]

1. 「以下の検査を提案します」
   - ①血液検査：血球，CK（CPK），ミオグロビン，クレアチニン，AST，ALT，カリウム，BUN
   - ②尿検査：ミオグロビン
   - ③心電図
   - ④胸部X線検査
   - ⑤輸液
2. 「要求します（してほしいことを言う）」
3. 「すぐにこの患者の診察に来てください」
4. 「患者や家族に緊急状況について説明してください」
5. 「到着するまでに何をすればよいですか」

[C (Confirm) 確認：復唱して確認]

- 「ラクテックでルート確保ですね」など

引用・参考文献

1) 東京慈恵会医科大学附属病院看護部・医療安全管理部編：ヒューマンエラー防止のためのSBAR/TeamSTEPPS®. 日本看護協会出版会，2015

1. 基本的ケア
入院時のケア（受け入れ時のオリエンテーション）

目的	＊患者が安全に治療や療養に専念できるよう入院生活について説明する. ＊入院する病棟での規則やルール，1日のスケジュールについて説明し，患者が安心して入院生活が送れるように援助する. ＊精神保健福祉法による入院形態により患者の処遇や行動制限に違いが生じるため，理解が得られるようにていねいに説明する.

ケアの実際

オリエンテーション時のポイント

● 精神科に入院することで，患者や家族は不安や緊張を感じていることが多いため，安心して話せる雰囲気を心がけ穏やかでていねいな対応をする.

● 入院時オリエンテーションでは，入院生活についての説明のほか，患者から病歴や日常生活の様子などの基本情報を聴取することが多いため，患者や家族の疲労を考え，重複した情報収集をしないで済むように情報収集のポイントをしぼる.

● 病識や病感のなさから患者の同意が得られず，入院治療に否定的であったり，興奮したりしている場合もある．理解が得られないと感じられるが，ていねいな口調で説明することが大切である.

- 興奮状態や亜昏迷状態でも記憶は基本的には保たれているため，スタッフ側の感情的な発言や威圧的な言動は，その後の治療や患者－看護師関係に悪影響をおよぼすことがあるので注意する．
- 入院形態により患者の処遇や行動制限に違いが生じるため，患者の入院形態や行動制限の有無について把握する．
- 入院時に医師からは入院後に考えられる行動制限や心身に対するリスク（深部静脈血栓症・肺血栓塞栓症・誤嚥性肺炎・転倒・転落・骨折など）についての説明がなされるが，看護師も把握しておく．
- ボディチェックが必要な場合，同性の複数の看護師で行うのがよい．
- 患者の安全を保持するため，所持品の確認を本人と複数の看護師で行う（トラブルを防ぐため）．
- 持ち物の制限，管理や預かりについて，自施設，病棟での規則を把握し，患者に説明し同意を得る．また，必要時に使用できる方法についても説明する（パソコンやスマートフォンなどの電子機器，刃物やベルト・コップといった危険物になりうるもの）．
- 患者の精神状態や知的能力によって，説明しても理解が得られないときがあるが，その場合も患者にわかりやすい言葉を使い説明する必要がある．オリエンテーション時だけでなく，繰り返し伝えることや紙に書いて可視化することなども有効である．

観察とアセスメント

[患者の精神状態・身体状態]

● 患者や家族と話しながら，患者の外見，視線，表情や話し方などを観察する．

● 患者の症状や病的体験についてアセスメントをする．症状自体に注目しがちであるが，その症状があることで患者の生活にどのような影響があるのかをアセスメントする．

● 病態や病期による違いをアセスメントする．

● 入院時は患者の精神症状が際立って見えることがあるが，時に身体症状の不快さやつらさが言語化できずに，焦燥や興奮といった精神症状の悪化のようにとらえられることがある．そのため，患者の表情や言動，検査データなどから身体症状をアセスメントする．

[患者の日常生活]

● 入院という環境の変化による不安や症状の悪化についてアセスメントする．

● 患者の抱えている生活上の問題は何か，どのようにして生じたものなのかをアセスメントする．

● 患者のADLやセルフケアに対して，「できる」「できない」だけではなく，どのような介入が適切かを判断する．

[入院中に考えられる心身に対するリスク]

● 入院に対して悲観的になったり絶望感を抱いたりしていないか観察し，言動に注意する．

- 患者とのかかわりのなかで観察し，無断離院や暴力，希死念慮や自殺企図などのリスクのアセスメントをする．
- 薬物調整中の精神症状，身体症状を観察し，悪性症候群など予測できる有害反応をアセスメントする．

[退院後の生活に向けて]

- 患者の精神状態の悪化や問題点に注目しがちであるが，患者のもつ回復力(レジリエンス)や強み(ストレングス)についてアセスメントする．
- 患者や家族がどのような生活を望んでいるのか，「その人らしい生活」を患者とともに考えることが大切である．
- クライシス・プランなどのツールを用いて，患者が退院後の生活を考えることができるように支援する．
  - ・クライシス・プラン：安定した状態の維持や悪化の徴候への対処を想定して本人が立てておく計画書．家族，地域の支援者，外来看護師などとも共有される．

Memo

精神科に入院する患者への説明のポイント

- 患者や家族の思いを傾聴し，その思いを理解しようとする姿勢をみせる．
- 精神症状によって社会生活を送ることが困難になっていること，そのために入院治療が必要なこと，スタッフは患者が治療に専念できるよう援助すること，早期に退院し社会復帰ができるよう支援することなどをていねいに根気よく伝える．
- 非自発的入院や行動制限が必要な患者には，なぜ必要なのか理由を説明したうえで，処遇や処置に不服や苦痛を感じることは理解し共感しているが，患者の安全を確保し治療を受けていくために必要であることをていねいに説明する．

精神科に入院する患者・家族への説明のポイントを記載

引用・参考文献

1) 日本精神科看護技術協会政策・業務委員会編：精神科看護ガイドライン2011．日本精神科看護技術協会，2011
2) 日本精神科看護協会監，今井幸充ほか編：精神科ナースのアセスメント＆プランニングbooks 認知症の看護ケア．中央法規出版，2018
3) 日本精神科看護協会監，遠藤淑美ほか編：精神科ナースのアセスメント＆プランニングbooks 統合失調症の看護ケア．中央法規出版，2017
4) 武井麻子ほか編：精神看護学 [2] 精神看護の展開．系統看護学講座 専門分野II，第5版，医学書院，2017
5) 野村照幸ほか監：クライシス・プラン．住友ファーマ，2022

COLUMN

精神科入退院支援加算

2021年に開催された厚生労働省の検討会において，「精神障害にも対応した地域包括ケアシステムが地域共生社会を実現するために地域住民の複雑・複合化した支援ニーズに対応する包括的な支援体制の構築に欠かせない仕組みである」ことが明示された．

この仕組みを実現するためには，病状が軽快しない入院患者の治療効果を高め，新たな長期入院患者を生み出さない体制構築など，さまざまな課題解決に向けた取り組みが求められる．その取り組みの1つに，患者の入院時から退院後の住み慣れた在宅での生活を想定し，医療と地域との切れ目のない支援を構築するために行われる「入退院支援」がある．

2024年度の診療報酬改定では，精神病床に入院している患者が早期に退院し，医療や福祉などのサービスを切れ目なく受けられるように支援することが評価され「精神科入退院支援加算」が新設された．診療報酬で評価されたということは，今後はますます入院時からの退院支援が加速し，多職種連携をはかりながら診療体制や支援体制を強化していくことになる．

国内の精神疾患の総患者数は2023年時点で603万人となっており，そのうち573万4,000人が外来を受診している患者である[1]．これからの精神科看護においては，入院中の看護と在宅での看護を切り分けて考えるのではなく，患者個人の生きる道のり（リカバリー・プロセス）を支援するという前提に立って，専門的な役割を担っていく必要がある．

引用・参考文献

1) 厚生労働省：第5回 精神保健医療福祉の今後の施策推進に関する検討会.【資料2】精神障害にも対応した地域包括ケアシステムにおける医療提供体制について．p.4
https://www.mhlw.go.jp/content/11121000/001436093.pdfより2025年3月12日検索

1. 基本的ケア
隔離・身体的拘束時のケア

目的

＊隔離・身体的拘束は，精神保健福祉法に定める基準を遵守し，患者の尊厳と安全を最大限守りながら実施していく必要がある．

＊隔離・身体的拘束に頼らないケアを検討するとともに，行動制限の最小化に取り組む．

概要

法律上の定義

● 隔離・身体的拘束は「精神保健及び精神障害者福祉に関する法律（精神保健福祉法）」に則り実施される．

[隔離] [1] (表1)

1. 基本的な考え方

● 患者の隔離は，患者の症状からみて，本人または周囲の者に危険が及ぶ可能性が著しく高く，隔離以外の方法ではその危険を回避することが著しく困難であると判断される場合に，その危険を最小限に減らし，患者本人の医療または保護をはかることを目的として行われるものとする．

● 隔離は，当該患者の症状からみて，その医療または保護をはかるうえで**やむを得ずなされるもの**であって，制裁や懲罰あるいは見せしめのために行われるようなことは厳にあってはならないもの

とする.

● **12時間を超えない隔離**については精神保健指定医の判断を要するものではないが，この場合にあってもその要否の判断は医師によって行われなければならないものとする.

● なお，本人の意思により閉鎖的環境の部屋に入室させることもありうるが，この場合には隔離にはあたらないものとする．この場合においては，本人の意思による入室である旨の書面を得なければならないものとする.

2. 対象となる患者に関する事項

● 隔離の対象となる患者は，主として次のような場合に該当すると認められる患者であり，隔離以外によい代替方法がない場合において行われるものとする.

(ア) 他の患者との人間関係を著しく損なうおそれがある等，その言動が患者の病状の経過や予後に著しく悪く影響する場合

(イ) 自殺企図または自傷行為が切迫している場合

(ウ) 他の患者に対する暴力行為や著しい迷惑行為，器物破損行為が認められ，他の方法ではこれを防ぎきれない場合

(エ) 急性精神運動興奮等のため，不穏，多動，爆発性などが目立ち，一般の精神病室では医療または保護をはかることが著しく困難な場合

(オ) 身体的合併症を有する患者について，検査および処置等のため，隔離が必要な場合

[身体的拘束][1]（表1）

1. 基本的な考え方

● 身体的拘束は，制限の程度が強く，また，二次的な身体的障害を生ぜしめる可能性もあるため，**代替方法が見出されるまでの間のやむを得ない処置**として行われる行動の制限であり，**できる限り早期に他の方法に切り替える**よう努めなければならないものとする．

● 身体的拘束は，当該患者の生命を保護することおよび重大な身体損傷を防ぐことに重点を置いた行動の制限であり，制裁や懲罰あるいは見せしめのために行われるようなことは厳にあってはならないものとする．

● 身体的拘束を行う場合は，身体的拘束を行う目的のために特別に配慮して作られた衣類または綿入り帯等を使用するものとし，手錠等の刑具類や他の目的に使用される紐，縄その他の物は使用してはならないものとする．

● 身体的拘束は，**「切迫性」「非代替性」「一時性」**の３つの要件をすべて満たし，かつ，それらの要件の確認等の手続きがきわめて慎重に実施されているケースに限られる．

① **切迫性**：本人（または他者）の生命または身体が危険にさらされる可能性が著しく高い場合

② **非代替性**：隔離・身体的拘束以外に代替する手段がないこと

③ **一次性**：隔離・身体的拘束が一時的なものであること

隔離・身体的拘束時のケア

表1 ≫ 隔離と身体的拘束の比較

	隔離	身体的拘束
基本的な考え方	・患者の症状からみて，本人または周囲の者に危険が及ぶ可能性が著しく高く，隔離以外の方法ではその危険を回避することが著しく困難であると判断される場合 ・その危険を最小限に減らし，患者本人の**医療または保護をはかることを目的**として行われるものとする	・**代替方法**が見出されるまでの間のやむを得ない処置として行われる行動の制限であり，できる限り早期に他の方法に切り替えるよう努めなければならないものとする ・生命の保護および重大な身体損傷を防ぐことに重点を置いた行動の制限であり，制裁や懲罰あるいは見せしめのために行われるようなことは厳にあってはならない
患者の行動・反応	①他の患者との人間関係を著しく損なうおそれがあるなどの言動が患者の経過，予後に著しく悪影響を及ぼす場合 ②他の患者に対する暴力行為，著しい迷惑行為，器物破損が認められ，他の方法ではこれを防げない場合 ③自殺企図または自傷行為が切迫している場合 ④急性精神運動興奮等のため，興奮，不穏，多動，爆発性などが目立ち，一般病室では医療または保護をはかることが著しく困難な場合 ⑤身体合併症の検査および処置等のために隔離が必要な場合	①自殺企図または自傷行為が切迫している場合 ②多動または不穏が顕著である場合 ③**精神障害のためにそのまま放置すれば患者の生命にまで危険が及ぶおそれがある場合**
医師の診察	・隔離が漫然と行われることがないように，医師は原則として，**1日1回以上の診察**を行うこと	・身体的拘束が漫然と行われることがないよう，医師は**頻回に診察**を行うこと
観察と記録	・**頻回（1時間に2回）な観察**と記録 ※日本医療機能評価機構の基準	・**頻回（1時間に4回）な観察**と記録 ※日本医療機能評価機構の基準

78 │ 1.基本的ケア

2. 対象となる患者に関する事項

● 身体的拘束の対象となる患者は，主として次のような場合に該当すると認められる患者であり，身体的拘束以外によい代替方法がない場合において行われるものとする.
　①自殺企図または自傷行為が著しく切迫している場合
　②多動または不穏が顕著である場合
　③①または②のほか精神障害のために，そのまま放置すれば患者の生命にまで危険が及ぶおそれがある場合

ケアの実際

行動制限に関する留意点

● 患者の生命の危機にかかわるほど切迫しており，行動を制限する以外の方法では危険が回避できないと判断される場合に，**精神保健指定医の判断**に基づいて実施され，**行動制限は常に最小限**でなければならない.

● たとえ患者の生命を守るためであっても，行動制限によって合併症，外傷，二次障害等を生じさせる可能性があることをしっかりと認識し，手厚い援助が必要となる.

● 観察の頻度は機械的・一律的に決められるものではなく，常に注意深く観察を行い記録しておく.

● 隔離で保護室を使用している際は，**過度な刺激を与えない配慮**を行いながら複数名で対応することが望ましい.

身体的拘束に伴うリスク

● 精神保健福祉法上の身体的拘束は，生命を保護することおよび重大な身体損傷を防ぐことに重点を置いた一時的な行動制限だが，身体的拘束の実施にあたっては，心身等に多くの弊害をもたらす可能性があることを正確に認識しておかなければならない（**表2**）．

隔離・身体的拘束の対象となる患者像

● 精神科病院において隔離・身体的拘束の対象となる患者は，**表3**のように，3つの群に分けることができる．

● 1群に関しては，精神障害のためにそのまま放置すれば患者の生命にまで危険が及ぶおそれがある場合もしくは，本人または周囲の者に危険が及ぶ可能性が著しく高い場合などに該当し，"緊急やむを得ない"行動制限が一時的に行われることもあり，多くの精神科医・医療機関で同様の対応が検討されているかもしれない．

● ただし，1群の患者は症状の改善に伴って行動制限は解除されるため，今後の治療過程で行動制限を実施しないためには，治療の再構築がカギとなる．

● 2群，3群に関しては，精神科医・医療機関それぞれによって判断や対応が異なっていることが予想され，組織としての行動制限の考え方や培ってきた文化が影響していることが考えられる．

表 2 》身体的拘束に伴うリスク

【身体的弊害】

●**呼吸器系** 呼吸器感染症 誤嚥性肺炎	・口腔内の清潔が保たれていないと，肺炎の原因となる細菌が繁殖しやすくなるため呼吸器感染症に注意が必要である ・咳嗽反射が弱くなり，嚥下機能が低下するため，口腔内の細菌が気管から肺に侵入しやすくなることなどから誤嚥性肺炎を伴いやすい [ケア] ・口腔内を清潔に保つことで，微生物の繁殖を防ぐことが重要であり，食事ごとに行うことが望ましい ・嚥下状態を観察して，スムーズに摂取できる食事形態を検討する ・口腔ケアや食事摂取時は 45 〜 60°を目安にリクライニングの角度を調整し，テーブル使用時は高さを肘の高さに合わせる（誤嚥予防）
●**循環器系** 深部静脈血栓症	・精神症状，薬物療法，水分摂取不足など要因によって脱水状態になり，血液凝固機能が亢進する ・長期臥床によって静脈還流の遮断または浮腫による動脈血流の遮断が生じると血流うっ滞を生じさせる ・外傷や静脈炎などで静脈の内側の壁が傷つくと，血液が流れにくくなり血栓を形成する [ケア] ・臥床したままでも行えるマッサージや運動を行う ・適度な水分補給を行う ・弾性ストッキングを使用する ・下肢間欠的圧迫装置などの器具を用いる ・必要時は医師の指示に基づき，抗凝固薬の注射や内服を行う場合もある
●**筋・組織系** 褥瘡 筋力低下 末梢神経障害	・同一体位を長時間とることによって，褥瘡，筋力低下，末梢神経障害などのさまざまな組織障害を伴う ・身体的拘束では，下肢が牽引されて仰向けに寝た姿勢が続くと腓骨頭が圧迫され，腓骨神経麻痺を生じさせることがある [ケア] ・長時間の同一体位の防止と除圧を行う（体位変換） ・圧迫を軽減するマットレス等の器具を使用する ・栄養や水分をバランスよく摂取する ・皮膚状態を清潔に保つとともに，血流を促進させるケアを行う

表 2 つづき

【精神的弊害】

●心理的外傷 トラウマ 拘禁反応	・精神保健福祉法にのっとった一時的な行動制限であっても，患者にとっては不安，怒り，屈辱，諦めなど大きな精神的苦痛を伴う ・患者にとっては拘束される理由もわからず，人間としての尊厳を侵害された体験となる ・強制的に拘束されたり自由を抑圧されたりする環境に置かれると，拘禁反応を生じさせる可能性がある [ケア] ・法律上適切な判断のうえで実施されたものであっても，患者への心身の影響を十分に自覚した手厚いケアが求められる ・できうる限り心理的な負担を高めない環境整備に心がけ，看護師もその環境要因の一部として，患者の病状改善に努める ・患者の多くは，発病にいたるプロセスのなかで何かしらのトラウマ体験を伴い，現在の入院治療に至っているため，介入直後からトラウマ・インフォームド・ケア（TIC）の考えに基づいた支援が求められる

【社会的弊害】

●社会的不信や 偏見の助長	・一時的な身体的拘束が，時間の経過とともに常時の拘束となってしまう場合などは，安易な判断によって身体的拘束が常態化するおそれがある ・看護師にとっても「緊急やむを得ない場合の処遇」である身体的拘束の実施は，拘束以外の方法を見出したいジレンマと葛藤によって，心身の負担と疲労も大きなものになる． ・また家族も同様に行動制限を受け止めることは容易なことではなく，混乱，後悔，葛藤などさまざまな精神的影響を受けることになる ・身体的拘束は患者の心身の機能低下や QOL を低下させるだけではなく，本来は必要としなかった医療的処置を生じさせ，経済的にも影響を及ぼすことがある [ケア] ・患者の自律性の回復とその人らしい生活を支えることが看護師の責務であり，常に患者のニーズをくみ取り，身体的拘束を許容する考え方はしないという意識をもっておく ・看護師が職務を遂行することによって生じるトラウマもあるのだということを理解して，医療チーム（患者を含めた）で安心できる環境を整える

- とくにBPSD（認知症の周辺症状）や水中毒等において，医療者に対する患者の行動や反応が問題視されることが多く，一時的な措置として行動制限が実施された場合などにおいては，その判断自体がその後のケアに悪循環を招くおそれさえある（図1）．
- 悪循環を断ち切るためには，患者・看護師関係の改善が必要になる．問題行動への対処方法であった隔離・身体的拘束を行わない決断から，患者・看護師の信頼関係が見直され，問題解決に向かうことが必要となる．

表3 》》隔離・身体的拘束の対象となる患者

1群	激しい幻覚妄想状態，躁状態，うつ状態など急性期症状のため隔離・身体的拘束を施行．症状改善で解除が可能．
2群	認知症，身体合併症など医療安全的な観点から隔離・身体的拘束が繰り返される．
3群	統合失調症慢性期，水中毒，知的障害，発達障害など，持続した，あるいは突発を繰り返す問題行動があり，長期あるいは頻回の隔離・身体的拘束となっている．

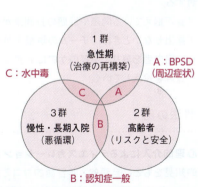

図1 》》3つの患者像の関連

文献2）より引用改変

隔離・身体的拘束に頼らない看護ケア

● 医療チームのなかに行動制限を必要とする対象者像がパターン化すると,「危険を回避するため」「命を守るため」には,一時的な行動制限がやむを得ないという認識が生まれやすい.

● その認識が組織や医療チームのなかで慣習化しているのであれば,まずはその**慣習を変化させていく**ことが必要となる.

● 患者の安全をどのように守るのかを多職種で検討する習慣を身につけ,患者への対応に医療チーム自体が安心感を共有できる体験を重ねていくことで,**柔軟な状況判断が行えるチームに成長**していくことができる.

● 患者に対して手厚いケアが求められるということは,より患者の個別性を重視する必要があるということであり,患者の課題が難解であるほど**尊厳のある個別ケア**を目指し,さまざまな代替法を検討する.

● 患者が抱えている問題や課題の打開策がチーム内で見出せないときは,チームの垣根を越えて,さらに協力者を募り,患者のケアに**必要な人的・物的資源を投入**していく.

代替法の例

● **心理的介入によるディエスカレーション**:心理学的知見をもとに言語的・非言語的なコミュニケーション技法によって怒りや衝動性,攻撃性をやわらげ,患者を普段の穏やかな状態に戻す方法.

- **タイムアウト**：自室や刺激の少ない施錠のない空間を用意して，一定の時間（一般的には1時間程度）を設定し，興奮をしずめ，回復や休養，静穏化を促進する．
- **コンフォートルームの使用**：興奮や不穏状態に対して，感覚刺激を取り入れた「感覚調整室」を利用してリラクゼーションをはかる手法．
- **薬物による反応**：代替法として心理的介入・環境調整がまず試されるが，それらが無効，あるいは有害な場合においては，薬物療法も含まれる．
- **付き添いや見守りなどの人的対応**：包括的暴力防止プログラム（CVPPP）のチームテクニクスに代表される，徒手的な身体制圧技法を用いる．

自施設における代替法について記載

行動制限最小化のための組織的対策

[患者本位のケア]
- 「患者の生命を守るためにやむを得ず実施する一過性の手段」であるという認識を組織で共有する.
- 患者の行為の背景に目を向けるよう努め，そこで得た情報をケアに反映する.

[病院・組織ぐるみの取り組み]
- 組織の幹部が行動制限最小化に向けて，強力なメッセージを打ち出すとともに，現場の取り組みを組織的に支援する.
- 部署の管理者が現場と組織の橋渡しとなり，組織一体となって取り組めるよう調整役を務める.

[院内コミュニケーションの円滑化]
- カンファレンスや研修会を通して，院内のコミュニケーションの強化をはかる.
- 多職種で意見交換を行う場を設け，互いの専門性を活かして隔離・身体的拘束を解除するための方法を検討する.

[スタッフのスキル向上]
- 行動制限最小化マニュアルを用いて定期的に研修会を実施し，スタッフの倫理的感受性やスキルの向上に努める.
- 現場スタッフの抱えるジレンマを含むさまざまな心理的反応を分析し，行動制限最小化に前向きに取り組めるよう支援する.

行動制限最小化委員会について

- 精神科入院医療においては，精神症状の悪化のために行われている隔離・身体的拘束等の行動制限を最小化するための取り組みを推進することが重要となる．

- 精神科医療に従事する業務従事者は，障害者権利条約，精神保健福祉法，障害者虐待防止法などの法律を遵守する必要があり，**患者個人の尊厳や人権に配慮した医療サービス**を提供することは当然の社会的責任である．

- 2004年の診療報酬の改定で「医療保護入院等診療料」が新設され，「**行動制限最小化委員会」の設置が義務**付けられている．

- 医療保護入院等診療料を算定する病院は，隔離・身体的拘束等の行動制限を最小化するための委員会を開催し，入院医療について定期的(少なくとも月1回)な評価を行う必要がある．

- 構成員は，主に医師（指定医1名以上），看護師，精神保健福祉士，事務職，その他行動制限最小化の推進に必要な職員で構成され，外部委員として弁護士やピアサポーターを加えている組織もある．

- 活動内容としては，モニタリング・回診・体制整備・教育などがあり，定例会議で行動制限最小化の推進をはかるためのさまざまな検討を行う．

- 検討にあたっては，行動制限に関する一覧性台帳を用いて行い，行動制限を受けている患者の把握と実施期間を視覚的に把握することで行動制限最小化に努める(**図2**)．

No.	患者氏名	入院日	入院形態	1	2	3	4	5	6	7	8	9	10
1	●●●●	R6.7.24	医保				隔解						
2	●●●●	R6.12.20	措置	隔開	⇨	⇨	⇨	⇨	⇨	⇨	隔解		
3	●●●●	R7.2.10	医保	継	⇨	⇨	⇨	⇨	⇨	⇨	⇨	⇨	⇨
4	●●●●	R7.3.1	医保			拘開	⇨	⇨	⇨	⇨	⇨	⇨	拘解
5													
6													
7				隔：隔離　　　　開：開始　　　任意：任意入院									
8				拘：拘束　　　　継：継続　　　医保：医療保護入院 他：その他　　　解：解除　　　措置：措置入院									

図2 》 行動制限に関する一覧性台帳

自施設の行動制限最小化委員会について記載

引用・参考文献

1) 厚生労働省：精神保健及び精神障害者福祉に関する法律第37条1項の規定に基づき厚生労働大臣が定める基準（告示第130号），昭和63年4月8日

2) 日本精神科看護協会：「行動制限最小化プロジェクト」検討資料，2013

3) 厚生労働省「身体拘束ゼロ作戦推進会議」：身体的拘束ゼロへの手引き〜高齢者ケアに関わるすべての人に〜，2001

4) 野村総合研究所：厚生労働省令和4年度障害者総合福祉推進事業，精神科医療における行動制限最小化に関する研究報告書，2023年3月

5) 公益社団法人日本精神科病院協会：行動制限最小化委員会の業務のためのマニュアル，2022

Memo

COLUMN

隔離・身体的拘束最小化のためのコア戦略

2002年に全米州精神保健局長協議会（NASMHPD）は，州立の精神保健機関および精神保健施設の管理者に対して行う，隔離・身体的拘束最小化のための研修カリキュラムの骨子の開発を始め，「精神保健領域における隔離・身体的拘束最小化-使用防止のためのコア戦略」をとりまとめている．

このコア戦略の理論的基礎をなす考え方の1つに「隔離・身体的拘束使用の根底にある神話的通念と思い込み」というものがある．この思い込みというのは，たとえば「患者の安全を確保するためであれば，隔離・身体的拘束を実施することはやむを得ないことである」といった医療者の認識を表している．すべての医療者が同様の認識をもっているわけではないが，精神保健福祉法に基づき行われる行動制限にかかわったことのある経験の積み重ねが，チームや組織といった集団の認識に影響している可能性は否定できない．

精神科看護師が培ってきた臨床文化のなかに，「精神科医療に隔離・身体的拘束は必要なこと」という意識が根付いてはいないだろうか．患者の意思決定に基づかない行動制限について，違和感を覚えたことがあるだろうか．患者への一時的な処遇が，患者のその後の人生にどのような影響を及ぼす可能性があるのか，想像することができているだろうか．

行動制限最小化の問題は，精神疾患を有する人たちの問題ではなく，すべての人間を対象とした社会的な問題である．患者やその家族・周囲の人からの信頼が得られればよいということではなく，社会の信頼に足る医療を目指すためにも，早急に解決しなければならない課題である．

Memo

1. 基本的ケア
外出・外泊

目的	*各種手続きや生活の場の獲得，社会復帰のためのリハビリなど目的に応じて留意点を理解する. *生活の場に戻り，家族や支援者の評価や理解，回復の他者評価を得る. *精神科単科病院の場合，他科受診など身体治療を行う.
本人の目的	*気分転換や地域生活移行に向けた訓練 *生活必要品の買い物や調達

概要

● 入院を機に一時中断された社会とのつながりが，再開される機会となる.

● 保護された環境から離れることにより，自傷他害など事故の危険性をもつ可能性がある.

● 患者，または家族等から外出・外泊の申し出があった場合，医師や看護師とで病状への影響や安全性などについて，しっかりと話し合ったうえで判断していくことが望ましい.

● 治療的な意味合いで医療者から提案する場合もある.

● 患者の病状に応じてしばしば制限されることがある.

● 職員の同伴や家族の同伴，また帰院する時間など細かな条件が付されることがある.

ケアの実際

[対応の手順]

1. 外出・外泊の希望を受ける
- 事前に決まっていれば医師との相談のうえで，行動できる範囲を確認する．
- 行動が認められている範囲外であれば，主治医に確認する．

2. 決められた届出用紙等の記入を依頼する
- 行き先や目的，同伴者の有無，出棟・帰院時間を確認する．定められたルールがあればそのルールと照らし合わせる．
- 医師に報告し，許可の判断を得る．
- 持ち出すものを確認する．内服薬や金銭の準備が必要となるため，前日など余裕をもつようにする．
- 家族や支援者との関係性など考慮し，必要に応じて連絡しておく．

3. 内服薬や金銭等持ち出すものを準備する
- 期間に合わせて必要な内服薬を準備する．必要に応じ，頓服薬も準備する．
- 金銭を預かっている場合は必要な金額を準備する．
- 予想できる問題があれば，事前に患者および支援者と相談し対処方法を打ち合わせておくとよい．

4. 出発する
- 院内で定められた外出・外泊出発時の手続きを行う．

92 | 1. 基本的ケア

- 内服薬や現金等，後で確認したときになかったなどトラブルの原因になるので，必ず本人と一緒に揃っていることを確認する．
- 通信機器があれば持参してもらう．持ち合わせていない場合は連絡先を明確にしておく．
- 帰院予定時刻より遅れるときは，連絡を行うよう伝えておく．
- 家族等同伴や一緒に過ごす予定があるときは，様子をうかがえる用紙などを準備できるとよい．
- とくに不安が強い場合はいつでも連絡してよいこと，戻ってくることも可能であることを伝え，安心できる環境を提示しておくとよい．
- 本人の所在が不明になったとき，連絡が取れなくなったとき，捜索願を警察に届け出ることがある．その際は，本人の特徴や着衣の様子など具体的な情報が必要となる．観察し，情報を残しておくことが有用になる場合がある．

5. 帰院する

- 院内で定められた帰院の手続きを行う．また病棟に入る前に，同意を得て危険物の確認やボディチェック等を実施する．病棟内に危険物を持ち込むタイミングとなりやすいので注意する．
- 持ち出したものを確認して戻す．もし自宅に置いてきた等の理由があれば，後々のトラブル防止のために返却の処理をする．
- 内服状況を確認する．
- 外出・外泊時の様子を聴取する．家族等に依頼した様子をうかがう用紙があれば回収する．

[留意点]

● 事前に起こりうる危機を患者および支援者とともに検討し，その対処について話し合っておく．

● 外出・外泊後に患者と振り返りを行い，今後のケアに活かす．

● 基本的には本人の希望による単独での外出・外泊で，事前に家族や支援者と情報共有しておく．

● 任意入院では基本的に外出・外泊は制限されない．ただし，状態や病状により慎重な判断が必要な状況であれば医師に相談し検討する必要がある．その結果により，説明を行い外出・外泊を控えていただくことや，看護師等の同伴による観察を要したうえで実施することがある．

● 医療保護入院など，いわゆる強制的な入院であっても，状況に応じて外出・外泊が行われる場合がある．安全の確保が目的とされた入院であるので，十分に安全について検討したうえで実施することが求められる．

● 食事時間にかかる場合は，食事を中止するなど事前に処理を行う．摂取しないのに代金が発生する等トラブルにつながる可能性がある．

その他の留意点を記載

1. 基本的ケア
退院調整

目的	*退院支援の直接支援とチーム支援のつながりを理解する. *患者がストレスに対応しながら自宅で暮らしていけるよう,退院後の暮らしと課題を具体的にイメージする.

概要

退院とは"悪くなった場所に帰る"こと

● 入院直前に過ごしていた場所(自宅や職場)は精神疾患を発症するほどの強いストレスが生じていた場所である.
●「帰りたい.けれども,帰るのが怖い」と退院直前に不安が高まり,症状再燃や退院拒否が生じることもある.

課題の見出し方

● 退院後,患者は自分で薬を飲み,食事を確保し,体調管理,金銭管理,優先順位に応じたペース配分など,さまざまな生活場面で自己判断と主体性が必要となる.
● 退院後のさまざまな困難に対応する策は入院中に見出す."状態は安定しているので,あとは退院してから"と課題を先送りにしてしまうと,退院後の

患者の暮らしは困りごとだらけとなる.

● 患者が24時間365日,さまざまなストレスに対応しながら自宅で暮らしていけるよう,暮らしを具体的にイメージした調整が必要となる.

● 患者が退院後の生活をイメージできないなかで,医療者本位に支援を組み立ててしまうと,患者自身が課題を見出す機会,自己判断や対処力を育む機会を摘みとってしまう可能性がある.

ケアの実際

退院支援の具体策

● 目指すは"自律(自己対処)と支援の明確化"である.患者の希望や本音に耳を傾けつつ,「want(希望や欲求)」とwantにつながる「need(退院支援の具体策)」を明らかにしていく.

● 下記に退院支援の課題を見出すための評価項目を挙げる.wantが現時点で達成困難であっても絶対に否定してはならない.

[退院支援の評価項目]

1. **生活リズムの確立**:体調維持のためのベストな過ごし方を見出せているか.生活リズムが崩れるきっかけや立て直しの方法を知っているか.

2. **病気とうまくつきあう**:症状や悪化サインを理解し,対処法が確立しているか.薬の効果や継続服用の必要性を理解しているか.薬や治療について相談できるか.

3. **寝る**:ベストな睡眠時間や就寝までの過ごし方.

中途覚醒時の対応．午睡の程度．

4. **食べる**：食事の確保はできるか．飲食店やスーパーの有無や利用状況．配食利用の要否．

5. **相談（助けを求める）**：相談すべき状態の自覚，相談方法の確立，相談相手の確保．

6. **体力維持**：退院後は体力勝負．入院中から身体づくりはできているか．リラクゼーション．

7. **適度な人づきあい**："適度"がポイント．昼夜問わずの交流で調子を崩すこともある．断りがうまくできない患者も多い．断り方（NOサイン）の練習．

8. **身辺管理**：何ができるか，何が苦手か．できることを増やすと同時に助けを借りられるか．

9. **金銭管理**：ひと月の生活費（通院や食費，公共料金の支払い，小遣い等）の把握とやりくり．

10. **各種手続き**：重要な書類の保管や行政手続き．訪問販売（詐欺）の回避方法も必要．

11. **役割**：家庭内での役割，集団に属せることも役割と考える．なんらかの役立つ体験．

12. **余暇**：空き時間がうまく過ごせないと生活は容易に崩れてしまう．趣味，空き時間の過ごし方．

● これら12項目の優先度は，患者の希望する暮らしやサポート体制によって異なる．スタッフによって情報量やアセスメントに差も生じる．

Memo

直接支援

- 必ずしもリストアップした順に進める必要はない. 段階的にどのように進めていくかをクリティカルパス等に残し, いつでも経過を患者と一緒に確認できるようにしておく.
- 目指すは課題達成やケア統一ではなく, 患者の力に応じた切れ目ない支援を明確にすることである.
- 退院支援会議やカンファレンスを活用して評価する. 終了時には, 必ず次の評価時期を決めておく.

[活動療法]

- ソーシャルスキルの獲得および評価できる内容がよい. 退院支援の評価項目を参考に多職種のアイデアを十分に取り入れる.
- 好褥的なままだと睡眠や服薬時間は容易に乱れ, 再入院のリスクは高まる. 余暇時間の過ごし方もサポートする.

[外出・外泊]

- 悪くなった場所で症状が再燃しないか, 再燃したときどのように対処できるか. 家族へ何を看てほしいのか具体的に伝え, 帰宅時に必ず**家族評価**を確認する.

[服薬自己管理]

- 1日分の薬を管理し服用する. 慣れてきたら管理日数を増やし, 屯用(不安時・不眠時等)を自ら服用できるよう支援する.

● 飲み忘れ時の対処や屯用服用のタイミング等を話し合う過程で，症状理解や治療意欲を把握できる．薬剤師からの服薬指導も効果的．

[精神科デイケアの体験利用]

● 慣れない環境がストレスとなって心身に反応が生じやすい．それらの反応に伴った対処法を入院中に獲得しておくと退院後おおいに役立つ．
● 外来患者との交流は**"今"を知るチャンス**である．
● 慣れた場や人の存在は不安軽減につながる．

[訪問指導]

● 入院中，精神科退院前訪問指導料（1回の入院につき3回，入院期間が半年以上と見込まれる場合は6回）を算定できる．退院支援の初期段階で退院先の環境把握（自宅や周辺のサービス等）は必須である．
● 把握せず退院支援を進めていくと，後々患者の希望と支援にズレが生じ，支援の方向性の練り直し等，回り道が生じる．住み慣れた環境にこそ支援のヒントがある．
● 退院後，訪問看護が必要か否かの判断材料となる．

[施設の体験利用]

● 退院後に利用する施設（通所・入居）も見学や体験利用につなげておく．患者が施設環境を実際に見て施設職員と顔馴染みになっておくことが重要である．
● 地域活動支援センターや相談支援事業所，就労支援事業所等，福祉サービスは多岐にわたり，患者や家族にはわかりにくい．患者の希望や主治医

の方針を交え，精神保健福祉士（MHSW）を中心に見学から体験利用までの段取りを整える．

[病棟生活]

● **"困る場面"** をつくる．退院前だから刺激せず安定して過ごすという視点では，退院後，早期に体調を崩してしまう．入院中は動揺しても良い．慣れた環境であれば安心してさまざまな対処を学べる．"新たな投げかけ" をあえて提供する勇気と適切な病状評価が必要となる．

切れ目ない支援 "チーム"

● 退院後は予測できないさまざまな出来事が生じる．だからこそ，患者が自らの力で乗り越えられない困難が生じたとき，気軽に相談でき機能するチームが必要となる．

● チームには受け持ち（多職種）や退院後利用するサービスの担当者（多部署）に加え，患者とその家族も含む．多角的情報やアセスメントから個別ケアが実践され，評価の過程で新たな目標が見出される．

● チーム一丸となっても退院支援が頓挫したり中断してしまうことがあるが，それらも貴重な体験（発見）である．チームとは不完全さを補填しあうものであり，支援を継続していくことで個人もチームも成熟していく．

● 中断した退院支援が再スタートしたときは過去の体験を活かし，さまざまな課題へ取り組みやすくなる．"根気強さ" はチームの原動力となるが，"勢

い"だけでは大抵うまくいかなくなる.

[チームで行う退院支援のポイント]

● **見通しが立つような情報や体験の提供**：見通しとは退院予定日ではない. 課題へ取り組む患者の力を共有できた時期（例えば, 薬の飲み忘れに自分で対応できるようになる）を指す. 退院までの過程を表示しているクリティカルパスは課題の達成度や見通しの共通理解に役立つ.

● **患者の強みと弱みの共有**：強みの共有や意識化は患者が"一歩"を踏みだすときの勇気となる. 弱みの共有により患者は助けを求めやすくなる. 強みも弱みも言語化（記述）が大切. 気負いが抜け, 患者自身のペースで退院準備に取り組める.

● **患者や支え手（家族）の歴史・状態が悪くなった環境・患者および家族の力を知る**：発症時の一番苦労した状態を知っているのは家族である. 家族を支えることは患者を支えることにつながる. 来院時は声をかけ, 労い, 不安を尋ねる. 家族の不安軽減には訪問看護や通所サービスが有効である.

● **患者自身が行う対処とサービスによる支援を明確にする**

● **患者の安心感や自己肯定感を高める機会を設ける**：退院支援の過程で, 「できそうかも」「すこし安心できた」と患者自身が発する機会が増えると良い. 自己否定的言動や被害念慮の悪化が生じているときは退院支援のスピードを緩める.

● **患者同士の交流をサポートする**：暮らしの大変さや楽しみを共感し, 支え合える出会いに恵まれることがある. 他者交流についてサポートを要すこと

もあるが，患者間の縁を尊重する．在宅生活を維持できた患者には"仲間の存在"がある．

- **できるようになったときはとくに注意する**：現実味を帯びてきて，急に退院への恐怖を抱くことがある．自殺企図歴がある患者においては，とくに注意深く観察を行う．

直接支援と切れ目のない支援をつなぐツール

- 地域連携パス「私らしい暮らしの手帳」[1]は，障害者の在宅生活における希望や困りごとに対し，必要な支援と連携を提供するクリティカルパス（以下，パス）である．このパスは患者自身が所持し，いつでもシートを見直し相談相手（精神科領域に限らず）に提出できる．現在どのようなことに取り組んでいて何が課題なのか，目指す暮らしやクライシス・プランもひと目で把握できる．
- パスを退院困難事例に活用することで患者は退院前から自己理解を深め，スタッフのサポートを得ながら退院準備に取り組める．初めて退院支援に取り組む病棟やスタッフの不安も軽減でき，支援が途切れてしまうことがない．

病状管理のキーワード

- 好褥的で意思表出の少ない患者や退院までの課題に気づきにくい患者にパスを活用して退院支援を行うと，「身の安全を確保してほしい」「実は今までスタッフの言っていることがよくわからなかった」「拒否が怖い」等，症状にまつわる苦しみを記載す

ることがある．この重要なひと言は，症状再燃を
予防する重要なキーワードとなる．

● 医療用語は患者には堅苦しくわかりにくい．クライ
シス・プランを用いる際などには，"不眠・妄想再
燃→屯用服用"ではなく，「身の安全が脅かされる
ように眠れないとき→まずは不安の薬．治まらな
ければスタッフに電話する．夜中に起きたら不眠
の薬」等，患者自身の言葉と実践可能な対処方法
を記載し，対処できるようサポートする．

● 医療者の良心的対応は時に患者の表現や対処を止
め，依存を強めてしまうことがある．患者がつまず
きながらでも自身の人生を自身の歩幅で歩んでい
くことが，"障害がありつつも私らしく暮らす（リカ
バリー）"ことである．ケアが余計な手出しとなら
ぬよう，ケア内容や距離感を点検する．

● 自己チェックは難しいが，チームで患者のキーワー
ドを確認しながらサポートしていけば，患者と2
人で出口の見えないトンネルに入ってしまうことは
ない．

自施設における退院調整のポイント

再入院について

- 再入院は誰しも望まないと思いがちだが，早期に退院できた経験をもつ患者は，再入院に保険にも似た"安心"を抱いている．よって症状悪化時も治療を積極的に取り入れ，入院の長期化を避けることができる．

- 日ごろからチームでサポートしていると，患者は自身の症状や気持ちを医師に伝えやすくなる．しかし"安心"につながる体験が希薄な患者は，自身の症状や不安を隠しながら独りで闘うこととなる．このようなケースの場合，暮らしにくさと症状が密接に絡み合い，身動きがとれなくなっていることが多い（入院が長期化するおそれもある）．

- 入院中は早期退院へ導けるよう病棟と在宅部門がケアカンファレンスを重ねパスを活用する等，ていねいかつ濃厚なケアを必要とする．見方を変えれば再入院はピンチをチャンスに変える絶好の"好機"である．良い入院が体験できれば，在宅復帰後の暮らしが大きく変わる．

- 入院治療の良さについて本音で語れるのは退院前である．ぜひ患者とゆったり肩を並べ，入院の良さを振り返ってほしい．支援者が"入院を有意義に活用する"という発想をもち続け患者に語りかけることが，患者の暮らしの可能性を広げていく．

引用・参考文献

1) 地域連携パス「私らしい暮らしの手帳」パスサイト. 2011
http://www.maki.or.jp/renkeipas/ より2024年11月9日検索

104 | 1. 基本的ケア

1. 基本的ケア
多職種連携

目的	＊支援の選択肢を増やし，患者の多様なニーズにきめ細かく応える． ＊多職種連携のアプローチで各専門職の役割を最大限に発揮する．

ケアの実際

医療機関内での連携

[医療機関での多職種連携]

● 医療機関では，医師や看護師だけでなく，医療に携わる専門的な知識や技術，経験をもった多くの専門職が連携しながら協働して質の高い医療を提供している（**図1**）．

[多職種連携の必要性と効果]

● 医療機関には，病状の改善だけでなく病気や障害による生活上の困難を明確にして課題の解決をはかり，患者の生活環境を整えるという「人の暮らしを支える医療」としての役割がある．

● 患者の病状や回復過程もさまざまであり，個々が抱える精神的課題や生活課題も多様である．
・精神症状や身体症状による苦痛
・生活能力や作業能力の低下
・再発や薬，生活に対する不安
・日常生活技術に関すること

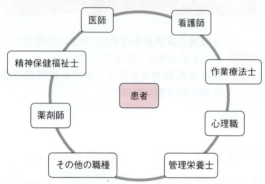

理学療法士・言語聴覚士
診療放射線技師・臨床検査技師
医療事務 など

医師	病状アセスメント, 治療方針の決定, 薬物療法, 精神療法 など
看護師	セルフケアの援助, 入院中の病状・生活状況のアセスメント, 自己決定支援, 生活指導や自己管理支援（金銭管理・服薬管理・生活リズムなど）, 家族支援 など
精神保健福祉士	家族・地域援助事業者との関係調整, 社会保障制度の情報提供・手続き支援, 経済的問題解決, 就労支援や就労環境の調整, 地域援助事業者への連絡, 退院前カンファレンスの日程調整, 施設・在宅サービスの情報提供・利用調整 など
作業療法士	ADL・対人・仕事・余暇などの生活全般の作業能力のアセスメント・訓練, 集団や個別リハビリテーション など
薬剤師	薬剤説明, 服薬自己管理への援助, 持参薬の鑑別, 効果の確認, 服用計画の提案, 院外薬局との連携 など
管理栄養士	栄養管理・食事指導 など
心理職	心理検査, 心理療法, カウンセリング, 心理教育プログラムの実施など

図1 》医療機関内の専門職種

・継続治療（服薬・通院）に関すること

・就労や教育に関すること

・対人関係や家族関係に関すること

・住まいや収入に関すること

・地域の生活支援体制に関すること　　など

[医療機関内での多職種連携の基本]

● **それぞれの専門職種が高い専門性をもつ**：習得と協働により専門性を発揮する

● **職種間で情報と目的を共有する**：患者の全体像を共有し明確な目標を立てる

● **業務を分担しながら，連携・協力し合う**：マンパワーを確保し包括的支援を行う.

● **患者中心で自己決定を尊重する**：患者も多職種連携の一員であることを認識する.

[医療機関内の部門・部署]

● 病院の規模や特徴によって異なるが，病院内には，病棟や外来のほかにさまざまな部門・部署があり機能や役割がある.

● 各担当職が業務にあたっているが，中には同一職種だけでなく，複数の職種で構成されている部門・部署もある.

● 連携の機能をもつ部門・部署

・**地域連携室（医療相談室）**：病院と地域をつなぐ総合相談の窓口. 医療相談員やソーシャルワーカーと呼ばれるスタッフが配置されているが，その多くが「精神保健福祉士」の資格をもつ. 最近では看護師の配置も増えている. 病院によって機能役割が違うが，相談や調整が主な業

務であり，退院調整では，地域支援者への連絡・調整を主に担う．

・**退院調整・支援部門**：円滑な退院を支援するための取り組みとして，診療報酬上で位置づけられている部門である．専門職の配置状況や部門の規模も病院によって違い，その役割もさまざまである．

● 多職種連携を効果的に行うには，連携する職種の役割や，部門・部署の機能を知っておくことが大切である．

[多職種連携で取り組む退院支援]

● 退院支援は，多職種が連携しながら各時期に必要なケアに取り組む（**表1**）．

自施設の地域連携を担う部署について記載

表 1 ▶▶ 多職種による退院支援

	入院時	病状安定期	退院前
連携の時期	入院後 1 週間以内	病状安定期，退院のめどがついた時期	退院前 1 週間以内
連携の中心者*	病棟看護師	病棟看護師または精神保健福祉士・退院調整看護師（退院調整部門）	精神保健福祉士・退院調整看護師（退院調整部門）
連携の目的	院内職種間（医療チーム）の合意形成／退院後の生活のイメージを共有／支援・ケアの方向性の確認	退院について患者・家族・医療チームとの合意，退院に必要な準備や支援内容の検討をして支援者間で共有	患者・家族・医療チーム・地域支援者による合意，退院後の生活イメージの共有，地域移行の橋渡し
明確化すること	入院の目的，治療方針と内容，入院推定期間，ケア目標，退院後の方向性，入院前・入院後の生活状況・制度利用状況の把握，入院治療計画の共有と役割分担	現在の状態の共有，必要な準備の検討，支援の役割分担⇒誰が，何をするか	退院後利用するサービスの最終確認，残された課題，緊急時の対応，相談窓口
情報を共有する職種	医師・病棟看護師・作業療法士・精神保健福祉士・退院調整看護師地域の支援者（訪問看護師・保健師・相談支援専門員・ケアマネジャーなど）	医師・病棟看護師・精神保健福祉士・作業療法士・退院調整看護師，本人・家族入院前に利用していたサービス提供者など（訪問看護師・保健師・相談支援事業所・ケアマネジャーなど）	本人・家族・医師・病棟看護師・精神保健福祉士・作業療法士・退院調整看護師退院後に利用するサービス提供者（訪問看護師・精神科デイケア・就労支援事業所・相談支援事業所・保健師・ケアマネジャーなど）

＊診療報酬上の体制として，病棟内の退院支援員が役割を担う場合もある．

多職種連携

［連携のポイント］

1. 情報共有

- 情報共有の方法は，記録や電話もあるが，カンファレンスを開催するなど，できるだけ顔を合わせて行う．
- 得られた情報や検討したこと，共有した内容はできるだけ記録に残しておく．
- 関係機関から情報収集を行うときは，本人の了解を得ることを基本とする．

2. 意図的なコミュニケーション

- 実際に起こっていること（事実）と，自分の考え（推測や判断したこと）は区別して伝える．
- 「事実」「考え」を共有して，支援の方向性を議論する．
- 日々の患者とのかかわりから得られた情報は，日常的にコミュニケーションをはかりながら共有する．

3. 職種間の信頼関係の構築と相互理解

- 顔の見える関係づくりに努める．
- 連携する相手の顔や名前，主な業務内容や考え方を理解する．
- 連携する部門・部署の機能や役割，主な業務内容を理解する．
- 施設の理念や事情を理解する．
- 連携する職種や部門，他機関の専門性や役割機能を知り，「できること」「できないこと」を理解する．

地域との連携

［地域での多職種連携］

● 多職種連携は，医療機関内の専門職にとどまらず，**地域支援者**もメンバーである．

● 地域との連携においては，「**生活の基盤は地域である**」という認識の下に協働していくことが基本となる（**図2**）．

［多職種連携での看護師の役割］

● 入院前の生活状況や，患者や家族の意向（入院治療や退院後の生活への期待など）を把握する．在宅サービスの利用状況や制度利用などは，精神保健福祉士（地域連携室）に依頼するなど，他職種の力を借りて退院後の生活を見据えた情報収集に努める．

● 医療的な視点から，症状や障害が生活に与える影響をアセスメントし，適切な言葉かけや，接し方を他職種や地域支援者に伝える．

● 入院中のかかわりのなかで得られた患者の変化や回復の兆しを他職種に伝え共有するとともに，他職種からの情報の集約に努め，患者の全体像と支援の進捗状況を把握する．

● 退院前訪問や退院後の訪問を積極的に実施する．その際，できるだけ他職種や地域支援者と同行訪問を実施して，場を共有しながら必要な支援を検討するように努める．

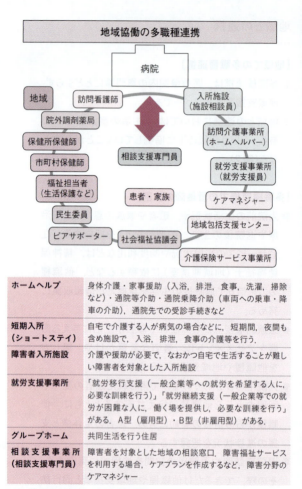

ホームヘルプ	身体介護・家事援助(入浴,排泄,食事,洗濯,掃除など)・通院等介助・通院等乗降介助(車両への乗車・降車の介助),通院先での受診手続きなど
短期入所(ショートステイ)	自宅で介護する人が病気の場合などに,短期間,夜間も含め施設で,入浴,排泄,食事の介護等を行う.
障害者入所施設	介護や援助が必要で,なおかつ自宅で生活することが難しい障害者を対象とした入所施設
就労支援事業所	「就労移行支援(一般企業等への就労を希望する人に,必要な訓練を行う)」「就労継続支援(一般企業等での就労が困難な人に,働く場を提供し,必要な訓練を行う)」がある.A型(雇用型)・B型(非雇用型)がある.
グループホーム	共同生活を行う住居
相談支援事業所(相談支援専門員)	障害者を対象とした地域の相談窓口.障害福祉サービスを利用する場合,ケアプランを作成するなど,障害分野のケアマネジャー

図2 》 地域協働の多職種連携

● 患者の一番近くにいてかかわりの深い看護師の強みを活かし，患者の良き理解者として患者の思いを代弁したり，患者が想いを言語化できるように患者を支え助ける．

多職種連携

地域の社会資源を記載

1. 基本的ケア
知っておくべき法律・制度

目的
*精神保健福祉関連の法律・制度について
　理解する.
*関連法律・制度について理解する.

精神保健福祉関連の法律・制度

精神保健福祉法

● 精神保健福祉法（「精神保健及び精神障害者福祉
　に関する法律」の略称）は，精神障害者の医療・
　保護，社会復帰の促進，自立への援助，発生の
　予防などを行い，福祉の増進と国民の精神的健康
　の向上をはかることを目的とする法律である.
● 1950年に制定された**精神衛生法**を1987年に大
　改正し，**精神保健法**に改称した. その後，1995年
　の改正で**精神保健福祉法**に改められた.

［精神保健指定医の役割と職務］
● 精神科医療においては，本人の意思によらない入
　院や，一定の行動制限を行うことがあるため，こ
　れらの業務を行う医師は，患者の人権にも十分に
　配慮した医療を行うに必要な資質を備えている必
　要がある.
● 精神保健福祉法では，一定の実務を有し，法律
　等に関する研修を受講した医師のうちから，厚生

表1 》 精神保健指定医の職務

入院時	○	1. 措置入院，緊急措置入院時の判定	法第29条第1項 法第29条の2第1項
		2. 医療保護入院時の判定	法第33条第1項
		3. 応急入院時の判定	法第33条の7第1項
入院中		4. 措置入院者の定期病状報告に係る診察	法第38条の2第1項
		5. 医療保護入院者の定期病状報告に係る診察	法第38条の2第2項
		6. 任意入院者の退院制限時の診察	法第21条第3項
		7. 入院者の行動制限の判定	法第36条第3項
退院時		8. 措置入院者の措置症状消失の判定	法第29条の5
		9. 措置入院者の仮退院の判定	法第40条
	○	10. 措置入院の解除の判定 （※都道府県知事等が指定する指定医による診察の結果に基づく解除）	法第29条の4第2項
	○	11. 任意入院者のうち退院制限者，医療保護入院者，応急入院者の退院命令の判定	法第38条の7第2項
移送	○	12. 措置入院者・医療保護入院者の移送に係る行動制限の判定	法第29条の2の2第3項 法第34条第4項
	○	13. 医療保護入院等の移送を必要とするかどうかの判定	法第34条第1項および第3項
その他	○	14. 精神医療審査会委員としての診察	法第38条の3第3項，第6項 法第38条の5第4項
	○	15. 精神病院に対する立入検査，質問および診察	法第38条の6第1項
	○	16. 精神障害者保健福祉手帳の返還に係る診察	法第45条の2第4項
		17. 上記2, 3, 4, 5, 6, 7, 8, 9の職務を行った際の診療録記載の記載義務	法第19条の4の2

○印：公務員として行う精神保健指定医の職務（都道府県知事等が地方公務員等として委嘱）

労働大臣が「精神保健指定医」を指定することが規定されている.

● 精神保健指定医の規定（精神保健福祉法第18条第1項）
①5年以上診断または治療に従事した経験を有すること.
②3年以上精神障害の診断または治療に従事した経験を有すること.
③厚生労働大臣が定める精神障害につき厚生労働大臣が定める程度の診断または治療に従事した経験を有すること.
④厚生労働大臣の登録を受けた者が厚生労働省令で定めるところにより行う研修（申請前3年以内に行われたものに限る）の課程を修了していること.
※2022年の法改正以降の精神保健指定医研修の有効期限は3年になった.

[特定医師とは]
● 精神科救急医療の体制整備をはかるために，緊急時における入院等に係る診療の特例措置として，緊急その他やむを得ない理由があるときに，精神保健指定医に代わって診察を行い，医療保護入院等の入院手続きを行うことができる医師のことである（**表2**）.

表2 》 特定医師の要件

・医籍登録後4年間以上を経過していること.
・2年間以上の精神科臨床の経験（精神科臨床として算定するに当たっての考え方は，精神保健指定医資格におけるそれと同様とする）を有していること.

● 特定医師は，当該医師が勤務する病院が一定の要件を満たす施設（特定病院）でなければならない（**表3**）.

表3 》特定病院の要件

1. 精神科救急医療への参画	・応急入院指定病院であること，または同指定を受けることを計画しており当該都道府県等がその必要性を認めていること（応急入院指定病院と同水準の体制）. ・輪番病院として地域の精神科救急システムに参画していること. ・夜間休日診療を受け入れていること.
2. 良質な精神医療の提供体制の確立	・当該医療機関に複数の指定医が常勤していること. ・当該患者を受け入れる病棟〔看護配置3：1以上に限る（地域において指定基準に適合する複数の精神科病院がない場合にあっては，基準を適用しないことができる）〕に常時空床を確保していること.
3. 精神障害者の人権擁護に関する取り組みの実施	・緊急時における入院等（任意入院患者の退院制限，医療保護入院，応急入院）に係る診察の特例措置の判断の妥当性について検証する院内事後審査を行うための委員会（複数の職種により構成）を設置し，原則月1回以上開催すること. ・院内に行動制限のモニタリングおよび最小化を促すための委員会を設置し，月1回以上開催していること.

［入院形態］

● 精神症状が悪化すると，自分自身や周囲の状況を正確に把握できなくなることがある．病識がもてなくなり，治療の必要性を理解できない場合もある．そのような場合でも，患者が保護され，適切な医療を受けられるように法律で入院形態を定めている（**表4**）.

表4 ▶▶ 入院形態

入院形態	任意入院	措置入院	緊急措置入院	医療保護入院	応急入院
条文	第20条 第21条	第29条	第29条の2	第33条	第33条の7
入院条件	①本人の同意	①自傷他害のおそれ	①自傷他害のおそれ ②急速を要する	①医療および保護のため入院が必要 ②家族等のうちいずれかの者の同意 ③市町村長の同意	①急速を要する ②家族等の意向が確認できる状況ではない
診断	医師1人	指定医2名以上	指定医1人	指定医1人	指定医1人
入院期限	なし	なし	72時間	原則6か月以内で厚生労働省令に定められる期間の範囲内の期間	72時間
制限その他	72時間の退院制限	知事の権限による入院	72時間以内に第29条の診察	退院後生活環境相談員の選任，退院支援委員会の開催等	72時間以内に他の入院形態に変更
定期病状報告	改善命令等を受けた場合以外はなし	3か月，以後6か月ごと	なし	12か月ごとの定期病状報告に加え，更新の届出が必要	なし

[退院請求]

- 入院中の患者や保護者・代理人は，精神保健福祉法第38条の4の規定により，退院や処遇改善の請求をすることができる.
- 患者や保護者の請求に基づいて，患者・保護者・主治医の意見を書面や面接で聴取し，5人の委員で構成される審査会で審査を行う.
- 審査結果をもとに，知事は病院の管理者に必要な

118 | 1. 基本的ケア

措置をとることを命じ，また請求者に対して審査結果およびとられた措置について通知する.

【行動制限】

● 精神保健福祉法には「精神科病院の管理者は，入院中の者につき，その医療又は保護に欠くことのできない限度において，その行動について必要な制限を行うことができる」と規定されている.

● ただし，基本的人権を尊重する観点から，行動制限は必要最小限にとどめられるべきである.

● 行動制限を行う場合は，医療機関は適切な記録を残すこと，患者さんに対する説明に努めることなどが定められている.

● 行動制限は，大きく分けて「通信・面会の制限」と「隔離と身体的拘束」の2つがある（「隔離と身体的拘束」については，p.75参照）.

【通信・面会の制限】

● 入院中の「通信・面会」については，原則として自由に行われることになっている.

● ただし，電話および面会については，病状悪化の恐れや治療効果を妨げるなど合理的な理由がある場合，医療と保護に欠くことのできない限度で制限を行うことがある.

● 以下の3点については絶対的に制限をしてはならない.
　①信書の発受の制限
　②都道府県および地方法務局，その他の人権擁護に関する行政機関の職員，ならびに患者の代理人である弁護士との電話の制限

③都道府県および地方法務局，その他の人権擁護に関する行政機関の職員，ならびに患者の代理人である弁護士および患者，または家族等その他の関係者の依頼により患者の代理人となろうとする弁護士との面会の制限

[精神障害者保健福祉手帳]

● 精神障害者保健福祉手帳は，一定程度の精神障害の状態にあることを認定するもので，精神障害者の**自立と社会参加の促進**をはかるため，手帳を保有していることで，さまざまな支援が受けられる．

● 精神障害者保健福祉手帳の等級は，精神疾患の状態と能力障害の状態の両面から総合的に判断されて**1級から3級に区分**されており（**表5**），申請は市町村の担当窓口を経由して，都道府県知事または指定都市市長に行う．

表5 》精神障害者保健福祉手帳の等級（精神保健福祉法第6条）

障害等級	障害の状態
1級	精神障害が日常生活の用を弁ずることを不能ならしめる程度のもの．この日常生活の用を弁ずることを不能ならしめる程度とは，他人の援助を受けなければ，ほとんど自分の用を弁ずることができない程度のものである．
2級	精神障害の状態が，日常生活で著しい制限を受けるか，または日常生活に著しい制限を加えることを必要とする程度のものである．この日常生活で著しい制限を受けるか，または日常生活に著しい制限を加えることを必要とする程度とは，必ずしも他人の助けを借りる必要はないが，日常生活は困難な程度のものである．
3級	精神障害の状態が，日常生活もしくは社会生活が制限を受けるか，または日常生活もしくは社会生活が制限を加えることを必要とする程度のものである．

[障害者に対する虐待防止措置]

● 精神科病院に入院している精神障害者については，人権擁護の観点で特に配慮が求められていることから，今般の精神保健福祉法の改正により，通報制度等の虐待防止措置が規定された（2024年4月1日より施行）.

1. 虐待の防止等（第40条の2）

● 精神科病院の管理者は，**障害者虐待の防止のため必要な措置**を講ずる.

→必要な措置とは，研修の実施，虐待防止の普及啓発，虐待に関する相談体制の整備など.

2. 障害者虐待に係る通報等（第40条の3）

● 業務従事者による障害者虐待を受けたと思われる精神障害者を「発見」した者は，速やかに都道府県に「通報」しなければならない（**通報義務**）.

→本法における虐待の定義は「障害者虐待防止法」第2条第7項各号等に規定する行為（**表6**）.

● 業務従事者による障害者虐待を受けた「精神障害者」は，その旨を都道府県に「届け出る」ことができる.

● 業務従事者が，上記の通報をしたことを理由として，**「解雇」**その他**「不利益な扱い」**を受けないものとする.

3. 改善命令等（第40条の6）

● 厚生労働大臣または都道府県知事は，通報もしくは届け出に関し，精神科病院の管理者に対し，報告徴収等および改善命令を行うことができる.

→障害者虐待を行った業務従事者個人への罰則等は規定されていない（組織の課題）.

● 厚生労働大臣または都道府県知事は，必要があると認めるときは，精神科病院の管理者に対し，報告を求め，診療録その他の帳簿書類の提出もしくは提示を命じることができる.また，精神科病院に立ち入り，診療録等の検査及び入院中の患者その他の関係者に質問することができる.

→立ち入り検査等を行うのは，厚生労働省，都道府県の職員もしくは指定する指定医と規定されている.

● 厚生労働大臣または都道府県知事は，業務従事者による障害者虐待が行われたと認めるときには，精神科病院の管理者に期限を示して，改善計画の提出を求めることができる.

→改善命令に従わなかったときには，その旨を公表することができる.

表6 》 障害者虐待防止法における虐待行為の類型

区分	内容と具体例
身体的虐待	暴力や体罰によって，身体に傷やあざ，痛みを与える行為，身体を縛ったり，過剰な投薬によって身体の動きを制限する行為など. 【具体的な例】 ・殴る，蹴る，つねるなどの暴力行為 ・本人の意思にかかわらず強制的に食べ物や飲み物を口に入れる ・車いすやベッド等から移動させる際に，必要以上に身体を高く持ち上げる ・医学的診断や個別支援計画等に位置づけられておらず，身体的苦痛や病状悪化を招く行為を強要する ・自分の意思で開けることのできない居室等に隔離する ・医療的必要性に基づかない行動制限や投薬によって動きを抑制する ・施設側の管理等の都合で薬を服用させる

122 ｜ 1.基本的ケア

表6 つづき

区分	内容と具体例
性的虐待	本人が同意していない性的な行為や強要する行為など. **【具体的な例】** ・性交, 性器への接触, 性的行為を強要する ・わいせつな映像や写真をみせる ・更衣やトイレ等の場面をのぞいたり, 映像や画像を撮影する ・裸にする, キスする, 本人の前でわいせつな言葉を発する
心理的虐待	脅し, 侮辱などの言葉や態度, 無視, 嫌がらせなどによって精神的に苦痛を与えることなど. **【具体的な例】** ・障害者を侮辱する言葉を浴びせる ・排泄の失敗や食べこぼしなどを嘲笑する ・自分で食事ができるのに, 職員の都合を優先し, 本人の意思や状態を無視して食事の全介助をする, 職員が提供しやすいように食事を混ぜる ・人格をおとしめるような扱いをする ・患者を呼び捨てやあだ名, 子どものような呼称で呼び, 子ども扱いする ・「意味もなく呼ばないで」「どうしてこんなことができないの」などと言う ・したくてもできないことを当てつけにやってみせる（他の利用者にやらせるなど） ・話しかけているのに意図的に無視する ・本人の家族に伝えてほしいという訴えを理由なく無視して伝えない ・「これができたら外出させてあげる」「買いたいならこれをしてからにしなさい」などの交換条件を提示する
放棄・放置（ネグレクト）	食事や排泄など身近の世話や介助をしないなどによって, 生活環境や身体・精神的状態を悪化させることなど. **【具体的な例】** ・入浴しておらず異臭がする, 排泄の介助をしない, 髪・ひげ・爪が伸び放題, 汚れのひどい服や破れた服を着せている等, 日常的に著しく不衛生な状態で生活させる. 必要とする衛生面や排泄などについての介助を行わない ・褥瘡ができるなど, 体位の調整や栄養管理を怠る ・室内の掃除をしない, ごみを放置したままにしてある ・医療が必要な状況にもかかわらず受診させない, あるいは救急対応を行わない ・他の人に暴力を振る障害者に対して, 何ら予防的手立てをしていない
経済的虐待	経済的虐待とは, 本人の同意なしに財産や年金, 賃金を搾取したり, 本人が希望する金銭の使用を理由なく制限することなど. **【具体的な例】** ・本人の同意なしに財産や預貯金を処分・運用する ・本人の同意なしに金銭等を管理して渡さない ・日常的に使用するお金を不当に制限する

※上記【具体的な例】は, すべてが必ずしも虐待に該当するということではなく, 疑われる言動を含めたものである.

[入院者訪問支援事業](第35条の2, 第35条の3)(図1)

- 市町村長同意による医療保護入院者等の求めに応じて,「入院者訪問支援員」が精神科病院を訪問することができる.
  → 入院者訪問支援員は,厚生労働省令等で定める研修を修了した者のうちから,都道府県知事が選任する(専門職よりも**ピアサポーター等**が想定される).
- 入院者訪問支援員は,その支援を受ける者が個人の尊厳を保持し,自立した生活を営むことができるよう,常にその者の立場に立って,誠実にその職務を行わなければならない.
- 都道府県は,精神科病院の協力を得て支援体制の整備をはかる.

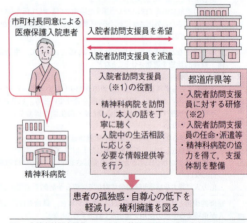

※1 入院者訪問支援員には,患者の尊厳を保持し,常に患者の立場に立って誠実に行うことを求めるほか,守秘義務を規定.
※2 具体的な研修内容は省令等で規定,例えば,精神医療保健福祉に関する制度や現状,精神科医療における障害者の権利擁護等を想定.
※ 精神保健福祉法の目的規定に「精神障害者の権利の擁護」等を追加.

図1 》入院者訪問支援事業のイメージ

文献1)より引用

障害者総合支援法

- 2006年に施行された「障害者自立支援法」について，制度の谷間のない支援の提供や個々のニーズに基づいた地域生活支援体系の整備等の見直しがはかられ，2012年に障害者総合支援法に改正された.

- 障害者総合支援法（「障害者の日常生活及び社会生活を総合的に支援するための法律」の略称）は，「障害者及び障害児が基本的人権を享有する個人としての尊厳にふさわしい日常生活又は社会生活を営む」ことを目的としており，「地域生活支援事業」による支援を含めた総合的な支援を行うことも明記している.

- 障害者総合支援法による総合的な支援は，「**自立支援給付**」と「**地域生活支援事業**」で構成されている（**表7**）.

表7 》障害者総合支援法による総合的な支援

自立支援給付		地域生活支援事業
【介護給付】 ・居宅介護（ホームヘルプ） ・重度訪問介護 ・同行援護 ・行動援護 ・重度障害者等包括支援 ・短期入所（ショートステイ） ・療養介護 ・生活介護 ・施設入所支援	**【自立訓練給付】** ・自立訓練 ・就労移行支援 ・就労継続支援 ・就労定着支援 ・自立生活援助 ・共同生活援助 　（グループホーム）	・理解促進研修・啓発 ・自発的活動支援 ・相談支援 ・成年後見制度利用支援 ・成年後見制度法人後見支援 ・意思疎通支援 ・日常生活用具の給付または貸与 ・手話奉仕員養成研修 ・移動支援 ・地域活動支援センター ・福祉ホーム ・その他の日常生活または社会生活支援
【相談支援】 ・計画相談支援 ・地域相談支援	**【自立支援医療】** ・更生医療 ・育成医療 ・精神通院医療 **【補装具】**	

125

[基本理念]（第1条の2）

● 障害者総合支援法においての基本理念は，**障害者基本法の基本理念**にのっとったものである（表8）．

表8 》障害者総合支援法の基本理念

①すべての国民が，障害の有無にかかわらず，等しく基本的人権を享有するかけがえのない個人として尊重されるものであるとの理念
②すべての国民が，障害の有無によって分け隔てられることなく，相互に人格と個性を尊重し合いながら共生する社会を実現
③可能な限りその身近な場所において必要な（中略）支援を受けられること
④社会参加の機会の確保
⑤どこで誰と生活するかについての選択の機会が確保され，地域社会において他の人々と共生することを妨げられないこと
⑥社会的障壁の除去

[障害者支援区分の定義]（第4条第4項）

● 障害者等の障害の多様な特性，その他心身の状態に応じて必要とされる標準的な支援の度合を総合的に示すものである（図2）．

必要とされる支援の度合い

（低い）　　　　　　　　　　　　　　　　　（高い）

非該当	区分1	区分2	区分3	区分4	区分5	区分6

図2 》障害者支援区分

[共同生活援助（グループホーム）]

● 障害のある人が地域住民との交流が確保される地域のなかで，家庭的な雰囲気のもと，共同生活を営む住まいの場を提供するサービスである（図3）．

(施設ごとに利用期間を定めている場合がある)

	介護サービス 包括型	日中サービス 支援型	外部サービス 支援型
利用 対象者	障害支援区分にかかわらず利用可能		
サービス 内容	主に夜間における食事や入浴等の介護や 相談等の日常生活上の援助		
介護が 必要な方	従業者により 介護サービス を提供	従業者により 常時の介護 サービスを提供	外部の居宅介 護事業所に委 託

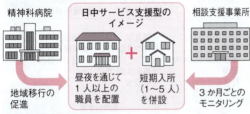

図3 》共同生活援助(グループホーム)

厚生労働省:社会保障審議会障害者部会資料2(第121回)

[自立生活援助]

● ひとり暮らしなど地域での独立生活を始めた障害者に対して,生活上の困りごとを自分で解決できるように援助する(利用期間は原則として1年)(**表9**).

表9 》自立生活援助

対象者	・定期的な巡回訪問または随時通報による必要な情報の提供,および助言その他の援助が必要な障害者 ・居宅において単身(家族と同居している場合でも家族等が障害,疾病等)のため,居宅における自立した日常生活を営むうえでの各般の問題に対する支援が見込めない状況にある障害者
支援内容	①定期的な巡回や随時の通報を受けて行う訪問 ②相談対応等の方法による障害者等にかかる状況の把握 ③必要な情報の提供および助言ならびに相談 ④関係機関(計画相談支援事業所や障害福祉サービス事業所,医療機関等)との連絡調整 ⑤その他の障害者が自立した日常生活を営むための環境整備に必要な援助

[就労移行支援]

● 一般企業への就職を目指す障害のある人を対象に,就職に必要な知識やスキル向上のための支援を行う(**図4**).

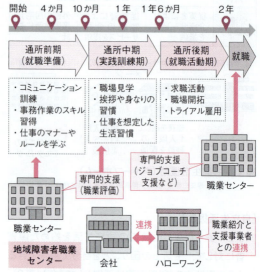

図4 》 就労移行支援

厚生労働省:社会・援護局障害保健福祉部障害福祉課資料

医療観察法

● 医療観察法(「心神喪失等の状態で重大な他害行為を行った者の医療及び観察等に関する法律」の略称)は,心神喪失または心神耗弱の状態(精神障害のために善悪の区別がつかないなど,刑事責任を問えない状態)で,重大な他害行為(殺人,放火,強盗,不同意性交等,不同意わいせつ,傷害)を

行った人に対して,適切な医療を提供し,社会復帰を促進することを目的とした制度である(**図5**).
- 入院処遇は18か月が標準とされているが,6か月ごとに裁判所に申請し,認められれば延長可能である.
- 退院後の通院期間の満了は原則3年である(さらに2年の延長まで可能).

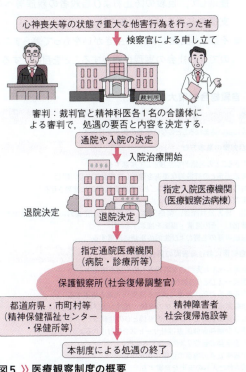

図5 》医療観察制度の概要

文献2)を参考に作成

自殺対策基本法

- 国内の自殺による死亡者数が高い水準で推移している状況にあり，誰も自殺に追い込まれることのない社会の実現を目指して2006年に施行された．
- 自殺対策に関して基本理念を定め，国と地方公共団体等の責務を明らかにし，自殺対策を総合的に推進して，自殺の防止および自殺者の親族等への支援の充実をはかる（**表10**）．
- そして，国民が健康で生きがいをもって暮らすことのできる社会の実現に寄与することを目的とする．

表10》自殺総合対策大綱

基本理念

誰も自殺に追い込まれることのない社会の実現を目指す

自殺総合対策の基本方針

1. 生きることの包括的な支援として推進する
2. 関連施策との有機的な連携を強化して総合的に取り組む
3. 対応の段階に応じてレベルごとの対策を効果的に連動させる
4. 実践と啓発を両輪として推進する
5. 国，地方公共団体，関係団体，民間団体，企業および国民の役割を明確化し，その連携・協働を推進する
6. 自殺者等の名誉および生活の平穏に配慮する

自殺総合対策における当面の重点施策

1. 地域レベルの実践的な取組みへの支援を強化する
2. 国民一人ひとりの気付きと見守りを促す
3. 自殺総合対策の推進に資する調査研究等を推進する
4. 自殺対策にかかわる人材の確保，養成および資質の向上をはかる
5. 心の健康を支援する環境の整備と心の健康づくりを推進する
6. 適切な精神保健医療福祉サービスを受けられるようにする
7. 社会全体の自殺リスクを低下させる
8. 自殺未遂者の再度の自殺企図を防ぐ
9. 遺された人への支援を充実する
10. 民間団体との連携を強化する
11. 子ども・若者の自殺対策をさらに推進する
12. 勤務問題による自殺対策をさらに推進する
13. 女性の自殺対策をさらに推進する

引用・参考文献

1) 厚生労働省：障害者の日常生活及び社会生活を総合的に支援するための法律等の一部を改正する法律案の概要
https://www.mhlw.go.jp/content/001000995.pdf より 2025年2月6日検索
2) 法務省：医療観察制度とは
https://www.moj.go.jp/hogo1/soumu/hogo_hogo11.html より2025年2月7日検索

COLUMN

虐待通報の義務

　精神科病院では，虐待通報が義務化されており，虐待を受けていると疑われる精神障害者を発見した場合は，誰もが都道府県に通報しなければならないことが規定されている．しかし，現実には「この状況を虐待と判断してもよいのだろうか」と確証がもてず通報をためらったり，通報した後の影響を考えて躊躇してしまう人もいるだろう．

　通報という言葉を聞くと，悪いことをした人を見つけて密告するようなイメージを連想するかもしれないが，通報とは，ある個人を糾弾したり，刑罰を科すために行うのではなく，通報者が認識している事実を特定の窓口へ報告する行為のことを指している．通報者が虐待であるかを確定する必要もなければ，確定する立場に立っているわけでもなく，通報は精神障害者の尊厳を守り，必要な医療を適切に受けられるようにすることが目的である．

　通報に対して心理的な抑制が働いてしまえば，果たすべき義務を怠ってしまうことにもなりかねない．通報義務を正しく遂行できれば，精神障害者への被害を最小限で食い止められるだけでなく，病院にとっても大きな問題に発展する前に組織の課題に向き合う機会が得られる．

　軽微な段階で通報がなされるよう，通報義務を正しく組織に周知していくことが虐待防止対策には欠かせない．

1. 基本的ケア
災害時の対応

目的

＊人命の確保と安否確認，被害の最小限化をはかる．

＊人命の救助・救急，医療，消火などの初動の応急対策活動を迅速かつ的確に講じることができる．

＊医療機関として職員と入院患者の安全を最優先とし，診療機能を維持する．

ケアの実際

災害発生前に確認しておくこと

● 災害発生時には電話回線等の連絡手段が絶たれることがあり，自分の状況を知らせることができなかったり，家族の安否をすぐに確認できなかったりする場合がある．

● そのため，日頃から事前に生活のなかで密にかかわる人たちとは，避難や安否確認方法を相談しておくことが重要となる．

● さまざまな災害に備えて**ハザードマップ**を確認し，地域の避難行動判定フローなどを活用して災害時にとるべき行動を確認しておく．

● 被災した後の**ライフラインの影響**を踏まえた対策を講じておく(栄養，衛生，移動等)．

● 高齢者や障害者と共同生活等を行っている場合は，その人たちの目線で必要な対策を講じておく．

● 医療機関においては，入院患者の日常生活動作

（ADL）を可視化し，職員間で共有しておくことで避難時の優先順位や避難方法が判断できるようになる．

● 組織で災害対策業務に必要な人員と体制を把握しておく．

災害発生時に求められる行動：医療機関

● 火災の場合は状況によって初期消火活動を行うことも必要になるが，大規模災害発生時には，とにかく身の安全を確保することを最優先する．

● 慌てた行動が怪我のもとになることがある．自分の心身の状態に意識を向け，周囲の状況を確認する．

● 周囲に負傷者がいないか，大声で確認をする．

● 被災直後は人の安否確認が最優先であり，身の安全が確保されている職員は周囲の安否確認に努め，災害対策業務担当者を中心に被害状況を確認し，行政等とも連絡を取り合い救護を求める．

● 医療救護フェーズに応じた対応例を**表1**に示す．

表1 》 医療救護フェーズに応じた対応例

	フェーズ0	フェーズ1	フェーズ2	フェーズ3	フェーズ4
医療救護フェーズ	発災から6時間	6〜72時間	72時間〜1週間	1週間〜1か月	1〜3か月
	【発災直後】	【超急性期】	【急性期】	【亜急性期】	【慢性期】
医療救護活動	●DMAT・DPAT（p.136）の活動および支援 ●主に他都道府県の医療救護班による支援 ●医療対策拠点の設置 ●避難所・医療救護所・医療救護・災害薬事センター等の設置				
医療救護と保健活動	医療救護				保健活動
医療機関の活動	●初動体制の確立　　●各支援機関との連携 ●患者，職員等の生命・安全の確立　　●トリアージ ●医療機関機能の再構築				

文献1）を参考に作成

災害医療の実践

- 災害医療の実践（**CSCATTT**）は，過去15年以上にわたり日本の災害医療の現場で広く用いられ，基本的な活動はCSCATTTに基づいて行われている．
- 災害が発生すると，この需要（ニーズ）と供給（リソース）のバランスが大きく崩れ，突発的に医療需要が急増する一方で医療資源不足に陥る．
- 災害時には，限られた人的・物的資源を有効に活用することで，需要と資源のアンバランスを極力小さくし，一人でも多くの命を救うことが目的になる．
- CSCATTTは，通常CSCA（**メディカルマネジメン**

表2 》大規模事故・災害への体系的な対応に必要な項目

<table>
<tr><td rowspan="8">メディカルマネジメント</td><td rowspan="2">C</td><td>**Command and Control（指揮と連携）**</td></tr>
<tr><td>Command は関係機関内での縦の「指揮命令」，Control は横の連携である「統制」を意味する．災害発生時の急性期に迅速な医療活動を行うためには，組織化された指揮命令系統の確立がその後の混乱を防ぐ．</td></tr>
<tr><td rowspan="2">S</td><td>**Safety（安全確保）**</td></tr>
<tr><td>Safety は，自身の安全，現場の安全，患者やスタッフ等の安全である．医療従事者が安全に活動できないと判断される場合には，しかるべき組織への通報，現場からの退避，安全が確保されるまでの避難の原則に従う．</td></tr>
<tr><td rowspan="2">C</td><td>**Communication（情報収集伝達）**</td></tr>
<tr><td>Communication は，さまざまな情報伝達を必要とする．TV，ラジオ，インターネット，無線機，優先携帯電話，衛星電話等を使用し，現状の把握と医療組織内での情報伝達，警察・消防等との情報伝達，救援機関との情報伝達，被災者との情報伝達に努める．</td></tr>
<tr><td rowspan="2">A</td><td>**Assessment（評価）**</td></tr>
<tr><td>病院の状況（施設，負傷者，危険箇所，崩壊箇所など），被災地の状況（負傷者，危険地域など），患者の受け入れが可能かを判断する．</td></tr>
</table>

ト）とTTT（**メディカルサポート**）に分割して考える
（**表2，表3**）.

● 多くの人命救助を行うには，**トリアージ**（**T**riage）
を行い，限られた医療資源のなかで**治療**
（**T**reatment）や**搬送**（**T**ransport）の順位を決定
する.

● 医療行為（TTT，3Tと略される）を効果的なものに
するためには，組織的に活動するためにCSCAを
確立し，マネジメントしていくことが重要となる.

表3 》 TTT（**メディカルサポート**）/3T

	トリアージ（Triage）
メディカルサポート	災害現場，病院来院時，広域搬送時に被災者のトリアージを行い，治療の優先度（緊急度）や搬送順位を決める.
	搬送（Transport）
	トリアージで緊急度の高い被災者から傷病に見合った適切な治療を行う.
	治療（Treatment）
	病院の状況（人材や使用器具の在庫，ライフラインの状況など）を考慮し，後方搬送・広域搬送を行う.

文献 2），p.4を参考に作成

Memo

災害時に収集すべき情報

● 災害時，迅速かつ簡潔に情報を伝えるためのツールとして **METHANE（メタン）レポート**が活用される（**表4**）.

表4 》**METHANE（メタン）レポート**

M	**Major incident（名乗り，災害の宣言）** 「○○病院の△△です，大規模地震が発生しています」
E	**Exact location（正確な場所，座標）** 「現在，東京都○○区の□□病院です」
T	**Type of incident（災害の種類）** 「○○施設で火災が発生しています」
H	**Hazard（活動における危険性の情報）** 「病棟が隣接していますので，燃え移る可能性があり，停電も起きています」
A	**Access（到達経路，進入経路）** 「国道沿いの正門から進入可能です」
N	**Number of casualties（負傷者数，重症度）** 「重傷者なし，煙を吸った患者とスタッフが12名います」
E	**Emergency services（緊急対応機関の現状と今後必要となる機関）** 「現在，消防，警察に連絡していますが，救護班（DMAT/DPAT）*の派遣を要請します」

* DMAT：厚生労働省が発足した災害派遣医療チーム（Disaster Medical Assistance Team），DPAT：公益社団法人日本精神科病院協会が厚生労働省委託事業を受けて活動している，災害派遣精神医療チーム（Disaster Psychiatric Assistance Team）で，自然災害や事故などの集団災害の後，被災地域に入り，精神科医療および精神保健活動の支援を行う.

Memo

トリアージを行う

- トリアージ（Triage）は，災害時医療で最も重要な3つの要素（3T）の1つで，治療（Treatment），搬送（Transport）とともに位置づけられる．
- トリアージとは，限られた医療資源（人・物）で傷病者に最善の医療を提供するため，傷病者の緊急度や重症度を迅速に評価し，治療や搬送の優先順位を決定することである．
- トリアージは，傷病の緊急性・重症度に応じ4区分に分類する（**表5**）．
- 各カテゴリーは流動的なもので，災害の種類・規模，発生場所，傷病者数や後方搬送能力等によって変化する．

表5 》トリアージカテゴリー

識別	区分	分類	傷病等の状態
黒色	0	死亡群	すでに死亡している者および心停止状態の傷病者
赤色	1	即治療群	ただちに処置すれば，生命が救われる可能性があり，一刻も早く応急処置が必要な傷病者
黄色	2	待機治療群	2〜3時間措置の時間が遅れても，生命に危険がない，または悪化しない傷病者
緑色	3	軽治療群	外来で処置が可能，または通院可能な傷病者

Memo

健康支援のポイント

● **表6**に患者および被災者への健康支援のポイントを示す.

表6 》患者および被災者への健康支援のポイント

医療支援	・災害前から医療のニーズが高い患者の治療とケア ・災害によって生じた外傷・合併症等の治療とケア
環境調整	・温度（室温）調整と換気 ・日光や照明などによる明るさ調整 ・騒音への配慮 ・清潔な環境を整えるための衛生面への配慮
栄養状態の管理	・食事内容や調整，水分補給に関する支援 ・食事介助
個人衛生と排泄への援助	・個人衛生（清拭，洗髪，入浴など）に対する援助または介助 ・おむつ交換，排泄介助
睡眠・休息支援	・睡眠が確保できる環境の整備 ・睡眠や休息に影響する要因についての対策 ・個人が少しでもリラックスできる環境の整備 ・更衣室等のプライベート空間の確保
運動・活動支援	・日常生活リズムを整えるための援助（体操やストレッチなど含む） ・運動不足解消，運動機能低下予防のためのプログラムの導入 ・多目的スペースの確保
精神的な支援	・災害後のストレスや外傷体験に考慮した応対とケア ・孤独を感じない，孤立させない配慮と関係構築 ・定期的な見回りや相談支援を行う ・過度な刺激を回避する方法の指導や回避できる環境を設定する ・災害経験がトラウマに発展しないための早期からの介入と継続支援
感染予防	・治療環境や居住環境への土足禁止の徹底 ・清潔な衛生環境への配慮（食生活や換気等を含む） ・手洗い，うがい，口腔ケアを促す

Memo

準備物品

● 災害支援にかかわる看護師の準備物品を**表7**に示す.

表7 》災害支援にかかわる看護師の準備物品

身分保証	・災害支援ナース登録証（登録者が派遣される場合） ・健康保険証
支援活動物品	・活動しやすい服装や履きなれた丈夫な靴 ・装備できる大きさのバッグ ・ペンライト ・筆記用具やメモ帳 ・聴診器等の持ち運べる医療道具
安全のための物品	・軍手・雨具・防寒具（暖房具） ・速乾性擦式手指消毒剤 ・常備薬・虫除けスプレー ・防犯ブザー（ホイッスル）
情報物品	・スマートフォン（携帯電話）・バッテリー・ラジオ ・現地地図 ・災害支援マニュアル
生活物品	・着替え（長袖シャツ・下着・ソックスなど） ・飲料水・携帯食・箸・スプーン ・衛生用品・洗面用具・タオル ・ウェットティッシュ（アルコール入り推奨） ・長袖シャツ・下着・ソックス ・トイレットペーパー ・携帯トイレ（現地状況に応じて）

その他の物品を記載

引用・参考文献

1) 全国保健師長会：大規模災害における保健師の活動マニュアル. 2013
2) 野中廣志：実践！災害看護―看護者はどう対応するのか. 照林社, 2010

2. 精神科でみられる症状と対処が必要な事項
興奮

症状の概要

- 興奮状態とは一般的に不快, 怒り, 喜び, 不安などの刺激によって感情が高まり, 抑制が効かなくなった状態をいう[1]. 誰もが日常的に興奮を体験するが, 一時的なものであり, やがて収まる.

- しかし, 些細なことに激しく反応し不機嫌になる（**易刺激性**）, 怒りっぽい（**易怒性**）など, 自分の感情をコントロールできず, 周囲に対して攻撃性が増し, さらには暴力の危険が予測できる場合には, 早い段階での対応が必要となる.

- 疾患では統合失調症, 双極症, 強迫症, パーソナリティ症など, またせん妄など意識障害時にも出現することがあり, 原因は多様である.

- 病的な興奮に**精神運動興奮**がある. 精神運動興奮は, 欲動が全般的に亢進するもので, **緊張病性興奮**と**躁病性興奮**の2種類がある.

- 緊張病性興奮では, 目的や意味が伴わない衝動的な行為がみられ, 突発的でまとまりのない行動が目立つ. 統合失調症の緊張型でみられる.

- 躁病性興奮では, 爽快気分にともない多弁や多動がみられる. 易刺激性の状態により衝動行為や対人トラブルが起きやすい. 双極症の躁病エピソードでみられる.

- 興奮状態にある患者の特徴としては, 生理的には, 発汗, 心拍の増大, 呼吸促迫, 顔面紅潮などがある. また, 威圧的な態度になり自分の言動を正

しく理解できなくなる，他者の言葉を受け入れら
れにくくなる，言動が早くなる，攻撃的になり
やすいという特徴もある．

ケアのポイント

● 興奮状態にある患者は，自分自身をコントロール
する力が低下しており，接することが困難な場合
が多い．興奮時は，危険を回避することが最も重
要である．患者自身，ほかの患者，スタッフなど，
誰もが安全であるようにかかわる必要がある．

● 早期に対応し，トラブルを未然に防ぐ，もしくは
最小限にとどめられるよう配慮する．

［確実なアセスメント］

● 興奮状態のアセスメントと同時に，興奮を引き起
こすことになった要因や理由，背景を考える．そ
れにより対処方法も異なる．例えば，幻覚や妄想
によって引き起こされた興奮であれば，薬物療法
などで妄想が軽減されれば興奮も少なくなる．

［患者とのコミュニケーション・看護師の姿勢］

● できるだけ刺激的な言動は避け，口調はゆっくり，
低い声で，患者が安心できるように話しかける．
言葉は簡潔に，説得はしない．

● 興奮時はすこし離れたところからかかわりを開始
し，必要があれば患者の様子を観察しながら声を
かけ緊張感を与えないようすこしずつ距離を縮め
る．安全を保つためにも一定の距離を保つ．

- 興奮が強いときは，身体的な接触はできるだけ避ける．患者の身体に触れる必要がある際には患者に説明し許可を得てからにする．
- 興奮状態でもできるだけ患者が安心感を得られるよう，ふだんから信頼関係を築いておく．
- 看護師自身が落ち着き，自己の感情をコントロールできるようにする．患者の言動に対し大声で言い返すなど感情的に言い返さないようにする．患者の口調に同調するかのような早口で言い返すことは，かえって興奮を助長しかねない．
- 原則的には看護師1人で対応しない．ゆとりをもった対応ができるように複数のスタッフで対応する．看護チームとして患者にかかわる．

[環境調整]
- 刺激を減らす目的で静かで落ち着くことのできる場所へ移動してもらう．
- 危険物となり得るものがあれば除去する．
- 患者と話をすることで興奮の鎮静化をはかることが最善の方法であるが，言語的な介入が困難であり，自傷他害の危険がある場合には，医師の診察と指示の下，行動制限を実施することがある．そのときにも行動制限を行う理由や目的，どのような状態になったら行動制限が終了するのかという目安などを簡潔に説明する．

自施設で行える環境調整について記載

[薬物療法時の支援]

● 環境調整や言語的な対応を行っても興奮の鎮静化が難しい場合には，薬物療法が行われることもある．

● 患者の気持ちに寄り添い，副作用の出現に注意し安全に薬物療法が行われるよう支援する．

[患者同士のトラブル発生時の対処]

● 患者同士がトラブルになった場合は，まずは両者を引き離す．

● 落ち着いてから静かな場所で両者から意見を聞く．両者が話し合う場を設定することも検討する．

[興奮がおさまった後のケア]

● 興奮が鎮静し精神的にも安定していると判断できる場合には，患者本人や医師らとともに興奮時の振り返りを行うこともある．

● 患者は自分自身の言動に後悔の気持ちを抱いているかもしれない．振り返りが患者の成長の機会と

なるよう，患者の気持ちを受け止めつつ，感情を
言語化しコントロールできるよう，対処方法を一
緒に考える．

[看護師自身の心のケア]

● 患者が興奮すると，対応した看護師は自分の対応
が悪かったのではないかと責任を感じ自分を責め
てしまうこともある．看護師が孤立しないように，
チームとして患者にかかわる．カンファレンスなど
で看護師が自分の気持ちを話せる場を設けること
も大切である．

引用・参考文献

1) 田中隆志：精神症状がある患者の看護 興奮状態．新クイックマスター精
神看護学，第2版（松下正明ほか監），p.517-519，医学芸術新社，
2009

Memo

COLUMN

アンガー・マネジメント

アンガー・マネジメントとは，「怒らないことを学ぶため」の訓練ではなく，「自分の怒りを冷静に認知して，上手に付き合う」ための心理教育のことである．怒る必要のあることは上手に表現することができ，怒る必要のないことは怒らないようになることを目標にしている．

怒りは，人間の基本的感情であることに加え，自分を守ろうとする防衛反応ともいえる．相手に対して抱く明確な怒りの感情を認識していることもあれば，相手から受けた不安や恐怖が怒りに置き換わることもある．怒りは人間の感情であり，感情自体を良い悪いで区別できるものではないが，結果的に自分や相手を傷つけてしまう場合があるなら，怒りのコントロール方法を身につけることは，仕事から日常生活にいたるまで，多くの場面で役に立つ．

看護師は，感情面に負担がかかりやすい「感情労働」にあたる職種の1つといわれているが，感情労働が避けられないのであれば，感情を自己管理して味方につける．このような考え方ができるだけでも心理的な負担は変わってくる．

アンガー・マネジメントは，対象を変えるのではなく，自分の対処方法や反応の仕方を変える訓練である．心に受けた刺激に対して反射的に反応することなく，対応方法や考え方にバリエーションが生まれれば，患者も自分も守ることができるようになる．

Memo

2. 精神科でみられる症状と対処が必要な事項
暴力

症状の概要

● 暴力とは，おもに他人に対して危害を及ぼす，あるいは恐怖感を与える行為をいう．
● 医療現場の職員は，ときに患者の暴言や暴力の被害にあうことがある．患者の行動化は，一般科の場合，職員の対応への不満や診察の待ち時間の長さ等であるのに対し，精神科の場合は，精神症状（幻聴・幻覚，妄想），または強制入院への抵抗等で起きる．

暴力の形態

● 暴力には，**身体的暴力，言語的暴力，性的暴力**がある．
  ・身体的暴力（殴る，蹴る，噛み付く，引っかく，物を投げる，つばを吐くなど）
  ・言語的暴力（罵声，中傷，脅迫など）
  ・性的暴力（同性・異性にかかわらず性的な身体接触，わいせつな発言，露出など）

暴力行為にいたるおもな要因

[患者要因]
1. 精神症状

● 幻覚・妄想，薬物・アルコールによる離脱せん妄，認知機能低下によるせん妄などでは適切な現実検討ができないことから，不安や恐怖感が強くなり，自

分の身を守ろうとして暴力行為にいたることがある.

2. ストレス耐性の脆弱性

● 人がもつストレスへの耐性は異なる. 精神疾患をもつ多くの患者は, ストレスへの耐性が低く, その反応として攻撃的となることがある.

3. 病識の不足, 欠如

● 病感はあるが病識がもてない患者は多い. 病識不足や幻聴などの症状に影響され暴力行為にいたることがある.

4. 脳機能障害

● 脳外傷や認知症, 発達障害による脳機能の障害では, 理解力の低下や衝動性のコントロールが困難なことから暴力行為にいたることがある.

5. 暴力で利益を得た体験・虐待を受けた体験

● 威嚇や脅しなどの暴言や暴力で自分の欲求を通してきた人は, 暴言や暴力で他者をコントロールしようとする傾向がある.

● 逆に虐待を受けてきた人も同様の傾向がある. 人は依存が強くなればなるほど攻撃性も強くなることがある.

[環境要因]

1. 環境ストレス

● 密集した人のなかで過ごす, 人の出入りが多い, 共有スペースの狭さ, パーソナルスペースが不足しているなどの物理的環境によるストレスや, 気温や気候の変化, 病棟生活の規則に馴染めない, 非自発的入院への不満, 病棟移動による治療的環境の変化など, 環境ストレスにより攻撃性が高まることがある.

2. 対人ストレス

● 精神科病棟では多様な病状をもつ患者が多く，患者同士のコミュニケーション上でストレスを感じる患者は多い．対人コミュニケーションのストレスを他者へ向け，暴力行為にいたることがある．

［スタッフ要因］

1. スタッフに対する抵抗的暴力

● 隔離・身体的拘束時や拒薬への介入，清拭などの介助時に抵抗を示したとき，または患者情報の共有不足，無理な治療目標の設定等で不機嫌となったときなどは注意を要する．
● 「暴力リスクスクリーニング」（表1）をチェックし暴力行為を回避する．

表1 》暴力リスクスクリーニングの項目例

1	過去に一度でも身体的な暴力を振るったことがある
2	傷害・殺人などの重大な犯罪歴がある
3	興奮状態である，または易刺激性・易怒性がある （ここでいう易刺激性とは些細なことで気分変動がみられるような状態を示す）
4	口調が荒い，粗暴な言動がみられる
5	待てない，我慢できない，同じ訴えを繰り返し落ち着きがない （目安：30分に2回以上訴えがある）
6	被害的な幻覚（命令形の幻聴など）・妄想などがあり，それに左右された行動がある
7	治療・看護・介護に対する理解が得られない，または拒否がある （認知症患者の介護に対する抵抗など含む）
8	軽度〜中程度の意識障害がある （せん妄，もうろう状態，見当識障害，アルコールや薬物による酩酊を含む）
9	アルコール，薬物，ニコチンの離脱症状がある

（東京武蔵野病院暴力リスクスクリーニングシート（2016年2月18日運用開始）より）
文献1)，p.17より転載

暴力の兆候

● 身体的暴力は突然発生するのではなく,「**攻撃サイクル**」と呼ばれる周期的なパターンが観察され,5つの段階に分けられる[1].

①**誘因期**：暴力のサインを見せ始める.
②**エスカレート期**：次第にサインが大きくなる.
③**危機相**：暴力行為が発生する.
④**停滞・回復期**：一時的に落ち着きを取り戻すが,再燃の危険性がある.
⑤**危機後抑うつ期**：完全に怒りがおさまり,不安・罪悪感・疲弊感などを感じる.

● 身体的暴力へ発展するまでの兆候(**表2**)の出現と変化を見逃さずケアすることが重要である.

表2 ≫ 暴力が差し迫っている一般的な兆候

外見や会話の変化
・生理的変化(発汗, 呼吸促迫, 脈拍増加)
・表情の変化(緊張, 瞳孔の散大, 紅潮, 青筋, 奥歯を噛みしめる, 睨みつける, 視線が合わない / 凝視する)
・全身の筋緊張, 握りこぶしをつくる, 振戦
・話し方, 会話の変化(大声, 叫ぶ, 構音障害, 早口, 短い発語, ぶっきらぼう, 不作法, 名前を呼ばず2〜3人称を用いる, 急に怒鳴る / 沈黙する)
・混乱(発言の内容がまとまらない, こちらの話の意味を理解しない)
・注意集中力の低下
・些細なことに反応しすぐにイライラする
・暴力に関連した妄想や幻覚
・言葉による怒りの表出, 脅し

行動面の変化
・落ち着きがない
・急な行動を起こす
・活発に歩き回る
・同じことを何度も何度も繰り返す
・つきまとう, 追いかける
・立ちはだかる, にじり寄る
・態度が乱暴である
・物を投げるなど物にあたる
・脅かすようなそぶり, 挑発的な行動

文献2), p.91-92 より引用

ケアのポイント

誘因期

[目的]
● 不安を軽減する.
● 落ち着きを取り戻す.

[アセスメント]
● 何がきっかけであったか.
● 周囲の人への影響はあるか.
● この状況を解決するために適切なスタッフは誰か.
● エスカレートしそうか.

[方法]
● **言い換え**：患者の言動にまとまりがない場合，言葉を整理して患者へ伝え確認する.
● **保障**：患者が打ち明けたこと，話したことを受け止める.
● **リラクセーション**：呼吸法，音楽を聴くなど
● **気分転換**：散歩へ行く，レクリエーションへ誘うなど

エスカレート期

[目的]
● 鎮静
● リスクの回避

[アセスメント]

- エスカレートしそうなら「患者のアシスト」から「リスクの減少」に焦点を変える.
- 周囲に人はいるか，危険となるものはないか.
- 別の場所に移すべきか.
- 暴力行為にいたることを予測し，応援体制を整えておく.

[方法]

- **会話の促進**：会話を継続すること，逆に静かな場所へ移動し落ち着きの反応をうかがう.
- **非言語的な手法**：姿勢，ポジションに注意する（パーソナルスペースの確保，背を向けない，腕組みをしない，出入り口の確認，斜め45°の立ち位置など）.
- **冷静に対応する**：慌てたり怯えたりすると患者はより攻撃的になる.
- **タイムアウト**：自室や刺激の少ない空間を利用して，興奮を鎮めるために休息を提案する.
- **交渉**：今起こっていること，自分や他者がその患者に期待することについて説明する.
- **自己開示**：「そのように振る舞われると，私はとても怖いです」というように自分の感情を伝える.
- **危険物の除去**：危険物となりうる椅子やモップなどを取り除く.
- **ほかのスタッフの支援を求める**：1人対応では困難と判断したら他のスタッフの支援を求める.

危機相

[目的]
- 患者とスタッフの安全が保障される.
- リスクを軽減する.

[アセスメント]
- 危険物の有無
- 行動に制限を加える場合の役割分担（患者との交渉人, 応援体制の連絡係, 医師との連携をとる人など）

[方法]
- 暴力は容認できないことを伝える.
- **避難, 自己防衛**：1人で対応している場合や, 介入の準備が整っていない場合には, いったん場を離れ準備体制が整ってから介入する.
- **抑制**：チームテクニクス（チームを組んで安全に手や関節を押さえることによって攻撃者の動きを制限し, かつ安全に移動できる技法）を行う.
- 投薬, 隔離の指示を仰ぐ.

停滞・回復期

[目的]
- 適切な介入によって再暴力を防ぐ.
- リスクを減少する.

[アセスメント]
- 再燃の可能性

[方法]
- 可能なかぎり早期に身体的拘束を中止する．刺激となった出来事（誘因や標的）を確認し，チームで共有する．
- 投薬（必要時）
- 行動の引き金となった問題を解決する．

危機後抑うつ期

[目的]
- 暴力の振り返りができる（洞察力の回復）．
- 通常の生活に戻ることができる．

[方法]
- 暴力前にどんな出来事が起こっていて，それをどう感じたか確認する．
- 暴力のあいだ，患者がどう行動したか確認する．
- 再発予防のためにどのように対処をすればよいかスタッフと一緒に考える．

引用・参考文献
1) 佐藤雅美：4 暴力リスクのアセスメント法と患者・家族への事前説明．看護師のための不穏・暴力対処マニュアル（Web動画付）（本田明編），医学書院，2017
2) 日本精神科救急学会：Ⅲ．興奮・攻撃性の予防．精神科救急医療ガイドライン2022年度版，春恒社，2022
3) 包括的暴力防止プログラム認定委員会：DVDブック　医療職のための包括的暴力防止プログラム，p.60-65，医学書院，2009

Memo

2. 精神科でみられる症状と対処が必要な事項
希死念慮

症状の概要

希死念慮とは

- 希死念慮とは，**死ぬことを強く望む気持ち**のことである．
- 「死にたい」と明確に表現されることもあるが，必ずしも「死」という言葉で表現されるとはかぎらない．**「消えてしまいたい」「このまま生きていても仕方がない」「自分なんて生きる価値のない人間だ」**といったような漠然とした形で表現されることもある．
- 患者から希死念慮の訴えが聞かれたときは，自殺の危険性が高まっている場合があるため慎重に対応することが求められる．

希死念慮を抱えた人の心理

- 希死念慮を抱く人は，「もう死ぬしかない」「死ぬほどつらい．早く楽になりたい」という思いと，「もしこの状況が良くなるのであれば，助かりたい」といった両極端な思いの間を常に揺れ動いている．そのため，希死念慮の有無だけに焦点をあててかかわるのではなく，その根本にある患者が抱えている解決しがたい問題に焦点をあて一緒に解決を考えていくことが大切である．
- 人それぞれにさまざまな理由から希死念慮を抱くと考えられるが，その背景には**精神疾患**が存在し

ていることもあり，統合失調症，うつ病，アルコールや薬物などの物質関連症，摂食症，パーソナリティ症などは自殺の危険性が高い．

● 自殺の危険性が高まっている人に共通する心理状態には，以下のことが挙げられる．

[強い孤独感]

● 家族や知人，周囲に助けてくれる人がいるかどうかにかかわらず，自分の居場所を見つけられなかったり，「自分を必要としてくれる人は誰もいない」などと考え孤独感を抱いていることが多い．

[心理的視野狭窄]

● 自分は「生きていても仕方ない」「生きるに値しない存在だ」などといったように，自分は価値のない人間だと思い，このつらい状況を抜け出すには自殺するしかないという固定した考えしか浮かばなくなる状態のこと．

● このような状態では，ほかの解決策を見出す余裕はなく，永遠にそのつらい状況が続くと考えてしまう．そして，最終的には「死ぬことですべてを終わらせることができる」といった境地にいたってしまう．

[怒り・攻撃性]

● 自殺を考える人はなんらかの解決しがたい問題を抱えている．そのような問題を抱えるにいたった過程では，特定の他者や社会全体への怒りを抱えていることがある．しかし，そのような怒りや攻撃性の矛先が何かのきっかけで自分自身に向き自殺という行為にいたることがある．

[諦め]

● 「死ぬしかない」「生きたい」という思いを行ったり来たりしながらそれまで必死に生きてきた人も，それが長い間続くと「もうどうにでもなればいい」といったような諦めの感情を抱くようになる．

● 周囲からはそれまでの不安や怒り，焦りや孤独感などの感情がおさまり，一見落ち着きを取り戻したように見えることがあるため，注意が必要である．

ケアのポイント

希死念慮の評価

● 患者は明確に希死念慮を表現することもあれば，消極的で漠然と訴えることや周囲にそれを悟られまいと必死に隠していることもある．「死にたい気持ちはない」「もうそんなことは考えていないから大丈夫です」などとはっきりと否定することもある．しかし，それらの言葉は必ずしも患者の本音を表現しているとは言い切れない．

● そのため，「みなさんにおうかがいしているのですが，死にたい気持ちはありますか」「どうなってもいいといった気持ちはありますか」「ほんの一瞬でも消えてしまいたいと思ったことはありますか」など，すこしずつ言葉を変えながら繰り返し確認し，患者の表現されない希死念慮に気づくことが重要である．

● 希死念慮の訴えがあった場合には，実際に何か危険な行動に移そうとしているのか，あるいは「死ぬほどつらい」ということを表現しようとしているのかについて見極めることも必要である．

- 自殺の危険性があると感じたら，以下のことを確認し，どのくらい切迫した状況であるかについてアセスメントする．
  - ・具体的な計画性：日時や場所，具体的な手段の選択，他者への告白，死の準備
  - ・持続性：長く続くときは危険性が高い
  - ・希死念慮の強さ
  - ・過去の自殺企図歴
  - ・その他，家族の自殺歴など

具体的な対応

- 患者から希死念慮の訴えがあった場合，それを聞く側も驚きや困惑，不安や焦りを抱くことがある．しかし勇気をもって告白してくれたことに敬意を表し，しっかりとその訴えを聞くことが支援者に必要な態度である．具体的には，以下のような態度が求められる．

［話してくれたことへの感謝を伝える］

- まずは大切なことを打ち明けてくれたことに感謝する．そして話を聞くことができると伝える．また，これまで患者なりに苦労しながらも生活してきた労をねぎらう．

［傾聴］

- 患者の話に関心を寄せ，患者が語りたいことに耳を傾ける．

[生活背景を踏まえた支援をともに考える]

● 患者とともに希死念慮を抱くにいたった背景にある問題を明確にし，そのことを一緒に解決していきたい意志があることを伝える．また，必要であれば他の支援者と連携を図れることを伝える．

[チームで対応する]

● 希死念慮を訴える患者は自殺の危険性が高まっていることがある．また，切迫した自殺の危険性がなくとも非常につらい状況に置かれている．そのため，多角的な視点でのアセスメントとサポートが必要であり，患者から訴えがあった際には1人で抱え込まず支援者でチームをつくり対応することが必要である．

● その際，患者には「あなたのことが心配なので，複数の支援者でかかわっていきたい」などと伝え，支援者間で情報共有することの同意を得る．

[支援者の価値観を押しつけない]

●「死んではいけない」「逃げているだけじゃないか」「残された人が悲しむ」など支援者の価値観を押しつけることで患者は頑なになり，本音を語らなくなったり孤独や絶望感を強めたりすることがある．

● 支援者自身の感情や価値観が表出されることを慎み，日頃から支援者自身が自殺についてどのような価値観をもっているのか理解しておく必要がある．

［TALKの原則］

- 希死念慮を抱く患者は自殺の危険性が高まっていることがある．そのような場合，患者の現在の気持ちを確認し，周囲の援助があることを伝えるために役立つ「**TALKの原則**」がある．
- TALKの原則とは，「**Tell**」「**Ask**」「**Listen**」「**Keep Safe**」の頭文字をとったものである．
  - **Tell**：患者のことを心配していることをはっきりと言葉にして伝える．
  - **Ask**：「あなたは死にたい気持ちがありますか」とはっきりと質問することが大切である．聞くことで希死念慮を強める懸念を抱くこともあるかもしれないが，心配していることを伝え真剣に対応するならばその危険性が少ない．自殺について尋ねられることで，1人で抱えていた問題から解放されほっとする人もいる．患者が死にたい気持ちがあると話した場合は，具体的な計画や行動の有無をていねいに尋ねていく．
  - **Listen**：助言をしたり，励ましたり，話題を変えたりするのではなく，徹底して患者の話を聞くことが大切である．患者から語られる思いを受け止める．
  - **Keep Safe**：自殺の危険性があると感じた場合は，患者のそばにいて安全を確保する．また，周囲の協力を得ながら対処することが必要であり，精神科医療につなげることを検討する．

引用・参考文献

1) 尾崎紀夫ほか監：標準精神医学．第9版，医学書院，2024
2) 高橋祥友編著：自殺を防ぐ診療のポイント．中外医学社，2013

COLUMN

日本の自殺者数の推移

　国内の自殺者数は1978年の統計開始以来2万人を超えており，主要先進7か国のなかで最も高い自殺死亡率となっている[1]．自殺行動につながった人の精神的な健康状態に関しては，大多数の人になんらかの精神疾患や精神症状を発症していることで，正常な判断を行うことができない状態にいたっていたことが明らかになっている．つまり，自殺は，その個人に多くの選択肢が与えられたなかで行われた意思決定ではなく，それ以外の判断ができない状況まで追い込まれた結果である．このような実態を背景として，2007年に策定された国内最初の「自殺総合対策大綱」の基本的認識の1つに「自殺は，その多くが追い込まれた末の死」であることが位置付けられている．

　希死念慮が何かの精神疾患に結びついていると考えるより，その人の生きてきた社会自体に問題があると考えるべきであろう．世界保健機関（WHO）が「自殺は，その多くが防ぐことのできる社会的な問題」であると明言しているように，自殺は社会の努力で避けることのできる死であるというのが，世界の共通認識となっている．「孤独を感じることがあっても孤立させない」，「生きにくさを感じても選択肢が得られる」など，地域での自殺予防対策を推進していくためにも，精神科医療に従事する専門職の社会貢献活動が求められている．

引用・参考文献

1) 厚生労働省：自殺対策の概要．自殺者数の推移（警察庁「自殺統計」より厚生労働省自殺対策推進室作成），先進国（G7）の自殺死亡率（世界保健機関資料（2022年2月）より厚生労働省自殺対策推進室作成）
https://www.mhlw.go.jp/mamorouyokokoro/taisaku/sesakugaiyou/より2025年3月12日検索

2. 精神科でみられる症状と対処が必要な事項
昏迷

症状の概要

● 昏迷とは，意識は保たれているが，言語の表出や行動など自らの意思の発動が停止してしまう状態をいう．

● 身体は動かなくても意識は保たれているので，周囲で起きたことははっきり覚えていることが多く，他者の話しかけも十分理解できる．

● 患者は自発的行動がなくなり，他者の声かけに反応できないため，意識障害を伴う昏睡状態と間違えてしまうことがある．

● 亜昏迷状態とは，昏迷状態よりも症状が軽く，部分的に意思の発動が低下した状態をいう．

症状

● 話しかけても返事や反応はないが多くの場合，意識障害はなく意識は明瞭である．周囲で起きている情報や状況は理解できる．

● 亜昏迷は，昏迷よりも症状が軽い状態である．

分類

● 昏迷は，精神科的な疾患を原因とする**緊張病性昏迷**，**抑うつ性昏迷**，**解離性昏迷**と，身体的な疾患を原因とする**器質性昏迷**，**てんかん性昏迷**が主な分類とされる（**表1**）.

表1 》 昏迷の主な分類

緊張病性昏迷	統合失調症でみられる．表情が硬く意思疎通がとれない常同姿勢や，一定の姿勢をとらせるといつまでもその姿勢を保ち続けるカタレプシーが特徴である．原因として幻覚に支配されている場合や不安，緊張がある場合がある．
抑うつ性昏迷	うつ病や双極症のうつ状態にみられる昏迷である．うつ病では，行動や意欲低下がみられる特徴があるが，極端な場合になると，会話や体動もなくなり臥床傾向となったままとなる．声かけなどに対して小さな反応を示すことがある．
解離性昏迷	心因性によって生じ，以前はヒステリー性昏迷とよばれていた．筋肉は弛緩しており，臥床していることが多い．ほかの昏迷とは異なり，昏迷にいたった誘因となるエピソードが比較的はっきりとしているのが特徴である．
器質性昏迷	脳腫瘍や脳炎などの身体的疾患が原因となる昏迷である．意識障害を伴うことが多いのが特徴である．
てんかん性昏迷	ほかの昏迷とは異なり，多くのケースで意識障害をきたしているのが特徴である．

昏迷をきたすおもな疾患

・統合失調症 ・てんかん
・うつ病 ・心因反応
・双極症 ・器質性脳疾患
・解離症

診断・検査

・昏迷に至るまでのエピソード（本人から聞くことができないことが多いため，発見者に確認する）
・身体疾患との鑑別
・脳画像診断（CT，MRI），脳波検査，血液検査，神経学的検査

治療

● 基礎疾患の鑑別を行う．患者は自発的行動が停止しているので，身体管理と観察を継続して行う．身体管理では，患者の生命維持と昏迷による二次的障害である合併症を予防する．

● 基礎疾患に基づいた薬物療法（**表2**）を行いながら症状を観察する．

● 緊張病性昏迷および抑うつ性昏迷の病状の改善がみられない場合には，身体面のリスクをアセスメントし，修正型電気けいれん療法（mECT）（p.282参照）の検討をする．

観察のポイント

重症期

- ・バイタルサイン
- ・全身状態，顔色，皮膚色
- ・昏迷の状況，程度
- ・意識障害の程度
- ・表情，言動，行動
- ・褥瘡の有無
- ・循環障害
- ・検査データ

- ・腹部症状
- ・水分，食事量
- ・脱水症状
- ・排泄状況
- ・体重（体重減少の把握）
- ・清潔について

Memo

表2 ▶▶ 基礎疾患に対する治療方法

疾患	おもな治療法
統合失調症	抗精神病薬，mECT
うつ病，双極症	抗うつ薬，気分安定薬，抗不安薬，mECT
ストレス関連障害	抗不安薬
てんかん	抗てんかん薬
器質性脳疾患	原因疾患の治療

回復期

・精神症状，反響言語(相手の言うことをそのまま
 まねること，緊張病性症候群の1つ)，常同姿勢，
 従命自動 (口で命じた動作を自動人形のように
 言われたとおりにしてしまう状態で，緊張病性
 症候群の1つ)
・他患者との関係(対人コミュニケーション)
・無動になる前駆的症状の有無

ケアのポイント

重症期

● 訪室したときには，訪室の理由やこれから行うこ
 との説明をていねいに伝え，不安の軽減に努める．
● 執拗に励ましたり，動かしたりしないようにする．
● 長期臥床，同一体位による褥瘡，循環障害の予
 防のため，体位変換やマッサージなどを行う．
● 拒食傾向も強くなるため，栄養や水分の補給に努
 める．必要に応じて食事介助や水分摂取の促しを
 行う．

- 状態に応じ医師の指示の下，経管栄養や点滴等の実施をする．
- 清潔の保持（状態に応じて，介助の必要性を評価しながら行う）
- 便秘や尿閉に注意し，医師の指示の下，下剤投与や浣腸・導尿等を施行する．
- 薬の副作用に注意をする．
- 現在のつらい状態を理解しつつ，回復する症状であることを伝える．
- 亜昏迷の状態では，患者のペースに合わせて安全に見守る．

回復期

- 患者の安全を保つため，病室等の環境調整をする．
- 自傷，自殺行為の防止についてアセスメントし必要に応じて危険物の除去を行う．
- ベッドからの転落や転倒に注意する．
- 服薬確認をする．拒薬がある場合は，理由を確認し医師へ報告をする．

引用・参考文献

1) 山本勝則ほか：根拠がわかる精神看護技術．p.289-291，メヂカルフレンド社，2008
2) 風祭元監，南光進一郎ほか編：精神医学・心理学・精神看護学辞典．p.137，照林社，2012
3) 仲地瑛明監，岩切真砂子ほか編：精神疾患の理解と看護ケア．精神看護QUESTION BOX2，p.23，中山書店，2008
4) 髙橋ゆかり：2015年出題傾向がみえる精神看護学．看護師国家試験対策，p.32，ピラールプレス，2014
5) 川野雅資：エビデンスに基づく精神科看護ケア関連図．改訂版，p.124-131，中央法規出版，2020

2. 精神科でみられる症状と対処が必要な事項
陰性症状

症状の概要

- 陰性症状は，おもに**統合失調症の休息期から回復期**にかけて多くみられる症状で，陽性症状とは逆に思考や理性にかかわる前頭前野のドパミンが低活動となり，本来あるはずの精神活動が失われることをいう(**図1**)．
- 陰性症状の代表的な症状には，**「意欲低下」「感情鈍麻」「自閉」**などがある(**図2**)．
- 陰性症状は長く続くと**「生活のしづらさ」**が残り，社会復帰を困難にする．激しい陽性症状に比べると一見問題が目立たない陰性症状は，病状として

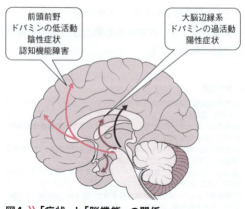

図1 》》「症状」と「脳機能」の関係

- ●**陽性症状**（幻覚・妄想など）
  - ▶脳が興奮
  - ▶**大脳辺縁系**（感情の脳）の過活動（**ドパミン過多**）
- ● { **陰性症状**（意欲低下・感情麻痺など）
     認知機能障害（記憶・実行機能など）
  - ▶脳が働かない
  - ▶**前頭前野**（理性の脳）の低活動（**ドパミン過少**）

図2 》》統合失調症の脳

証明しづらい部分があり，周りから理解されない
ことで治療導入までに時間を要し重症化するケー
スや，回復までに長い年月がかかるケースも少なく
ない．

［意欲低下］
- ● 仕事や学業などに対する意欲を失い，物事に集中
  して取り組めず根気や持続力を失う．

［感情鈍麻］
- ● 喜怒哀楽といった感情の起伏が乏しくなり，物事
  に対して適切な感情がわかなくなるので，その場
  にそぐわない表情をすることがある．また，恥ず
  かしいという感情もなくなるので不潔がちになり，
  身だしなみが乱れていても気にかけない．

［自閉］
- ● 物事や他人への興味・関心を一切失い，自分だけ
  の世界に引きこもってしまう．自室に引きこもったま
  ま，1日中何もせずにぼんやりと過ごすようになる．

症状理解のポイント

- 感情鈍麻と意欲低下の症状が独立して成立しているのではなく,すべてに関連して起きている(**図3**).
- 自閉には,自分の空想にひたり他人との接触をしない「**豊かな自閉**」と空虚感から他人との接触を避ける「**貧しい自閉**」がある[1].

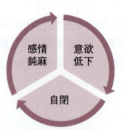

感情鈍麻:不潔でも恥ずかしいと思わない.人のものを食べても道徳的に悪いと思わない.楽しいと思う気持ちが低下する.
意欲低下:みっともなくてもなんとも思わない.身だしなみを整えるという意識がない.

それぞれの症状が独立して成立しているのではなく,すべてに関連して起きている.

図3 》陰性症状

治療

[薬物療法+精神科リハビリテーションが大切]

- 陽性症状が薬物などに反応しやすいのに比べ,陰性症状は薬物の反応が乏しく,生活障害を引き起こしやすいことから患者の苦痛は大きい.
- 急性期症状が治まった後は,再発防止の薬物療法を継続し,生活のしづらさを解消,社会に復帰するためのリハビリテーションが大切となる.

観察のポイント

- 陽性症状が落ち着いてくると，陰性症状や認知機能障害による生活への影響が目立つようになる．陰性症状は，患者にとって活動範囲や他患者との交流が制限されるつらい症状である．陰性症状による影響は，周囲からは患者の性格や個性とみられたり，わがまま，または，怠けていると誤解されたりすることがある．

- この時期は，不安定な精神状態にありちょっとした刺激が誘因となり急性期に逆戻りすることがある．また，現実感を取り戻し回復への一歩である反面，厳しい現実に直面することでもある．

- 空虚感・無価値観に襲われたり病気になったのは自分のせいだと落ちこんだりするなど，自殺の危険性も高まるので注意が必要である．

ケアのポイント

[休息]

- 急性期に大量のエネルギーを消耗した疲労がまだ残っており，気力も体力も消耗した状態になり，脳の活動性も低くなる．薬物療法の影響もあり1日中ボーっとしたり眠っていたりすることが多い．

- この時期は消耗したエネルギーを蓄える期間のため，十分な休息が必要である．十分な休息をとることや，焦らずすこしずつ活動の幅を広げていくように伝えていく．

[症状を理解する]

- 陰性症状は，症状として周りから認識されにくく，「いつまでも怠けている」「努力が足りない」と誤解されがちである．患者を責めるような態度をとったり，あるいは安易に外へ連れ出したりすることは控え，行動拡大への働きかけには慎重に検討しなければならない．
- 陰性症状は「病気の症状」と理解することが大切である．空虚感・無価値観に襲われたり病気になったりするのは自分のせいだと落ちこむこともあるため，この時期は自殺の危険に注意が必要である．
- 患者の気持ちを受け止め，安心感を与えることが肝要である．

[再発予防]

- 再発の原因として最も多いのは，服薬の中断である．
- 急性期症状が落ちついてくることで陥りやすいのが「治ったのではないか」という思い込みから服薬を中断してしまう．また，薬の副作用のつらさから中断してしまうこともある．
- 患者の思いを聞きつつ，内服を継続する必要性を伝え続けることが大切である．

[健康な部分を伸ばす]

- 患者の病的な部分に目が行きがちであるが，健康な部分に焦点をあて，伸ばせるようなアプローチをすることが大切である．

[感情へのアプローチ]

- 会話のなかに笑いを取り入れるなど，相手の感情

の動きを引き出すようにかかわる.

● 一緒にテレビを見たり，昔の話をしたりすることで
外との世界につながりがもてるように工夫する.

[リハビリテーション]

● 集団精神療法，作業療法，認知行動療法，SST
（ソーシャルスキルズトレーニング）などは，精神
科におけるリハビリテーションの柱である．患者の
回復段階に合わせて導入計画を立てていく必要が
ある.

● リハビリテーションは退院後の生活面のしづらさ
を低減し，心身ともに活気ある状態を取り戻す手
助けとなる.

[日常行動場面の援助]

● 自発性欠如のため食事のマナー，あるいは入浴，
洗面，更衣などの清潔行為が停滞し，できなくな
ることがある.

● できることとできないことを理解し，生活面の基
本的な自己管理ができるように，きめ細かい指導
と援助をしていくことが大切である.

[対人関係場面の援助]

● 人づきあい，あるいは集団生活が苦手な傾向の患
者には，1対1で過ごす場面を多くもてるよう配慮
する．また，他患者との会話にさりげなく誘うなど，
仲介しながら反応をみる.

● 介入を急ぐと患者にストレスを与えることがあるの
で慎重に対応することが望まれる.

陰性症状

[環境適応の援助]

● 入院中の病室や病棟移動，あるいは退院後の住居変更など，生活環境の変化は患者に不安を与える．生活環境が変わる場合は，ていねいに説明し安心感を与えられるように努める．

[家族支援]

● 精神科には，患者を強制的に入院させたことへの負い目，恨まれるのではないかという不安感等を抱いている家族は多い．

● 看護師は家族の気持ちに寄り添い，理解することが大切である．家族を対象としたSSTや家族会などを紹介し，孤立感を軽減することを考慮する．

引用・参考文献

1) 後藤彰天：自閉．講談社 精神医学大事典（新福尚武編），p.351，講談社，1984
2) 徳山明広：精神科ナースのアセスメント&プランニングbooks 統合失調症の看護ケア（遠藤淑美ほか編），p.8-21，中央法規，2017
3) 糸川昌成監：ウルトラ図解 統合失調症．オールカラー家庭の医学，p.44，56，112，法研，2017
4) 坂田三允編：救急・急性期Ⅰ 統合失調症．精神看護エクスペール6，中山書店，2004

Memo

2. 精神科でみられる症状と対処が必要な事項
抑うつ状態

症状の概要

● 抑うつ状態とは，悲哀感，絶望感などの抑うつ気分だけでなく，活動への興味や喜びの減退など精神活動の低下，さらに，さまざまな身体症状を併せもつことが多い.

● 精神状態として，焦燥感，無価値感，気力の減退，罪責感，思考力・集中力の減退，決断困難などがみられることがある.

● 身体症状として，食欲低下・増加，不眠・睡眠過多，易疲労性などがある.

● 発病初期と回復期に自殺念慮が生じやすい.

● うつ病は，有病率が3〜8%の一般的な病気であり，適正な治療を受ければ半年で約80%が寛解する.

● 診断基準は，アメリカ精神医学会(APA)による「精神疾患の診断・統計マニュアル(DSM-5-TR)」と，世界保健機関(WHO)の「疾患および関連保健問題の国際統計分類第10回改訂版(ICD-10)」がある.

Memo

- 双極症とは，いわゆる躁うつ病のことであるが，このうち，Ⅰ型は「躁」がはっきりと現れ，Ⅱ型は「軽い躁（『調子がいい』程度）」と通常の「うつ」が現れる．

- 抑うつ状態を引き起こす身体疾患として，アルツハイマー型認知症や頭部外傷などの脳疾患，甲状腺機能低下などの内分泌系疾患，その他，糖尿病，膠原病などがある．

- 抑うつ状態を引き起こす薬剤として，インターフェロン製剤，副腎皮質ステロイド薬，経口避妊薬のほか，一部の降圧薬・抗精神病薬・抗ウイルス薬などがある．

- 「仮面うつ病」は多彩な身体症状（睡眠障害，倦怠感，食欲不振，便通異常など）が前面に現れ，精神症状がかくれてしまうもので，身体症状の治療を行っても改善せず，うつ病の治療を行って初めて身体症状がとれるのが特徴である．

- 高齢者のうつ病では，抑うつ気分よりも，身体症状（不眠，倦怠感，食欲不振，めまいなど）による心気的愁訴が目立つため，気づきにくい．

- 抑うつ状態の高齢者にみられる仮性認知症は，認知症と間違われやすい（**表1**）．

表1 》仮性認知症（うつ状態）と認知症の違い

	仮性認知症（うつ状態）	認知症
発病様式	数週〜数か月，きっかけがある	ゆっくり
初発症状	抑うつ症状	記憶障害
症状の訴え方	失敗や機能低下を強調する	症状を軽く言う
食欲不振・不眠	あり	ないことが多い
思考特性	自責的，自罰的	他罰的
抗うつ薬	効果あり	効果なし

薬物の理解

- 抗うつ薬は、「三環系」「四環系」の従来型と、「**SSRI（選択的セロトニン再取込み阻害薬）**」「**SNRI（セロトニン・ノルアドレナリン再取込み阻害薬）**」「**NaSSA（ノルアドレナリン作動性・特異的セロトニン作動性抗うつ薬）**」の新世代型に分けられる.

- 神経伝達物質であるノルアドレナリンとセロトニンの量が不足して情報伝達がスムーズに行われないうつ病において、新世代型は神経伝達物質に対しての選択性が高く、従来型より副作用が少ない.

- 抗うつ薬の場合、効果が現れるまで**1〜2週間**、患者が効果を実感するまで**3〜4週間**かかるといわれており、再発予防のためには症状軽快後も数か月服用を続けることが必要であるため、自己中断することがないよう支援が必要である.

抗うつ薬服用患者へのケアの注意点を記載

ケアのポイント

● 安心して休息できる環境を調整する.

● 本人のペースに合わせた日常生活のセルフケア援助をする.

● 抗うつ薬の効果と副作用を把握し，不快症状に対処する.

● 抑うつ症状の原因となる生活背景や出来事を傾聴し，調整する.

● 家族が病状を理解し，適切なかかわりを持てるよう援助する.

急性期

● 安心して十分に休息できる環境を整える.

● 寄り添いながらも励ますことなく，ゆっくり待つ姿勢で信頼関係を築いていく.励ますことは，それに応えられない患者自身の絶望感を強めて苦しめることになる.

● 確実な薬物療法が行えるように援助する.抗うつ薬を使用した場合，眠気，口渇，尿閉，便秘，起立性低血圧による立ちくらみやふらつきなどの不快症状が出現し，患者が内服を中断してしまうことがある.副作用と対処法をあらかじめ伝えておき，患者の訴えを聞きながら，患者の立場に立った対処法を一緒に考える支援が必要である.

● 急性期には，活動性が低下し終日臥床している患者も多い.患者の意思を尊重しながら，食事，排泄，清潔に対する援助内容を検討する(表2).

表2 》 抑うつ状態（うつ病急性期）患者への食事・排泄・清潔ケア

	ケア内容
食事	・食欲不振があるときは，嗜好，食べやすい形態，やや濃い味つけ（味覚鈍麻の場合），高カロリー食品などを検討する．少しでも食べられたことをねぎらい，食べられなくても気にしないように声をかける． ・薬の影響で口渇がある場合，パサパサした食品は避ける． ・少量ずつ小鉢に盛りつけるなど，見た目を工夫する． ・調子が良い時間帯に食事ができ，大勢がいる食堂ではなく自分のペースで食べられる静かな場所など，本人の希望に応じながら検討する． ・食事・水分摂取状況，体重変化，血液検査による栄養評価を行いながら，必要に応じて点滴療法を検討する．
排泄	・薬の副作用によるふらつきや脱力感が強い場合，トイレまで見守る．尿意・便意があった場合は，遠慮なくナースコールで看護師を呼ぶことを伝えるとともに，排尿パターンを把握して，さりげなく見守る体制をつくる． ・抗うつ薬の抗コリン作用により，尿閉がないか観察する． ・抗うつ薬の抗コリン作用，食事水分摂取量低下，低活動により便秘になりやすい．食事，水分の調整，腹部マッサージ，調子が良いときの活動を検討するとともに，下剤を調節し，苦痛がない排便を目指す．
清潔	・入浴やシャワーは気分が良い日や時間帯を見計らう．やっとの思いで入った入浴が不快な体験にならないように配慮する． ・さりげない介入を心がけ，援助されている負い目をもたないよう，自尊心が低下しないように配慮する． ・整容はすぐに健康上に支障が出ることではないので，「できなくてもたいしたことではない」という態度で接することで，本人のあせりを軽減する．また，健康問題につながりやすい歯磨きや洗面を優先し，本人のペースをみながら，更衣，ひげそり，整髪，化粧など増やしていく．

● さまざまな心気的な訴えに対して誠実に対応する．

● 自殺企図に対する観察と援助をする．自殺企図は全経過中に認められるが，とくに発病初期と回復期に多い．危険物の除去と管理を行うとともに，患者が感じている罪責感や自己嫌悪感を傾聴しながら危険性をキャッチし，患者が自ら表現できるように援助していく．

- 家族も援助の対象者である．家族が病気を正しく理解し，患者の治療経過や回復を焦らずゆっくりと見守り，適切なかかわり方ができるように援助していく．

回復期

- 日内変動を観察し，少しでも気分が良いときにタイミングをみながら会話し，活動を計画する．
- 薬物療法による副作用を含めた日常生活上の苦痛や不安を表出できるようにかかわる．
- すこしずつ活動範囲を広げていく時期ではあるが，「早く良くなりたい」という本人の焦りから無理をしないように見守る必要がある．
- 回復期には，再び自殺の危険性が高くなるため，さりげなく見守りながら自由も確保する．
- 再発を防ぐために，発症のきっかけとなった生活環境やライフイベントなどについて傾聴し，調整する．

引用・参考文献

1) 日本精神科看護協会監，高橋良斉ほか編：うつ病・双極性障害の看護ケア．精神科ナースのアセスメント＆プランニング books，p.9-20，中央法規出版，2017
2) 塩谷隆信ほか：うつ状態（うつ病）．生活機能からみた老年看護過程＋病態・生活機能関連図（山田律子ほか編），p.274-286，医学書院，2008
3) 田中美恵子編：精神看護学 学生-患者のストーリーで綴る実習展開．p.141-149，医歯薬出版，2006
4) 荒井 稔：うつ病の診断と治療．順天堂医学 51（3）：386-391，2005

Memo

COLUMN

産後うつ病

　妊娠中や出産後はうつ病を発症しやすい時期であり，出産をした女性の約10人に1人が産後3か月以内に発症する．マタニティブルーズの場合は，産後1週間から2週間くらいの期間に一時的な精神状態の不安定さを生じさせるものであるが，産後うつ病は治療を行わなければ，数か月から数年間という長期にわたり続くことが特徴である．産後うつ病のリスクを高める要因は，過去のうつ病の再発，妊娠中の強い不安，パートナーや家族からのサポート不足，人間関係や生活環境，経済的な問題などから生じるストレスなどがあげられる．

　国内では，妊産婦死亡の原因として自殺が最も多く，自殺の背景に産後うつ病の影響が懸念されている．また，子どもへの虐待のリスク要因としてもあがっており，産後うつ病の早期発見と支援のため，産後の健診（産婦健康診査事業）によるEPDS（エジンバラ産後うつ病質問票）を用いたスクリーニングが行われている．

　さらに，男性の育児参加が進むなか，父親も「産後うつ病」を発症することがわかっており，罹患率も母親と同程度であるという．父親も育児への戸惑いや仕事との両立に悩みを抱えて孤立しやすいため，医療機関でも父親の育児教育や支援を積極的に行っていく必要がある．

抑うつ状態

Memo

2. 精神科でみられる症状と対処が必要な事項

躁状態

症状の概要

● 躁状態とは，異常かつ持続的に高揚した，開放的または易怒的な気分が存在している状態をいう.

● 躁状態の特徴は以下に示すものがある.

・**爽快(高揚)気分**：気分が爽快で快活，生き生きとして楽天的な状態である.

・**観念奔逸**：次から次に考えが湧き出して止まらない状態である. そのため，話題が一定せず次々と移り，全体としての話のまとまりがない.

・**睡眠欲求の減少**：短時間で目覚めてしまうなど睡眠の量が減少する. しかし患者自身は睡眠時間の不足に苦痛を感じず，むしろエネルギーに満ちあふれている状態で活動的に動き回る. 本人は寝なくても大丈夫だと感じているが，身体は疲れている状態である.

・**多弁多動**：おしゃべりで活動的となる. じっとしていることができずに，入院中は病棟内を歩き回り，誰かれかまわず話しかけたりする.

・**易刺激性**：ささいなことをきっかけにすぐに不機嫌になりやすい状態をいう. 刺激性が亢進しているため怒りっぽい状態（易怒的）であり，時に攻撃的になることもある.

・**誇大的**：自己についての誇大的な内容が聞かれる. 過度に自尊心の増加した状態である. 自分を偉大な人物だと思うなど，自信に満ちた誇大的な思考をもつ. 誇大妄想をもつこともある.

・**行為心迫**：行為にかられ何かをしなければならない状態となることをいう．行為の目的が次々に変化（転導）するために1つの行為の完成が困難となる．

・**注意力の散漫**：物事に集中できなくなる．

● 躁状態は，双極症のほかにも，**統合失調症**，**器質・症状性精神障害**などで認められる．

● 躁状態では，**観念奔逸**，**行為心迫**，**注意力の散漫**などがみられるために，まとまりに欠け落ち着きがない状態となる．

● 自覚的には体中がエネルギーに満ち溢れたように感じ，万能感が強くなっている．さらに，衝動コントロールは難しく，外部からの刺激を受けやすいため，攻撃的となったり興奮したりすることがある．そのために社会的にはさまざまな問題が生じる．例えば，突然高額なローンを契約するなどの浪費，大きな事業に手を出す，性的な逸脱行為を起こしてしまう，周囲の人へ暴力的な行為を起こしてしまうなどがある．このような行いは社会的信用を失い，人間関係を著しく損ねるおそれがある．

Memo

ケアのポイント

● 急性期には著しい高揚気分や易刺激性のため興奮しやすく攻撃的であるため，刺激の少ない落ち着いた環境を提供し，トラブルを避け，自傷他害を防止し安全を保つことが必要である．躁状態が日常生活にどのように影響を及ぼしているのかアセスメントすること，また効果的な薬物治療が行えるよう支援することが重要である．

［セルフケア不足への支援］

● 患者は躁状態のために，セルフケア行動が不十分である．患者の意思を尊重しつつ，全身状態などを観察しながら低下したセルフケアへの援助を行う．

● 食事の援助

・躁状態による活動性の亢進により患者はエネルギーを必要としている．躁状態になると食欲は亢進するが，注意散漫などにより落ち着いて食事が摂取できない状態でもあり，実際にはあまり食べていないことも多い．

・食事量や体重減少に注意して観察する．

・食事に集中できないときはそばに付き添い，声かけをして食事を促す，他者の少ない静かな環境を調整し落ち着いて食事摂取ができるよう配慮する．

● 睡眠や休息の確保

・患者自身は疲労を感じていないが，身体は衰弱しているため休息は大切である．患者に休息の必要性を簡潔に説明し，自室でゆっくり休む時間や環境を整える．

・睡眠や休息の必要性を説明し，1日の過ごし方，休

息をとるタイミングや時間をわかりやすいように提案する．また生活リズムを整えることも大切である．

・夜間の睡眠時間が不足するので，睡眠状態をアセスメントしケアを行う．睡眠薬を適切に使用することも有効である．

● **人との付き合い**

・他患者に一方的に話したり他患者へ過剰に干渉したりしている場合には，他患者との距離の取り方について援助し，トラブルを未然に防止できるよう配慮する．

・他患者との間でトラブルが起きたときには，その場から離すなど両者の距離をとる．

［確実な薬物療法を行うための支援］

● わかりやすい説明を繰り返し行い，服薬に対する患者自身の思いを受け止め，服薬行動を支援していく．また，副作用の出現にも注意して観察していく．

［環境の調整を行う］

● 活動と休息のバランスがとれるための環境調整が必要である．

● 刺激の少ない，静かで安心・安全な環境を整える．具体的には，ホールの会話やテレビの音が聞こえにくい，人の出入りが少ない個室で休息をとってもらうなどの工夫をする．

● 躁状態が著しい場合は，時には行動の制限が必要になることもある．衝動コントロールが不良で，激しい興奮や他患者への影響が著しい場合には，医師の診察と指示の下，行動制限（保護室への移動）を実施することがある．

躁状態

183

環境の調整について，すぐに取り組むことと，長期的に取り組むことを記載

［看護師の接し方］

● 躁状態の患者は，観念奔逸や注意力の散漫などにより会話に集中できず，コミュニケーションに支障を及ぼすことがある．そのためコミュニケーション方法を工夫する必要がある．

● 患者との会話では一度に多くを伝えず，必要最小限で簡潔に伝えるようにする．ゆっくりとわかりやすい言葉で，手短かに要点を伝えるとよい．

● 話が逸れるときは会話の焦点をしぼる．

● 落ち着いた態度，冷静にゆとりある態度で，患者のペースに巻き込まれないように接する．

● 患者に命令的，威圧的にならないように心がける．議論や説得は避ける．

● 看護師の対応が異なると患者も混乱する．患者は易刺激性の状態であるため興奮のきっかけとなる可能性もある．日常的に看護チームでカンファレンスなどの場で話し合い，統一した対応をすることが必要である．

看護チームの対応の統一内容を記載

[家族への支援]

● 激しい躁状態による浪費など，入院前の患者の行動に振り回され，家族が疲労を感じている場合もある．まずは家族のこれまでの思いを受け止め，症状に対する適切な対応方法を家族が獲得できるよう家族を支援することも大切である．

引用・参考文献

1) 石川康博：躁状態．エビデンスに基づく精神科看護ケア関連図（川野雅資編），p.118-121，中央法規出版，2016
2) 北村俊則：精神・心理症状学ハンドブック．第3版，日本評論社，2013
3) 藤瀬昇ほか：病態に応じた薬物療法の行い方．精神看護スペシャリストに必要な理論と技法（日本専門看護師協議会監，宇佐美しおりほか編），p.102-108，日本看護協会出版会，2009
4) 福島里実：双極性障害の理解と看護．これからの精神看護 病態生理をふまえた看護実践のための関連図，p.210-225（森千鶴監編），ピラールプレス，2015

2. 精神科でみられる症状と対処が必要な事項
幻覚・妄想

症状の概要

幻覚

● 幻覚とは，**現実にはそこに存在しないものを存在するかのように知覚する，知覚の異常**のことである．

[幻聴]
● **聴覚領域**の知覚の異常であり，実際には存在しない音や声が聞こえる．
● 「バカ」「死ね」「殺すぞ」など自分への批判，軽蔑や脅迫的な内容である場合，患者は非常に苦痛を感じる．一方「頑張れ」「大丈夫だよ」など自分を励ますような内容であることもある．
● 統合失調症，うつ病や双極症の重症例，器質性の精神疾患，アルコールや覚せい剤などの物質関連症でみられる．
● 患者の，幻聴に対して振り向くことや耳を傾けるようなしぐさ，対話しているような様子から幻聴の存在を推察することができる．

[幻視]
● **視覚領域**の知覚の異常であり，実際には存在しないものが見える．
● 統合失調症，大麻やメスカリン，LSD（リゼルギン酸），MDMA（メチレンジオキシメタンフェタミン）などの幻覚剤の使用，意識障害（せん妄），また一

部の認知症でも幻視がみられる.

● アルコールの離脱による振戦せん妄では，ヘビや
  ムカデ，ネズミなどの虫や小動物などが現れ，身
  体を這いつくばうように見えることがある．患者は
  必死に捕まえようとしたり払いのけようとしたりす
  るため，幻視の存在を知ることができる.

● 幻覚剤を使用すると，色彩鮮やかな世界が見えた
  り物が歪んで見えたりする.

● レビー小体型認知症では，虫や小動物などの幻視
  が特徴的である.

［幻臭］

● **臭覚領域**の知覚の異常であり，実際には存在しな
  いにおいがする.

●「この部屋は何か焼け焦げたようなにおいがする」
  などという.

●「口が臭い」「汗臭くて周りに迷惑をかけているの
  ではないか」といったように，自分の体臭に関連
  した幻臭を自己臭幻覚症という.

［幻味］

● **味覚領域**の知覚の異常であり，実際にはしない味
  を感じる.

●「このジュースは苦い．誰か毒を入れたのではない
  か」といった訴えが聞かれることがあり，統合失調
  症では被毒妄想につながることがある.

［幻触・体感幻覚］

● **触覚領域**の知覚の異常であり，実際にはないもの
  が身体に触れているように感じる.

- 「お腹を切られた」「誰かが腕を撫でていった」など皮膚感覚に関連する訴えが聞かれる．統合失調症，せん妄状態，ナルコレプシーなどにみられる．
- 統合失調症では「脳が溶けてしまう」「臓器をぐちゃぐちゃにされる」といったような奇妙な訴えが聞かれることがあり，皮膚感覚だけでなく深部感覚や平衡感覚などの領域にも関連した幻覚が生じることがある．これを体感幻覚とよぶ．

妄想

- 妄想とは**思考内容の異常**，つまり①誤った内容であるのに信じてしまうこと，②不合理で事実無根な内容に確信をもってしまうことである．精神医学的に重要となるのは，周囲の人間がその誤りや非現実的な内容を指摘しても訂正不能なほどの，非常に強い確信をもった根拠の乏しい誤った考えや判断のことである．

[妄想様観念(二次妄想)]
- なんらかの異常体験や感情から生じるもので了解可能な妄想のこと．統合失調症，双極症，器質性の精神疾患などでみられる．例えば，うつ状態の時にみられる罪業妄想，貧困妄想がある．

[真正妄想(一次妄想)]
- 妄想が生じる感情や体験の存在がはっきりとしない妄想のこと．
- **妄想気分**：「なんとなくいつもと違う」「家の外が暗くて変な感じがする」というように，言葉ではっき

りと言い表すことはできないが，自分を取り巻く外界が変容し何かが起こっていると体験されること．患者にとっては不気味で緊張感があり，油断できない状況として体験される．統合失調症の始まりのころには，「世界がもうすぐ終わる」といったような世界没落体験が生じることがある．

● **妄想着想**：突然ある誤った考えが頭に浮かび，それが確信されること．「私は戦国武将だ」となんのきっかけもなく突然思いつくことなどである．

● **妄想知覚**：偶然知覚された事柄に対して誤った意味づけをすること．「黒い車が目の前を通った．悪の組織が自分を狙っているに違いない」などと誤った確信をすることである．

[内容による妄想]

● 妄想はその内容によってもいくつかの種類に分けることができる．

● **関係妄想**：「自分が他者から危害を与えられる」といった被害妄想，「誰かにつけ狙われている」といった追跡妄想，「窓の外からいつも見張られている」という注察妄想，「食事に毒を混ぜられた」といった被毒妄想などがある．また，認知症では「財布を盗られた」といったような物盗られ妄想などがある．

● **微小妄想**：「お金が一銭もなくなった」といった貧困妄想，「電話に出られず，友人にとんでもない迷惑をかけてしまった．自分はどうしようもなく悪い人間だ」といった罪業妄想，「体のあちこちが痛いから，もう長くは生きられない」といった心気妄想などがある．うつ病ではこれらの妄想が生じるこ

とがある.

● **誇大妄想**：「自分は王族の一員である」といった血
統妄想や，「パソコンを発明したのは自分である」
といった発明妄想などがある.

ケアのポイント

幻覚，妄想へのかかわり

● 幻覚，妄想は他人からは非現実的で了解しがたい
ものではあるが，体験している患者にとってはまぎ
れもなく現実に起こっていることである．頭ごなし
に否定したりなくそうとすると，患者は追い詰めら
れた状況に陥ったり自分自身を否定されたと思っ
てしまう.

● 幻覚，妄想そのものは了解しがたくても，それに
伴う感情に寄り添い日常生活が安心して送れるよ
うにかかわることが大切である.

[かかわりのポイント]

● 幻覚，妄想に伴う恐怖や不安などの感情には，「そ
んなことがあったら怖いですね」「ずいぶん大変な
思いをされていますね」といったように共感的な態
度で接する.

● 幻覚，妄想に対しては「それは不思議ですね」「私
は体験したことはないのですが」など，中立的な
立場でかかわる．また，あまり考え続けるとそれ
ばかりに気をとられてしまうため，いつまでも続く
とはかぎらないことを伝えるのもよい.

● 例えば「外に出られない」「食事が食べられない」

など，幻覚，妄想によって生じている日常生活の困りごとを確認し，現実的な解決方法を一緒に考える．

● 病気の症状として幻覚，妄想がとらえられている場合は，対処方法を一緒に考える．例えば，気分転換，集中できる活動を探す，生活の楽しみを見つける，頓用薬の利用などが挙げられる．

● 幻覚，妄想が出る背景について考える．例えば生活環境の変化や学校，仕事，対人関係など症状が出現するきっかけやストレスとなるような出来事を探し，対処方法を一緒に考える．

● 症状だけを見るのではなく，患者が送ってきた人生や生活背景を知り，健康的な部分を引き出すことによって幻覚，妄想が弱まることがある．

● 患者が幻覚，妄想に対処しようと努力していることや効果があった対処行動を振り返り，肯定的な意味づけができることで自信をもって安心して生活できるよう支援する．

引用・参考文献

1) 尾崎紀夫ほか監：標準精神医学，第9版，医学書院，2024
2) 日本精神科看護技術協会監：改訂精神看護学，中央法規，2006
3) 中井久夫ほか：看護のための精神医学，第2版，医学書院，2004

Memo

2. 精神科でみられる症状と対処が必要な事項

強迫

症状の概要

種類

● 強迫には**強迫観念**と**強迫行為**がある.

● 強迫観念とは，思考内容の障害であり，自分でもばかばかしい，不合理だと感じる思考やイメージが，自分の意思に反して繰り返し浮かんでくるものをいう．強迫観念は不安や恐怖，苦痛を引き起こす.

● 強迫行為とは，強迫観念から生じた不安や恐怖を打ち消すために，ある決まった行為を繰り返し行うことである.

● 強迫のなかでも多くみられるものは，**確認強迫**と**洗浄強迫**である.

・**確認強迫**：戸締りをして外出したにもかかわらず，鍵を閉め忘れたのではないかという考えが起こり，帰宅して確認しないと気がすまなくなる，ガスの元栓を閉め忘れたのではないかと不安になり何度も帰宅する，鍵がかかっているか不安になり鍵を何十回と掛け直す，などがある.

・**洗浄強迫**：外出先で汚いものに触ったのではないか，排泄の後に排泄物が手についているのではないかと気になり，1日に何度も長時間手を洗い続ける，入浴に何時間もかかるなどがある．患者はこういった手洗いをばかばかしいと感じやめたいと思う一方で，汚染恐怖による不安に

とらわれており，手洗い行為をやめることができずにいる．

● 強迫行為にはほかにも，儀式行為（同じ方法や順序で日常生活の動作や仕事を行う），数字へのこだわり（不吉な数字や幸運な数字に異常にこだわる），加害恐怖（誰かに危害を加えたかもしれないという不安におそわれ，新聞やテレビ，警察や周囲の人に何度も確認する）などがある．

メカニズム

● 強迫観念や強迫行為は，いずれも過度の不安に対処するための手段であり，受け入れられない不安や衝動から自分を守るための1つの防衛パターンと考えられる．

● 強迫は，強迫症で顕著にみられる症状であるが，統合失調症，うつ病などでもみられることがある．

生活への影響

● 強迫行為では，周囲の人々や家族を巻き込むことがある．自分だけで不安を解消できずに，強迫行為の一部を家族や看護師などに代行させ，強迫行為のルールに従うように求めてくる．強迫行為の代行は，初めは不安の軽減になるが，続けていると強迫行為を強めることとなり，強迫症状を増強させてしまうことになる．

● 強迫観念による不安を打ち消すための強迫行為に時間が費やされることで，日常生活や社会生活に支障が生じる．

- 強迫行為を続けることで心身ともに疲労が蓄積したり，洗浄強迫が続いて皮膚が損傷を受けたりするなど身体へ影響したりする．
- 家族に強迫行為を代行させたり，トイレや洗面所など家族との共有スペースを独占し，他の家族を入らせないようにしたりすると，家族の生活にも影響を与える．
- 入院中に，強迫行為のために洗面所や浴室などの共有のスペースを占有してしまうことがあれば，ほかの患者の生活にも影響を及ぼし，人との付き合いに影響を及ぼしかねない．
- 強い強迫症状により本人の日常生活や社会生活が制限されるときには，介入が必要となる．

ケアのポイント

[強迫行為を無理にやめさせない]

- 強迫行為によって不安に対処しているため，無理にやめさせると逆に不安を増強させてしまうことがある．強迫行為そのものだけではなく，患者の強迫行為にはどういった意味があるのか，患者の背景を考え，患者を理解しようとする姿勢で向き合っていく．
- どのような状況で不安が強くなり，強迫行為が増強するのかなどを患者とともに考える．逆に強迫観念や強迫行為が軽減する状況や方法も患者と一緒に考え把握しておくとよい．
- 不安に対する健康的な対処方法を見出せるように一緒に考える．
- 信頼関係を築くことで患者の不安を軽減していく．

[自分の感情を言語化できるよう支援する]

● 患者は感情の表出を抑え込んでいることがある.

● 心配事や困っていること，生活上のストレスや不安を言語化することで感情表出を促し感情のコントロールができるよう支援していく.

[セルフケアへの支援を行う]

● 強迫行為が以下のような日常生活にどの程度影響を及ぼしているのか観察し，必要な支援を考える. 患者が必要な日常生活行動がとれるように，適宜声をかけ見守りながら次の行動を促すような支援をする.

- **食事**：食事前の手洗いなどにより食事時間が不規則になるなどして食事摂取行動が取れずに食事摂取量が低下していないか.
- **排泄**：排泄物による汚染を恐れて便意を我慢する，洗浄行為に時間がかかることはないか.
- **個人衛生**：長時間の手洗いや入浴はないか. 手荒れの重症化を防ぐことも必要である.
- **活動と休息**：強迫行為に時間を費やすために休息や睡眠が不足していないか.
- **孤独と付き合い**：人との付き合いはあるか. 共有スペースの占有による他者とのトラブルはないか.
- **安全を保つ能力**：抑うつを併発した希死念慮などがないか. 感情のコントロールはできているか.

Memo

[強迫行為にとらわれない時間をつくる]

● 強迫行為をやめさせるのではなく，強迫行為に費やす時間をある程度認め，それ以外の時間は作業療法への参加や散歩による気分転換，本人の興味あることを一緒に考え行うなど，健康的な側面にも目を向ける．

● 楽しめる時間をもつことで，強迫行為にかける時間を自然と減らすことができるよう支援する．

[自尊感情を高めるための支援を行う]

● 患者は，自分に自信がなく，将来に不安を覚え，自尊感情が低下していることが多い．

● 患者と一緒に目標を考え，強迫行為にかける時間をある程度決めるなど，だんだんと減らしていけるよう支援する．できたときは行動を肯定的に評価し，自信をもつことで，自尊感情を高めることができるよう支援する．

[家族への支援を行う]

● 家族の気持ちを傾聴し受け止める．

● 家族や周辺の人たちには，強迫行為について正しい認識が得られるよう，わかりやすく説明し，患者に対して共感的な対応ができるよう指導する．

Memo

[対応を統一する]

● 看護師により対応が異なると患者が混乱し不安を強めることもある．カンファレンス等の場を活用し話し合い，看護チームで対応を統一できるようにする必要がある．

[強迫行為の代行は必要最小限にとどめる]

● 患者と症状を悪化させるメカニズムについて話し合い，強迫行為の代行はできるだけ行わないようにする．

看護チームの対応の統一内容を記載

引用・参考文献

1) 田中美恵子編：強迫性障害患者の看護．精神看護学 学生 - 患者のストーリーで綴る実習展開，p.150-160，医歯薬出版，2006
2) 二木満：不安障害の看護．新クイックマスター精神看護学，改訂版（松下正明ほか監），p.444-447，医学芸術新社，2009

2. 精神科でみられる症状と対処が必要な事項
不安・焦燥

症状の概要

- **不安とは，明確な対象をもたない漠然とした不快や恐れなどの感情の現れ**であり，誰もが経験するものである．

- 不安は本来，脅威や精神的ストレスに対する正常な反応であり，人間が生きていくために必要な機能として働いているため，不安を生じさせることによって個人にとって危険な状況を回避したり，対応したりすることができるのである．

- 不安が強い場合もしくは持続する場合などにおいては，息切れ，めまい，発汗，心拍の上昇，ふるえなどの身体症状を伴うことも多い．

- 不安は，日常生活への影響も大きく，一時的な回避行動だったものが，その後も不安が解消されないことで特定の物，人や状況を繰り返し避けようとして，日常的な行動を制限させてしまうこともある．

- **焦燥とは，思う通りにならなくてイライラする気持ち**，目的が達成しないで焦る気持ちのことをいう．不安が生じた際は，少なからず焦燥感を生じさせるものである．

- 不安症（重度の不安）では，パニック発作のように突然生じることもあれば，徐々に症状が高まっていくこともある．また，不安症に伴ううつ病を併発することもある．

不安症の概要（DSM-5-TR）

不安・焦燥

● 不安症は，持続的かつ過剰な恐怖および不安と，患者がこれらの感情を緩和するために採用する機能障害を伴う行動変化を特徴とする．

・**分離不安症**：分離不安は生後8〜24か月の小児では正常な発達過程で生じるものであるが，この時期を過ぎても，愛着をもっている家族等の存在と離れることに対して，過剰な恐怖や不安が生じる状態を呈する．

・**限局性恐怖症**：限られた特定の対象や状況に対して，実際に起きている状況や危険とは釣り合わない強い恐怖や不安を生じさせる．恐怖の対象としては，爬虫類や虫などの動物，高所や閉所といったものがあげられる．

・**社交不安症**：人前で注目が集まるような状況で，強い不安や恐怖，緊張を感じ，何か失敗して自分が恥をかくのではないかという心配や強い不安を感じることによって日常生活に支障をきたす．その恐怖や不安は一般的に見て状況にそぐわないほど過剰であり，症状やその状況を回避することが6か月以上続く状態を指す．

・**パニック発作**：何の前触れもなく，身体症状や精神症状を伴うきわめて強い不快感，苦痛，恐怖，不安が突然現れて10分以内にその頂点に達する．パニック発作を特定するには，**表1**（後出）の13項目のうち4項目以上が必要である．

・**広場恐怖症**：危険が迫った場合などから逃げることが困難な場所や助けが得られそうにない環境といった，個人が認知する特定の場所（または

199

場面）にいることに強い不安を生じる．特定の場所の例としては，教室や劇場などの座席数の多い列のなかにいること，一時的に閉鎖されるバスや飛行機といった交通機関などがあげられる．

- **全般不安症**：日常生活のさまざまな場面において，持続的かつ慢性的な不安が生じ，身体的，精神的な症状が現れる．過剰な不安や心配が起こる日のほうが，起こらない日より多い状態が，少なくとも6か月以上にわたり持続する．

- **物質・医薬品誘発性不安症**：物質や医薬品などの影響によって著しい不安やパニックの症状が生じる．

- **他の医学的状態による不安症**：何らかの医学的疾患によって，著しい不安やパニック発作などが引き起こされる（身体疾患例：甲状腺機能亢進症，クッシング症候群，褐色細胞腫，低血糖症，喘息，慢性閉塞性肺疾患（COPD），心不全，ビタミンB_{12}欠乏症，ポルフィリン症，脳炎，てんかんなど）．

治療のポイント

- 不安症の治療は薬物療法とカウンセリングが中心である．
- 不安症改善の目標の1つは，**患者のセルフコントロール能力を回復すること**にある．患者の強い不安や恐怖は，患者の思考や感情によって一時的に助長されている可能性がある．
- そのような悪循環を生み出さないように，治療早期から**心理教育**や**リラクゼーション法**を取り入れ

ることが望ましい.

- 薬物療法に関して不安症の多くは，抗うつ薬の**選択的セロトニン再取込み阻害薬 (SSRI)** が用いられる．安心や鎮静の情報を神経に伝えるセロトニンの濃度を高めることで，不安や恐怖を抑える効果がある．

- 抗不安薬は脳神経に作用し，不安や恐怖，緊張を抑える効果があるが，短期的には使用しやすく効果がわかりやすい一方で，長期的な使用では身体依存が形成されることがあるため，注意が必要である．

- 動悸や過度な緊張状態で声や体の震えが生じる場合は，その症状のみを軽減する目的でβブロッカーを使用することもある．

- カウンセリングは，即効性が期待できるものではないが，継続して実施することによる効果が期待できる．

- 不安を悪化させる自動思考が働きやすい場合は，考え方の修正や対処を見直すことのできる認知行動療法が用いられることもある．

自施設の治療について記載

ケアのポイント

- 患者の不安の状態，不安反応（生理的，行動的，情緒的，認知的反応）についての情報に基づいて，患者個々の**不安を誘発する要因をできる限り把握**しておく．

- 落ち着いているときに不安表出時の出来事について話し合う時間や，対処法について一緒に考える時間をもつ．

- 感情を言葉にするように促す（言語化）ことも大切な援助である．

- リラクゼーション方法やその他自律神経を整えるための運動療法などについて提案する．

- 強い不安やパニック症状（**表1**）に対しては，頓服薬の利用などを含め，正しい薬の使用方法を理解しておく必要がある．ケア介入の早期から服薬心理教育などを導入することが望ましい．

- 就学や就労を継続しながら治療を行う場合は，環境整備が重要となる．不安を抱えにくい生活環境を

表1 》パニック発作の鑑別

☐ 息苦しさや息切れ
☐ 喉が詰まったような窒息感
☐ 心臓の症状（動悸，心悸亢進，頻脈）
☐ 腹部の症状（痛みや不快感）
☐ 胸部の症状（嘔気や不快感）
☐ 発汗
☐ 身震いや振戦
☐ めまいやふらつき，気が遠くなる感じ
☐ ぞっとするような寒気や火照ったような灼熱感
☐ 感覚の麻痺やうずくような異常感覚
☐ 現実感喪失や離人感
☐ 抑えがきかなくなりそうな恐怖や，どうにかなってしまいそうな恐怖
☐ 死への恐怖

整えるためには，身近な人に理解してもらい，支援を仰ぐ環境をつくっていくことも重要なケアとなる．

● 現在の仕事を続けることに困難を抱えていたり，これから就職活動を行おうとしている人に対しては，治療を中心とした医療サービスを提供することはもちろんのこと，就労移行支援などの福祉サービスの利用も検討する．

パニック発作への対処

● パニック発作は，強い恐怖や不安が急激に（約数分）生じる現象で，しばらくして軽快するという経過をたどる．パニック発作が診断されたとしても必ず行うべき治療というものはなく，一般的に**20分から30分**，長くても**1時間以内**には自然におさまってくる．

● 医療従事者が状況を理解し，落ち着いて対応することによって，今後のパニック発作に対する患者の不安を和らげることにつながる．

● 患者の安全を確保し，強い不安に看護師が心理的に巻き込まれることのないよう，落ち着いて対応にあたる．

● 排除できる刺激はできるだけ排除し，患者に状態に応じた呼吸法などを用いた身体的ケアを行う（**表2**）．

● 医師の指示に基づいた症状緩和のための薬物を適切に投与し，不安が軽減する経過を観察する．

表2 》呼吸法例 (リラクゼーション法)

座るか, いすにもたれかかりましょう.

①息を止めて準備します (その前に深呼吸しないように).
　まず3秒かけて息を吐きます. そのとき, 静かになだめるように頭のなかで自分に
　向かって「リラーックス」という言葉を言いましょう.
②次に3秒かけて自然に息を吸います.
③その後は3秒かけて息を吐き, 3秒かけて息を吸う, ことを続けます.
　つまり6秒で一呼吸です (1分間につき10呼吸).
④5分間程度続けましょう.

※1日4回, 朝・昼・夕・寝る前に練習しましょう.
※鼻呼吸が苦しければ口呼吸でもよい.

文献1), p.9より引用

引用・参考文献

1) 厚生労働省：パニック障害 (パニック症) の認知行動療法マニュアル (治療者用), 2016年2月19日第2版作成
https://www.mhlw.go.jp/file/06-Seisakujouhou-12200000-Shakaiengyokushougaihokenfukushibu/0000113842.pdfより
2025年2月7日検索

2) 日本精神神経学会 (日本語版用語監修), 髙橋 三郎・大野 裕 (監訳)：DSM-5-TR 精神疾患の診断・統計マニュアル. p.209-253, 医学書院, 2023

Memo

2. 精神科でみられる症状と対処が必要な事項
無為・自閉

症状の概要

無為

- 意欲が著しく減退し，自分の気持ちや考えなどの情意面が鈍麻し，周囲に対する感情的反応や関心が乏しくなる状態をいう．結果，日常生活は全般的に無関心となり，周囲への積極性を失っていく．
- 無為の症状は，統合失調症の陰性症状の一種であるが，認知症患者に多くみられ，また中毒性神経障害や器質性神経障害などにもみられることがある．
- 無為になると，洗面や更衣などの清潔動作や身の回りの整理などが無関心になるため，不潔になりやすい．すなわち，入院（治療経過）中の対人関係においては，周囲の患者から嫌がられたり，距離をとられたりするので，他者との交流がもちにくくなる分，コミュニケーションの改善には時間がかかることが予想される．

自閉

- 統合失調症の陰性症状の一種であり，ひきこもりとは異なる．

205

- ブロイラー（Bleuler, E）が精神分裂病者の基礎症状の1つとして提唱した概念であり，自己の内界に閉じこもってしまい，外部とのかかわりを閉ざしてしまう状態をいう．幻覚や妄想などの病的体験に基づいて出現することが多い．
- 1日中何もしなくなる無為状態と同様に，自閉状態になると日常生活の動作に支障をきたす．

無為・自閉の症状

[感情の鈍麻・平板化]
- **感情鈍麻**は，外的刺激を受けても感情の表現ができない，感情自体を感じなくなる状態をいう．
- **感情の平板化**は，気持ちの表現がない，感情の変化が少ない，感情に乏しさがある，単調であるなどの状態をいう．
  - **意欲低下**：自ら，何らかの目的を持って行動を始めることができなくなる．理由もなく何となくだるい，何事に対してもやる気が出ない．
  - **気力低下**：行動を起こしてもやり続ける気持ちが起こらず集中して取り組むことができない．
  - **集中力の低下**：物事に集中できない（テレビを観ても，読書をしても内容が頭に入ってこない）．
  - **思考の低下**：考えごとが頭のなかでうまくまとまらない．
  - **対人コミュニケーションの意欲低下**：人と話をするのも億劫になり，会話しなくなってしまう，人に話しかけられて返答するのが煩わしい．
  - **社会性の低下**：外出する気になれず自宅に引きこもる，学校や仕事にも行かなくなってしまう．

観察ポイント

● 患者は意欲低下によって日常生活動作に支障を
きたしていることが多い．まずは患者の全身状態
や阻害されている動作の観察を行うことが重要で
ある．

[日常生活行動の程度]
● **栄養**：食事摂取量，食行動の様子，食事に対する
意欲，身長，体重増減の有無
● **排泄**：排尿回数，排便回数，便秘の有無，腹部
状態，失禁の有無，排泄・月経時の不適切な処
理の有無，羞恥心の低下の有無
● **清潔**：入浴回数，洗体動作，更衣，洗濯の様子，
整容に対する意識
● **身の回りの整理**：床頭台や寝具，ゴミ箱周辺等の
様子

[患者の表情]
●表情変化の有無 　　●喜怒哀楽の表出

[患者の行動]
● 患者からの発語の有無
● 声の大きさや声調
● 発語による意思表出の有無

[身体合併症の有無]
● 精神機能に影響を及ぼす身体疾患がないか（脳血
管障害や神経疾患がないか）
● 違法薬物使用歴の有無

[思考内容，思考の障害の程度，知覚の異常の有無]

- 患者の訴える内容
- 見当識は保たれているか
- 会話内容を理解できているか
- 暑さ・寒さはきちんと対処できているか

[病棟行事や作業療法の参加状況および意欲]

- 病棟週間プログラム参加状況
- 参加時の様子
- 参加回数
- 自発性の有無
- 参加プログラム内容

[他患者，看護師，患者家族との対人コミュニケーション]

- 同室者と会話はあるか
- 看護師が話しかけて返答がみられるか
- 家族が面会に来たときに会話しているか

ケアのポイント

- 無為・自閉状態になると，全般的に積極性がなくなり(自発性の欠如)，意欲の低下や行動が緩慢で外出ができなくなる．終日病室にこもり，臥床し続けるようになる．他者から自分がどのようにみられているかも関心がなくなる．そのまま放置しておくと，現実感はますます乏しくなっていく．

- 看護師は，患者の症状が悪循環に陥らないように，関心をもってかかわる，非言語的コミュニケーションを通じて伝える，根気強くかかわることが大切である．

- 観察ポイントに沿って患者の観察を十分に行う.
- 強引に介入すると患者を脅かすおそれがあるため，焦らず患者のペースに合わせ，繰り返し働きかける.
- 意欲低下によりできなくなっている日常生活動作への看護介入を行う：身体および身辺が不潔になりやすいので，患者の状態および反応をみながら身体の清潔，身辺の整理など，生活リズム獲得のための生活指導を行う.
- 作業療法やレクリエーションなど治療プログラムへの参加を促す.
- 患者とともに行動し，信頼関係を擁立する.
- 看護師は，患者に関心を向けていることを言葉だけではなく，相槌，アイコンタクトなどの非言語的コミュニケーションをとおしても伝え，患者に安心感を与えるように心がける：いつでも病棟職員と話ができることを伝える.
- 患者の回復ペースに合わせた生活空間を拡げていけるような援助計画を立てる.
- 患者家族へ現在の生活状況を説明する.

引用・参考文献

1) 吉浜文洋ほか編：学生のための精神看護学. 医学書院, 2010
2) 山本勝則ほか編：看護実践のための根拠がわかる精神看護技術. メヂカルフレンド社, 2015
3) 阿保順子ほか編：統合失調症急性期看護マニュアル. 改訂版, すぴか書房, 2009
4) 坂田三允編：救急・急性期I 統合失調症. 精神看護エクスペール6, 中山書店, 2004

2. 精神科でみられる症状と対処が必要な事項

不眠

症状の概要

- 不眠は，精神疾患において基本的な症状の1つであり，本人が感じる主観的症状である．
- 不眠の多くは，背景にある精神疾患を適切に治療すれば解消される．
- 急性ストレス，不適応反応などによる一過性不眠と，数週間～数か月にわたる持続性不眠（精神生理性不眠）がある．再燃・再発は持続性不眠がかかわっていることがある．

不眠のタイプ

- **入眠障害**：寝つきが悪く，睡眠に入れない．
- **熟眠障害**：熟眠できず，夢ばかりを見て眠った気がしない．睡眠が浅い．
- **中途覚醒**：夜中に目が覚めるとなかなか眠れない．
- **早朝覚醒**：早朝に目が覚め，それ以後眠れない．

Memo

精神疾患と不眠

● **気分障害**：うつ病では中途覚醒・早朝覚醒，躁病では睡眠時間の短縮・浅眠傾向

● **統合失調症**：急性期は入眠障害・中途覚醒・熟眠障害，寛解期も不眠は持続する．

● **脳器質性疾患**：なんらかの睡眠障害

● **その他**：

　・**睡眠を妨げる疼痛・咳・下痢・悪心・嘔吐・頻尿・痒みの身体症状とその症状の予期不安からの不眠**：入眠障害・中途覚醒

　・**抗精神病薬の副作用による医原性不眠**：アカシジア・ジスキネジア

　・**嗜好品(薬物・たばこ・アルコール)による不眠**：交感神経活動を刺激して不眠となる．薬物は長期使用にて耐性や中断による離脱症状を呈する．

　・**高齢**：脳の老化に伴い体内時計や睡眠・覚醒機能の低下によって不眠となる．

　・**むずむず脚症候群**：下肢を中心としたむずむず感が出現し入眠障害をきたす．

　・**睡眠時無呼吸症候群**：無呼吸により中途覚醒が起こりやすく，睡眠の質も悪い．

　・**睡眠時周期性四肢運動障害**：足が「ガクン」として目が覚める．患者は不随意運動を自覚していないことが多く，不眠を訴える．

Memo

ケアのポイント

- 不眠の訴えをとおして患者の気持ちを傾聴し，不安や心配事を知る．
- 患者と一緒に不眠の原因を考え，日々症状の観察をする．
- 急性期では，脳の疲労を回復させるために薬剤の的確な使用が必要になる．
- 睡眠環境を調整（環境因性不眠）するため，睡眠場所の気温や湿度・騒音や照明・臭気・寝具や寝衣などの適性を考える．
- 身体的原因の有無（身体因性不眠）を考え，身体の違和感，痒み，痛みなどを確認する．
- 看護師の役割として薬物管理と投与による心身の変化および副作用の観察を行う．薬物療法によって生じる変化を観察して医師に報告する．
- 急性症状の鎮静化がみられたら，以下の点を観察する．
  - **日中の状態観察**：規則正しい生活習慣／食事摂取量・起床就寝時間／薬剤の持ち越し効果の有無や午睡の有無／軽度の身体疲労を感じる活動量／病棟作業療法に参加・他患者との交流状況の観察・外出状況／入浴時間
  - **夜間の状態観察**：睡眠状態の把握／睡眠日誌の記入を検討／服薬内容と服薬時間／就寝までの過ごし方と就寝時間／夜間中途覚醒や早朝覚醒の状況(例えば，排泄との関係)
- 看護師として，患者の転倒に注意する．
  - 過剰な睡眠薬の投与は避ける．
  - 排泄との関係を観察し，援助する．

・環境の調整として，履物や適切な照明
・転倒予防の運動

状態観察におけるポイントを記載

不眠症の非薬物療法の基本

- 眠くなってから入床する.
- 睡眠時間は人によって違うことを理解する.
- 起床時間を決める.
- 朝日を浴びる (日光を浴びて14〜16時間後に眠気が出現する).
- 昼寝は15時までの30分以内にとどめる.
- カフェインの摂取は入床4時間前までにする.
- 入浴はリラックス効果があり推奨される. 入浴によって深部体温が上がり, 体温上昇分だけ, 90分ほどの時間をかけて深部体温は下がる. そのときに眠気が現れるので上手く利用するとよい.
- 寝る前は液晶画面等の光は避ける.
- カフェインやニコチンは覚醒作用があり, その効果は数時間持続する. リラックス効果はあっても睡眠の妨げとなる.
- 外泊時や退院時に, 治療中の飲酒を避ける指導をする.
- 規則正しい食生活をこころがける (とくに朝食は身体機能の目覚めとなるので大切である).
- 運動の習慣化は熟睡を促進する (適度な疲労を感じる運動を続ける).
- 冬期は冷えた寝具に入床した場合, 冷感が刺激となり血管が収縮する. 放熱が妨げられることで, 寝つきが悪くなる.

引用・参考文献

1) 内山真編：睡眠障害の対応と治療ガイドライン, 第2版, じほう, 2012
2) 髙木永子監：看護過程に沿った対症看護, 第5版, Gakken, 2018

2. 精神科でみられる症状と対処が必要な事項
せん妄

疾患の概要

● なんらかの原因で脳の機能が低下し，精神活動に障害が生じて起こる意識障害およびそれに付随する精神症状である．

● 見当識障害や記憶障害，幻覚などの認知・知覚障害が短期的に生じる病態である．

● 夜間に症状が悪化する傾向がある．

[原因]

● 準備因子を基盤に直接因子が働き，誘発因子が促進的に作用する（表1）.

症状の概要

● 身体疾患や環境の変化に基づく意識，認知，注意，知覚の障害を認める（例:精神運動興奮，不眠，幻覚，錯覚，不安，困惑，衝動行為など）（表2）.

[せん妄の分類]

● せん妄は3種類に分類される（表3）.

Memo

表1 》 せん妄の原因

● 準備因子（せん妄を引き起こす脳の状態）：
  高齢，脳血管障害，基礎疾患，アルツハイマー型認知症など
● 直接因子（それだけでもせん妄症状を発症させる要因のこと）：
  手術
  中枢神経系に作用する薬剤の急性中毒（抗コリン薬，抗不安薬，
  睡眠導入薬など）
  依存性薬物療法からの離脱症状（アルコールや抗不安薬など）
  中枢神経系疾患（脳血管障害，脳腫瘍，頭部外傷など）
  代謝性疾患（糖尿病，腎疾患，肝疾患など）
  内分泌系疾患（甲状腺疾患，副腎疾患など）
● 誘発因子（せん妄発症の引き金となる因子のこと）：
  入院などによる環境変化
  ICU などによる過剰刺激
  不安などによる心理的ストレス
  身体的ストレス（痛み，かゆみ，頻尿など）
  身体抑制などの拘禁状況

表2 》 せん妄のおもな症状

● 意識障害：
  ・ぼんやりして，寝ぼけたような状態.
  ・興奮，やみくもに歩き回る，つじつまの合わないことを言う（過
   活動型）.
  ・眠ったように動かず反応が乏しい（低活動型）.
● 認知障害：
  ・最近の出来事や見たり聞いたりしたことを覚えていない，または
   思い出せない（短期間の記憶障害）.
  ・今何時か，どこにいるのか，話している相手がわからない（見当
   識障害）.
  ・室内にいるはずのないもの（虫などの小動物等）が見える（錯覚）.
● 注意障害：
  ・注意力散漫で人の話を集中して聞けない.
● 随伴症状：
  ・情動障害
  ・過活動の場合…感情が不安定，刺激に敏感で怒ったり泣いたり
   する.
   低活動の場合…無表情で無欲
  ・睡眠，覚醒サイクルの障害
  ・昼夜逆転，日中に睡眠し，夜間興奮する.

表3 》》せん妄の分類

●過活動型：
　24 時間以内に下記 2 項目以上の症状が認められた場合
　・頻繁に認められる幻覚，妄想，焦燥，失見当識など活動性の
　　量的増加と制御喪失
　・不穏
　・徘徊
●低活動型：
　24 時間以内に下記 4 項目以上の症状が認められた場合
　活動量の低下または行動速度の低下は必須
　低活動型は症状を見逃しやすいため注意が必要
　・活動量の低下
　・行動速度の低下
　・状況認識の低下
　・会話量の低下
　・会話速度の低下
　・無気力
　・覚醒不良，引きこもり
●混合型：
　24 時間以内に過活動型，低活動型両方の症状が認められた場合

[治療]

● 原因となった身体疾患の改善や身体状態の補正が
重要となる．

● 睡眠，覚醒リズムの改善，声かけをするなど不安
を和らげるかかわりを行う．

● 薬物療法は意識レベルの低下，身体状態の悪化
に配慮し，せん妄に伴う不安や興奮の改善を目的
とする．

Memo

ケアのポイント

[身体状況の評価]
- バイタルサインの変化
- 水分摂取状況, 皮膚, 浮腫所見の確認
- 検査データの見直し

[薬物治療]
- 精神症状に合わせた非定型抗精神病薬, 抗うつ薬, 抗不安薬の使用→過鎮静や転倒, 嚥下障害, 身体疾患の悪化を誘発する恐れがあるため注意する.
- 患者・家族に対し, 本人の状態, 薬剤の目的・効果・副作用・リスクについて説明する.

[環境調整]
- **見当識を保つかかわり**
  - ・日時, 場所を伝える.
  - ・カレンダーを設置する.
  - ・窓から周囲が見えるようにする.
  - ・メガネ, 補聴器具などを準備する.
  - ・ていねいに根気よくかかわる
- **快適・安全な環境づくり**
  - ・必要性の低いカテーテルは抜去する.
  - ・身体抑制は最小限にとどめる.
  - ・危険物を除去する.
  - ・転倒・転落の危険性がある場合にはセンサーマットなどを活用する.
- **生活リズムの改善**
  - ・散歩や軽運動, 作業療法などのリハビリテーションに参加する.

・室内の明るさを工夫し昼夜の時間感覚をつける.
・TV, ラジオを使用する.
● **家族への援助**
・不安を傾聴し, 家族の困りごとを共有しつつ労う.
・現在の症状や入院生活の様子などを説明する.

[評価]
● せん妄の兆候や前駆症状をアセスメントするために, 「**せん妄スクリーニング・ツール (DST)**」のようなスクリーニング・ツールを活用し, 初期段階のせん妄を見過ごさないようにする.

使用しているせん妄スクリーニング・ツールを記載

せん妄スクリーニング・ツール 「DST (Delirium Screening Tool)」

　身体疾患のある患者向けに，せん妄状態をスクリーニングする目的で作成されたツールである．一般科医療スタッフがDSTを使用することによって，「せん妄の可能性」のある患者を認識することが可能となる．

　DSTは，「**A：意識・覚醒・環境認識のレベル**」「**B：認知の変化**」「**C：症状の変動**」の3系統からなり，各系統の下位項目が1つでも該当する場合はA→B→Cと進む．最終系列Cをチェックした場合，「せん妄の可能性あり」の評価となる．また，このツールは医療スタッフが通常，患者との面接や病歴聴取，看護記録，さらには家族情報などによって得られたすべの情報を用いて評価する．さらに，せん妄症状は1日のうちでも変化するため，少なくとも24時間を評価対象の時間とする．

引用・参考文献

1) 融道男ほか監訳：ICD-10精神および行動の障害 臨床記述と診断ガイドライン．新訂版，p.69-70，医学書院，2005
2) 日本精神科看護技術協会監：精神疾患/薬物療法．実践 精神科看護テキスト4，p.18-19，精神看護出版，2007
3) 武井麻子ほか編：精神看護学[2] 精神看護の展開．系統看護学講座 専門分野II，第4版，p.300-305，医学書院，2016
4) 山川宣：今日の夜から始まる一般病棟のためのせん妄対策成功への道しるべ．p.17-18，p.20-21，Gakken，2017
5) 鈴木良平：アルコール依存症のせん妄；ケア．臨牀看護36(11)：1417-1424，2010

Memo

COLUMN

せん妄と認知症の違い

せん妄

　認知症の中核症状は，認知機能の障害であり，脳の精神機能の障害ではないものの，行動・心理症状（BPSD）を呈すると不安・幻覚・興奮といった精神症状や行動症状が現れ，このような症状がせん妄の症状とよく似た症状としてあげられる．

　せん妄は意識障害であり，認知障害を病態とする認知症とは明らかな違いがあるが，臨床で看護師がこの２つの症状を鑑別することは簡単なことではない．ただし，基本的な看護ケアには多くの共通点があるため，以下のポイントに関しては，最低限おさえておく必要がある．

　まず，環境調整は大変重要なケアであり，病床環境への不適応は症状の悪化につながりやすいため，不安を助長させない落ち着いた雰囲気のある環境に調整する必要がある．適切な刺激を入れながら，患者にとってなじみのある雰囲気を感じられる環境になるように配慮する．

　かかわり方も大切なポイントであり，どちらの症状においても看護師のかかわりが過度な刺激にならないよう，患者のペースに合わせてわかりやすく対応する．また，夜間寝付けないようなときには，少しでも落ち着けるようコミュニケーションをとるとよい．

表 》 看護の基本方針

せん妄	不穏・興奮の原因となる要因を特定し，せん妄を悪化させないような環境を整え，原因を除去する
認知症	認知機能の低下を予防し，個人の尊厳を保持しつつ希望をもって暮らすことができるようにする

2. 精神科でみられる症状と対処が必要な事項
拘禁反応

症状の概要

拘禁反応

- 拘禁反応とは，強制的に外界との接触が遮断された環境（刑務所や強制収容所，難民キャンプ，政治的拘束など）に拘束された状況で出現するさまざまな心因反応のことをいう．
- 医療現場では，患者の心身の安全，安静の確保や治療の目的で刺激を遮断した環境（精神科の閉鎖病棟や保護室，無菌室など）が用いられることがあり，その場合にも拘禁反応が出現することがある．
- 多くの場合，拘束状況から解放され適切な治療や援助があれば心因反応は消失するが，拘束状況が長期化した場合などには心因反応が遷延化・固定化することがある．

拘禁反応を生じやすい状況

- 患者が安全，安静の確保や治療の目的で刺激が遮断された治療環境が必要であるということを理解できない場合，不安や不満を抱きやすく拘禁反応が生じやすい．
- 刺激が遮断された治療環境がどのぐらいの期間必要であるか，その見通しが立たない場合には拘禁反応を強めることがある．

ストレス反応

- 拘禁された状況では，個人差はあるもののさまざまな反応が出現する．
- おもな拘禁反応には，**易刺激性**，**不安**，**退行**，**抑うつ気分**などが挙げられる．初期には自律神経の緊張に伴う生理的反応が多くみられ，その後，心理的反応が出現する（**表1**）．

表1 》》**拘禁状況下でのストレス反応**
（自律神経系のホメオスタシス不全を含む）

症状の種類	症状
不定愁訴	頭重感，頭痛，眼痛，めまい，胸部圧迫感・動悸，食欲不振・違和感や疼痛（胃部・腰部・背部など）・不眠など
気分変調：抑うつ気分	寡黙・不安・焦燥感・いらつき・不機嫌・気分易変・被刺激性など
気分変調：躁的反応	多弁・興奮・多幸感など
攻撃性	憤怒・混乱・泣き叫ぶ・壁を叩くなどの驚愕反応・顔面紅潮・呼吸促迫・器物破壊など
幻覚・妄想	攻撃的・被害的・逃避的など
身体疾患	胃潰瘍・鼻出血・過剰発汗・手足振戦など
その他	ヒステリー反応・けいれん発作・昏迷状態・自傷行為など

文献1），p.318より引用

Memo

観察・アセスメントのポイント

● 拘禁反応はさまざまな要因が影響しあい出現していると考えられる．そのため，それらの要因について情報収集しながら，いつからどのような反応が出現しているのか観察し，それが拘禁反応であるか見極める必要がある．
  - ・患者のパーソナリティ傾向
  - ・患者のもともとの精神症状
  - ・治療についての思い（治療意欲，病状や治療内容の理解など）
  - ・回復への見通し（見通しのもちにくさ，悲観的・楽観的見通しなど）
  - ・治療環境（物的・人的環境）

治療・ケアのポイント

● 拘禁反応は下記のような対応を行い，予防することが重要である．
  - ・多職種による協議のもと，できるだけ開放的な処遇での治療を目指すこと，やむを得ない場合には患者の人権に配慮しながら必要最小限の拘束とし，できるだけ早く拘束状況から解放することを目指す．
  - ・治療の目的や見通しを繰り返し丁寧に説明し，できる限り患者の理解を得るようにする．
  - ・症状出現時に速やかに対応できるよう定期的に，こまめに観察を行う．
  - ・患者との接触を増やし，現状や今後の見通しなどの話題をとおして現実感を維持する．

・時計, カレンダーなど時間感覚がわかるものを
用意する.
● 患者の不安や不満などさまざまな思いを傾聴し,
安心感をもてるよう受容的にかかわる.
● 適切な薬物療法を行う.

拘禁反応

拘禁反応を生じた患者への院内対応ルールを記載

引用・参考文献

1) 五十嵐透子:拘禁症状. パーフェクト臨床実習ガイド 精神看護第2版 (萱間真美編), 照林社, 2015

3. 診察・診断におけるケア
診察

診察の概要

- 精神科臨床において診察は，患者と支援者の関係の始まりとなることが多く，毎回の診察は，治療の方向性を検討するなど重要な場面となることが多い．
- その診察に患者・家族を迎え入れ，診察に同席し，指示を直接聞く看護師の役割は**チーム医療の発信源**として，**患者—支援者関係の基礎**として非常に重要となる．

精神科診察で医師が行うこと

[全身で聴く]

- 医師は，まずは**患者の訴え**を聴く．その際，話の内容を聞くと同時に，もち込まれる感情の雰囲気（怒り，不安，抑うつ，異常体験など）を**五感で観察**する．その苦しみに共感を抱きながら，さらに今の状況や今後の見立てに役立つ症状・環境の情報を患者から語られない場合は，さりげなく話に盛り込んでいく．
- 患者に家族等の同伴者がいる場合は，患者について伝えたいことがある方がほとんどなので，家族等にも話をしてもらい，そこから聞いた話をまた患者に返し，家族が話したことを患者がどうとらえているかを把握する．
- 精神科においても**身体状態の把握**は重要である．

初診の場合は**既往歴，現在内服中の薬**などを把握する．

[見立て・方針を伝える]

● 話をある程度うかがったところで，どのような状態なのかを説明する．そのうえで，よりよくなるためにどうしていけばよいのかという方針やアドバイスを伝える．

支援者に求められる姿勢

● 患者・家族は，診察に出向くにあたって，医師だけでなく看護師，医療事務職，臨床検査技師，精神保健福祉士（MHSW/PSW）などさまざまな職種の支援者と出会う．すべての支援者が意識すべき姿勢は以下のようになる．

[患者－支援者関係の構築]

● 診察では，患者―支援者関係を構築する意識も必要である．支援者には，必要な情報を聞くことと並行し，苦しみに耳を傾けて聞く傾聴の姿勢と，そのうえでの「大変でしたね」「おつらいですね」という共感や労いが最も重要である．

● 同時に，「その苦しいときに自分なりに行った工夫もあったと思うのですが」という本人や家族の対処の工夫を知ろうとすること，患者や家族のストレングス（強み）に着目することも大切である．

● 病いだけでなく，患者や家族の強みを知り，全人的に理解しようとする姿勢は治療に役立つだけでなく，患者・家族からは人として支援者と出会う感

覚につながり，その後の関係性にもよい影響をもたらす．

共同意思決定（SDM）

- 関係を構築する配慮をしたうえで，患者・家族の困っていること，支援が必要だと感じていることを聞くようにする．支援者が必要と感じることと，患者・家族が思っていることは必ずしも一致しない．そこで必要な考え方が**共同意思決定（SDM）**である．
- SDMの考え方は，身体科だけでなく精神科治療の場でも求められる治療行動の一環として近年普及しつつある．
- SDMには，少なくとも以下の4つの要素が必要とされている[1]．
- **①患者と医師（支援者）が意思決定に参加すること**
- **②両者が（治療の）情報を共有すること**
- **③両者が治療の好みを話し合うこと**
- **④治療の内容の決定**
- SDMを促進するためには，支援者の姿勢も重要であるが，患者側が診察に先立ち治療に役立つ知識を得ることに協力できる体制をつくることが望ましい．
- 具体的には，日頃から患者・家族に声をかけ，治療に望んでいること，伝えたいことを共に考え，診察時における医師への話の持ち出し方を提案したり，看護師自身の同席を申し出るなど，医師と患者・家族の意思の橋渡しをすることが挙げられる．

ケアのポイント

診察補助

[環境整備]

● 診察時，患者・家族が話に集中できるよう，環境を整えることがまず必要である．

- ・診察時に必要な道具（聴診器，血圧計，脳波定規，打腱器など）が揃っているか．
- ・電子カルテは正常に起動するか．
- ・診療情報提供書，お薬手帳，家族の持参したメモなど預かった書類は準備できているか．
- ・患者・家族の椅子の配置や数は適当か．
- ・音はうるさくないか．窓は開いたままでよいか．
- ・匂いはこもってないか．
- ・前に座っていた患者の匂いや汚れが残ってないか．
- ・空調は適当か．
- ・患者・家族の気持ちが和むものはあるか（観葉植物，絵，花，外の風景など）．
- ・自傷，暴力等の危険性がある場合を想定し，助けが入れる動線は確保されているか．
- ・呼鈴，携帯電話など診察室外とつながる道具は確保されているか．
- ・診察室のなかにあるもので，危ないものはどのような状態にあるか（重い椅子，尖ったもの，振り回すと危ないものなど）．

[診察同席]

● 医師は，看護師の診察時同席を望む場合もあれ

ば，できるだけ席を外してほしいと望むこともあり，医師によって考えは異なる．また患者・家族側も同席の希望は分かれる．

- 陪席する医師の看護師に望む基本的な考えを，医師自身か，上司にまず事前に聞いておき，そのうえで患者・家族の希望に合わせて対応することが望ましい．

- **同席する場合：**
  - ・看護師はどこにいるか，電話などで出入りすることを医師が了解してくれるかなど，医師と相談して決定する．医師の背後で患者の目につきにくい場所に座るか，患者の背後に立つなど，できるだけ患者・家族が医師との話に集中しやすい場所にいることが多い．
  - ・目につきにくい場所にいても，同席する看護師の表情や動きに患者は敏感に観察している．したがって，できるだけ話に集中し，医師と情動応答するように話の筋に沿った雰囲気を表すことが大切である．
  - ・看護師は，医師や患者からも診察場面で意見を求められることもある．患者にとっては，多様な意見が出るチャンスでもあるので，常に心構えをしておくことが望まれる．

- **同席しない場合：**
  - ・別の場所でほかの仕事をしながら待機することになるが，その間も診察室で何が行われているか細心の注意を払うことも期待されている．
  - ・診察室は共感の場でもあるが，診察時に症状を把握するために立ち入った話になることも多いため，状態急変のリスクも起きやすい場でもある．

とくに強制入院の可能性がある場合は，患者の望まない治療に対してもっとも興奮しやすい場面でもあるので注意を要する（p.234参照）.

[指示受け，診察結果の申し送り]

● 診察の結果，処方箋，検査オーダー，社会資源の紹介，入院告知の文書準備，診断書等準備などさまざまな指示が出る．次の患者の診察準備をしながら確実にもれなく指示を受けるのは，かなりの熟練を要する.

● 指示を受けるにあたっては，医師とのコミュニケーションが最も求められるが，並行して，今日のこの患者に何が行われようとしていて，何が起きそうかを看護判断として予測しておくことが必要となる.

● そのためには，毎回看護師が診察前の様子などを観察し，「いつもよりいらいらしている」「化粧をしていないので，うつがより悪化しているのでは」など自分なりのアセスメントをし，カルテと照らし合わせて医師との見解の相違を知る．気になる相違点を医師と意見交換することも，患者理解となり，チーム医療の大切な軸となる.

● さまざまな指示が出たとき，その指示の意図まで理解し，それを必要とする次の人に伝達することが看護師には求められる．意図がわからないときは，医師やほかの人に確認をする.

● 意図が説明できない指示はほかの人に伝えられない，というくらいの気持ちで指示受けを行う.

看護師の役割

外来

- 外来は，医師よりも看護師の数が少ないことが多く，多くの現場で看護師が一手に多くのことを引き受け，かつ患者を待たせないよう効率よく促していく忙しい現場である．
- 訪れた患者・家族の気持ちを大切にしつつ，医師との連携，待合室で待っている患者全体にも配慮した動きが求められる．

［予診］

- 初診の患者は，診察に先立って看護師に予診を求められることが多い．予診では，時間がどれくらいかけられるかによって収集できる情報が変わってくる．
- 予診では，以下のような項目の情報収集が求められる．
  - **受診の経緯**：主訴，誰が受診をすすめたか，誰からの紹介か
  - **辿った経緯**：簡単な生活歴，最終学歴，職業歴，現病歴
  - **環境**：同居家族，家族歴（精神科・心療内科受診歴，てんかん，自殺など）
  - **既往歴**：現在かかっている医療機関と病名，既往歴
  - **使用歴**：飲酒量，喫煙量，覚せい剤・麻薬の使用歴
  - **治療への希望**：受診目的，どうなりたいか など

● あくまでも診察前の予診であることを患者・家族には伝え，苦しみに気持ちは寄り添いつつも，情報は淡々と収集していくことが望ましい．

[診察同席]

● p.229「ケアのポイント」［診察同席］参照

病棟

[病棟での診察]

● 病棟では，ナースステーションの近くに診察室を配置していることが多い．外来と違って医師が1人で診察することが多く，ナースステーションにいる看護師が知らないこともあるが，医師1人で対応した結果事故が起こることもある．必ず診察室に誰が入っているのか，医師との間でどんなことが行われようとしているかを知っておくことが大切である．

● そのために，診察室入退室時に医師に看護師のほうから積極的に声をかける，物音があった場合はすぐ駆けつけるなどの留意が求められる．

[隔離室・身体的拘束診察]

● 毎日行われる隔離室・身体的拘束診察への同行では，24時間看護している看護師のほうが情報を多くもっている．行動制限を最小化できるようチームでの看護に取り組み，患者の状態とともにその情報を医師に伝え，より適切な判断ができるように支援する．

訪問診療

- 訪問診療に看護師が同行することは，今後ますます増加すると考えられる．

- 訪問診療では，支援者はあくまでも部外者である．患家にお邪魔させていただいているという立場をわきまえ，患家の環境，文化に沿った支援を臨機応変に行うことが期待される．

- 以下のような場面では，チーム連携がより重要となる．

[患者が興奮する可能性が高いとき]

- 患者が興奮する要因としては，環境的ストレス要因，支援者とのコミュニケーションの質に関連したストレス要因など，特異的要因が絡み合う．その結果，患者は脅威が増大し攻撃的になりうる．

- 代表的な場面は，強制入院など納得できない処遇の告知が挙げられる．告知が予想される診察前はスタッフ間でより緊密な打ち合わせが必要である．多くの場合は，複数で対応することで患者も支援者も冷静さが保てる．

- 大切なことは，暴力や興奮は，誰よりも患者自身が肉体的・心理的にも傷つくということである．どうすればそのような状況が防げるか，ほかに手立てはないのかをあらかじめ医師らと話し合う必要がある．

[ほかの社会資源へ紹介するとき]

- 患者が，自立支援医療や精神障害者福祉手帳，障害年金などの社会制度や，作業所やデイケア，

ヘルパーなど新たな支援につながることは回復の第一歩である.

● 指示を受けた看護師が,これらのつなぎ手である精神保健福祉士や相談支援事業所等と良好な関係性を保ち,患者や家族をサポートして,より明確に意図を伝えることは大きな助けとなる.そのためにも関係者との日ごろからの関係づくりが大切となる.

[担当医に聞きにくいことがあるとき]

● 患者は,医師の前では遠慮しており,その思いを身近に感じている看護師に尋ねることは多い.

● このような場合,医師の意図を理解し,関係性を改善したい前向きな気持ちからの相談であることが多いため,きちんと耳を傾け,よりわかりやすく説明し,そのうえで解決策を一緒に考えることが,結果的に担当医との関係性の改善につながりやすい.

[家族からの相談を受けたとき]

● 家族は患者と医師の両方に気を遣い,聞きたいことが聞けていないことが多い.患者の一番の支援者である家族からの質問は,患者の支援環境をつくっていくうえでの大きなチャンスとなる.

● 家族にわかる範囲の情報を伝え,それをチームと共有し,家族を含めたチームの関係性を保つことが大切である.

引用・参考文献

1) 山口創生ほか:精神障害者支援におけるShared decision makingの実施に向けた課題:歴史的背景と理論的根拠.精神障害とリハビリテーション17(2):182-192, 2013

2) 笠原嘉:精神科における予診・初診・初期治療.星和書店, 2007

3. 診察・診断におけるケア
神経学的診察

診察の概要

目的

● 脳神経内科は脳，脊髄，末梢神経，筋肉の器質的な神経疾患を内科的に治療する診療科である．器質的ではない機能的な精神疾患を治療する精神科とは診療対象となるおもな疾患は異なるが，認知症やてんかんなど，両科で重複する疾患もある．

● また，精神科疾患と間違えられやすい神経疾患は多く（**表1**），脳炎は解離性障害や統合失調症，進行麻痺（神経梅毒）やハンチントン病は統合失調症

表1 ≫ 精神症状をきたしやすい神経疾患

病名	精神症状	発症様式	神経学的所見	原因病巣
脳炎 （ウイルス性，細菌性，真菌性）	せん妄，興奮，不穏，幻覚，異常行動	急性 〜亜急性	項部硬直，意識障害	大脳皮質，脳幹
クロイツフェルト・ヤコブ病	興奮，不穏，幻覚，異常行動	急性 〜亜急性	ミオクローヌス，失語，失行	大脳皮質，基底核，視床
歯状核赤核淡蒼球ルイ体萎縮症（DRPLA）	性格変化，知能低下，反社会的行動，独語，てんかん	緩徐進行	不随意運動，ミオクローヌス，小脳失調	大脳基底核，脳幹，小脳
ハンチントン病	性格変化，多動	緩徐進行	不随意運動	大脳基底核
進行麻痺 （神経梅毒）	うつ，性格変化	緩徐進行	動作緩慢，パーキンソニズム	大脳皮質
多系統萎縮症	幻覚，うつ	緩徐進行	パーキンソニズム，小脳失調，起立性低血圧	大脳基底核，小脳

と，精神症状だけでは鑑別が難しい．精神科疾患が疑われても，できるだけ早い段階で神経学的診察を受けておくことが望ましい．

● 神経系の機能を調べるために行われる一連の問診と検査手技を神経学的診察とよぶ．神経学的診察では，意識状態や脳神経，運動機能，感覚機能などを網羅的に調べ，中枢神経や末梢神経などのすべての神経の働きを診る．

● 神経系は，それぞれの部位に機能が局在しており，神経疾患では問診と神経学的診察から病変の部位や種類を推定することが可能である．

● 脳卒中や髄膜炎・脳炎，ギラン・バレー症候群，てんかん発作などは神経救急疾患とよばれ，一刻も早い診断と治療が必要である．意識障害を伴うことも多く，バイタルサインの確認や気道確保が神経学的診察よりも優先される．

方法

● 患者の症状およびその発症様式（急性，亜急性，慢性）や経過（悪化，改善，不変，寛解再燃）を聴取する問診から始まる．その後，推定される病変の確認，および診断のための診察が行われる．

● 神経学的診察は，基本的には神経学的検査チャートに従って行われる（表2）[1]．まず初めに意識レベルを観察し，順に言語や脳神経，運動系，感覚系，反射などを診察する（表3）．

● 意識レベルの評価は，ジャパン・コーマ・スケール（JCS，表4）や，グラスゴー・コーマ・スケール（GCS，表5）が用いられる．

神経学的診察

● 所要時間は**30分程度**が一般的であるが，患者の意識状態（意識清明か傾眠，昏睡か），診察場所（診察室か救急外来，ベッドサイドか），緊急度（緊急な対応を必要とする状態か）などによって，診察項目や要する時間は大きく変わってくる．状況に応じて順番を変更，一部あるいは大幅に省略される場合もある．

表2 》神経学的検査チャートの手順

1. 精神，意識状態は？
2. 言語状態は？
3. 利き手はどちらか？
4. 脳神経のチェック
5. 運動機能のチェック
6. 感覚機能のチェック
7. 反射のチェック
8. 協調運動のチェック
9. 髄膜刺激徴候の有無
10. 脊柱の状態は？
11. 姿勢の状態は？
12. 自律神経のチェック
13. 起立，歩行のチェック

表3 》神経学的診察で用いられる検査

	検査名	原因
協調運動の検査	指 - 鼻 - 指試験	片側の異常であれば，小脳梗塞などの片側小脳半球の障害が疑われる．両側の異常であれば，脊髄小脳変性症などの両側小脳半球の障害が疑われる．
	かかと - 膝試験	
	反復拮抗運動試験	
髄膜刺激徴候の検査	項部硬直	陽性であれば髄膜炎や脳炎が疑われる．
	ケルニッヒ徴候	

表4 》》ジャパン・コーマ・スケール（JCS）

覚醒の程度による意識障害の分類で，3-3-9度方式ともよばれる．数値が大きくなるほど意識障害が重いことを示している．救急隊や脳神経内科医がよく用いる．

Ⅰ 刺激しないでも覚醒している〈1桁の数字で表現〉
 1 だいたい意識清明だが，今ひとつはっきりしない
 2 時，場所または人物がわからない
 3 名前または生年月日がわからない

Ⅱ 刺激すると覚醒する〜刺激を止めると眠り込む〈2桁で表現〉
 10 普通の呼びかけで容易に開眼する
（合目的な運動（例えば，右手を握れ，離せ）をするし言葉も出るが，間違いが多い）
 20 大きな声または体をゆさぶることにより開眼する
（簡単な命令に応ずる，例えば，離握手）
 30 痛み刺激と呼びかけを繰り返すと，かろうじて開眼する

Ⅲ 刺激しても覚醒しない〈3桁の数字で表現〉
 100 痛み刺激に対し，はらいのけのような動作をする
 200 痛み刺激に対し手足を動かしたり，顔をしかめる
 300 痛み刺激に反応しない

付： "R"：不穏 "I"：糞尿失禁 "A"：自発性喪失
例： 30-R，3-I，3-A などと記載する

表5 》》グラスゴー・コーマ・スケール（GCS）

アメリカ等で一般に使われている表し方．日本では，脳外科医や外傷の診療で使われる．開眼，言語音声反応，運動反応の3つについて点数化して表したもので，点数が低いほど意識障害が重いことを示している．意識清明であれば15点となり，深昏睡は3点となる．一般に8点以下を重症として取り扱う（記載例：E3V3M5=11）．

E：開眼（eye opening）
 自発的に…4
 言葉により…3
 痛み刺激により…2
 開眼しない…1

V：言語音声反応（verbal response）
 見当識あり…5
 混乱した会話…4
 不適当な単語…3
 無意味な発声…2
 発声が見られない…1

M：運動反応（best motor response）
 指示に従う…6
 痛み刺激部位に手足を持ってくる…5
 痛みに手足を引っ込める（逃避屈曲）…4
 上肢を異常屈曲させる（除皮質肢位）異常な四肢屈曲反応…3
 四肢を異常伸展させる（除脳肢位）…2
 まったく動かさない…1

ケアのポイント

● 精神疾患と神経疾患の鑑別において，神経学的診察は極めて重要であり，その目的とそれぞれの診察項目の意味をよく理解しておく必要がある．

● 神経学的診察には時間を要する場合が多く，医師の熟練度にも大きく左右される．スムーズな診察を行うための看護師の適切な介助は重要である．

● 診療にあたって，病歴聴取を含めた問診が重要である．医師は診察時に十分な問診の時間をとれないことも多く，看護スタッフが事前に聴取した情報によって診断の糸口を得られることが多い．

● 神経内科的診察には打腱器（腱反射を診る）とペンライト（対光反射を診る）が必要である．舌の萎縮，咽頭や軟口蓋の動きを観察する際に，舌圧子を使用する．感覚系の検査では，筆を用いる場合が多いが，ティッシュ・ペーパーや爪楊枝を使用する場合もある．通常は医師が常備するが，持参していない場合もあるので，事前に用意する必要がある物品を，確認したほうがよい．患者に直接触れるものはディスポーザブルな用具を使用することが望ましい．

● 医師が腱反射や筋緊張，筋強剛を診る場合に，患者は全身の力を適度に抜いている必要がある．専門用語ではなく一般用語でわかりやすく伝えながら，患者にリラックスしてもらうこと，力を抜いてもらうように配慮することが重要である．

● 診察では患者にベッドで横になってもらったり，臥位から座位や立位になってもらったり，歩行状態を観察したりする．立位での閉眼や片足立ちもし

240 ｜ 3. 診察・診断におけるケア

てもらう．それには患者の協力，看護師の介助が
重要であり，転倒や転落がないよう常に患者の安
全に配慮，観察する必要がある．

● 行う診察手技によっては，患者に苦痛や負担が生
じる可能性がある．関節や筋肉に疼痛のある患者，
外傷や皮疹がある患者，歩行に介助が必要な患者
もいる．これらの患者背景を医師が知らずに診察
をする場合もあるので，必要に応じて適宜，情報
を伝える必要がある．

● 診察中は，患者の不安や疲労に常に配慮する．神
経学的診察は，意識障害や認知機能障害などで
協力不十分な患者でも行えるが，全体的には患者
の協力が良好なほうが有効かつ正確な所見が得ら
れる．医師が何を診ようとしているのか，どのよう
にしてほしいのかを推し量る必要がある．

● 診察中に，てんかんの患者がけいれんを起こすこ
とや，意識障害のある患者が急変することもある．
患者のバイタルサインに常に注意する．

準備する物品を記載

引用・参考文献

1) 日本神経学会：神経学的検査チャート．2008
   https://www.neurology-jp.org/news/pdf/news_20080715_
   01_01.pdf より 2025 年 2 月 18 日検索

3. 診察・診断におけるケア
血液検査・心電図検査

血液検査の概要

採血項目

● 精神科領域で気をつけておきたい代表的な採血項目を**表1**に示す.

血液検査における留意点

[精神科を受診する患者の特徴]

● 自分からの症状の訴えが少ないことが多く，発見されたときにはすでに重篤な状態であったということがある．食欲不振やめまいなど，患者が精神疾患とは関係ないと考え，医師に訴えない場合もある．全身疾患の併発や薬物の副作用が疑われる症状が出現していないかについて，日ごろから看護師の観察が必要である.

[血糖について]

● オランザピン，クエチアピンフマル酸塩など一部の抗精神病薬は，糖尿病患者，糖尿病の既往歴のある患者には投与禁忌である．抗精神病薬内服中の患者は，抗コリン系の副作用のため，太りやすく，結果糖尿病を発症することもあるので，内科や検診で糖尿病を指摘されていないかの問診だけでなく，定期的に血糖値やHbA1c値のチェックが必要である.

表1 》 精神科領域で気をつけておきたい代表的な採血項目

検査項目	異常値の理由	予想される症状
AST (GOT), ALT (GPT), γGTP	異常高値：肝障害（アルコール, ウイルス性肝炎, がんなど） 軽度高値：脂肪肝, 低栄養, 薬剤性など	異常高値（T-Bilも上昇）：意識障害, 不穏, 黄疸
NH₃	高値：肝性脳症, 肝硬変	高値：意識障害, もうろう, 羽ばたき振戦
BUN, Cre	高値：急性・慢性腎不全, 脱水	異常高値：意識障害, もうろう, 乏尿
Na	高値：脱水 低値：多飲水, 水中毒など	高値：意識障害, もうろう, 頭痛 低値：意識障害, もうろう, けいれん, ふらつき, 食欲不振
K	高値：急性・慢性腎不全 低値：多飲水, 水中毒など, 摂食障害による頻回嘔吐	高値：心電図でテント状T波 低値：意識障害, もうろう, けいれん, 不整脈
CK (CPK)	高値：横紋筋融解症, 悪性症候群, 脱水, てんかん発作後, 急性心筋梗塞	異常高値：意識障害, 高熱, 筋硬直, 手の粗大な振戦など
血糖	高値：糖尿病 低値：低栄養, 摂食障害, 敗血症	高値：意識障害, 不穏 低値：意識障害, もうろう
WBC	高値：炎症, がん 低値：（薬剤性）顆粒球減少症	高値：原因疾患の症状 低値：感染しやすさ
CRP	高値：細菌性感染, がん	まれだが脳炎では, 意識障害, 不穏
RPR, TPHA	陽性：梅毒感染, 進行麻痺（神経梅毒）	陽性：精神病様症状の可能性
FT₃, FT₄	高値：甲状腺機能亢進症 低値：甲状腺機能低下症	亢進：易刺激性, 頻脈, 発汗 低下：抑うつ, 認知機能障害
プロラクチン	高値：抗精神病薬副作用	高値：月経不順, 乳汁分泌, 女性化乳房, 勃起不全
ビタミンB₁	低値：栄養状態不良, アルコール多飲	低値：意識障害（ウェルニッケ脳症）, 認知機能障害（コルサコフ症候群）

[オーダーの緊急性]

● 医師からのオーダーが出たときに，至急かどうか
を尋ねる必要がある．とくに薬物中毒が疑われる
場合，臨床的には急いでいるにもかかわらず，デー
タが出るのは数日かかることが多い．指示受けを
したのちにどの程度で結果が出るかも問い合わ
せ，医師に伝えることが望ましい．

[採血スケジュールの管理]

● 入院・外来を問わず半年から1年1回の定期検査
が望ましい．そのために，看護師チームが積極的
に採血スケジュールを組み，医師に提案すること
は有用な工夫となる．

定期的な採血が必要な薬と中毒症状

● 定期的な採血が必要な薬と中毒症状について，**表
2**に示す．

● いずれも内服開始時は**月1回**，安定時は**3〜6か
月に1回**の検査を推奨する．

表2 ≫ 定期的な採血が必要な薬と中毒症状

薬剤名	炭酸リチウム	バルプロ酸ナトリウム	カルバマゼピン	フェニトイン
有効血中濃度	0.6〜1.0mEq/L	50〜100μg/mL	5〜10μg/mL	10.0〜20.0μg/mL
血中濃度上昇時の中毒症状	手の振戦，多尿，意識障害	手の振戦，嘔気，過鎮静，白血球減少，肝機能障害など	めまい，SIADH，皮膚症状，肝機能障害	過鎮静，傾眠，運動失調，洞停止，高度徐脈

血液検査・心電図検査

自施設で定期的に採血を実施している薬剤を記載

血中濃度測定の留意点

[個人差の理解]

● 血中濃度測定は，投与した薬がどの程度血液中に入ったかを調べる検査である．

● 同じ薬を飲んでも，体重や年齢，性別，薬の飲み方（回数や量など）などで薬の吸収量は異なる．吸収された後も，体内分布，代謝，排泄に個人差があるため，薬の血中濃度は同じ量を投与しても個人によって大きく変化する．また同一患者でも併用薬や採血時間によって変化することを理解する必要がある．

[有効血中濃度と副作用]

● それぞれの薬は，**表2**で表しているように効果を示す血中濃度（有効血中濃度）と副作用が現れやすくなる血中濃度（危険域）がわかっている．臨床症状も観察しつつ，血中濃度を参考にして薬剤の投与量を調整することが血中濃度測定の主な目的である．

[血中濃度の日内変動への工夫・採血時間]

● 半減期の短い薬ほど血中濃度の日内変動が大きく，測定時間に注意を払う必要がある．平均血中濃度は**最低値（トラフ値）**と相関するため，服薬前の時間帯の採血（朝食前など）がすすめられる．

● 薬の安定した血中濃度を得るには，指示どおりの時間，間隔で服薬を継続している必要がある．採血の際に**怠薬（飲み忘れ）がどの程度あったか**を問診することは重要である．

[有効血中濃度測定のタイミング]

● 薬の投与量を変更した際には，**血中濃度を再度測定**する必要がある．また，ほかの薬を追加したり減量した際にも，薬物相互作用の確認のために適宜血中濃度を測定する必要がある．

心電図検査の概要

● 抗精神病薬や抗うつ薬の副作用として，**QTc延長**が多く報告されている．とくにフェノチアジン系やブチロフェノン系の抗精神病薬，三環系および四環系の抗うつ薬を投与中の患者，多剤併用している患者では注意が必要である．

● **QTc 440msecでQTc延長と診断，QTc 500msec以上で危険**とされる
（**Bazettの式：QTc ＝ QT/√RR で計算**）（**図1**）．

● 入院検査では必須の心電図だが，外来患者にはすすめられていないことが多い．

● 不整脈や狭心症などを合併している患者は少なくないうえに，QTc延長は心室頻拍や心室細動の引

き金となり,突然死の原因ともなりやすい.
- 少なくとも年1回の心電図チェックが推奨される.めまいの訴えや動悸,失神のエピソードがあった場合は適宜施行するべきである.

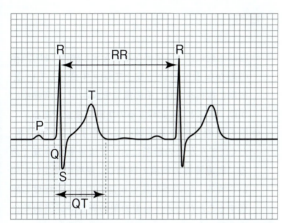

QTは心拍に影響を受ける(心拍が速ければQT延長が見逃されてしまう恐れがある)ため,正確にQT延長を調べるには心拍で補正したQTcが使われることが多い. $QTc = QT/\sqrt{RR}$ で求められる.

図1 》QTc

Memo

3. 診察・診断におけるケア
脳波検査

検査の概要

目的

● 脳は活動に伴って微弱な電流を流し続けており，その細かな電位差は頭皮上で絶えず変化している．頭部に電極をつけ，その電流を導き出して増幅器にかけ，波形として記録するのが**脳波検査**である．

● 脳の機能状態を非侵襲的に検査することができ，とくにてんかんの診断においては重要な検査である．意識障害の程度の評価や，脳死の判定にも用いられる．脳の局所的な異常の広がりや程度も観察することができ，治療効果の判定や経過観察にも有用である．

● てんかん患者の脳波検査は，外来では**数か月〜1年に1回程度**，入院中なら**1週間〜1か月に1回程度**，繰り返し行う必要がある．

● 脳波の大部分を形成する特定の脳波活動を**基礎律動（または背景脳波）**とよぶ．正常脳波では，安静閉眼覚醒時に**100μV以下（通常は40〜50μV）のα波（8〜13Hz）が連続的に出現**する．てんかん患者では，各発作型に応じた異常所見が認められる．

方法

● 通常は電磁シールドされた専用の脳波室（シールドルーム）で行われる．患者の状態や施設によって

は，ポータブル型脳波計を用いてベッドサイドで行うこともある．

- 検査は通常，臨床検査技師によって行われ，医師は同席しない場合が多い．

- 電極の配置は，一般に**国際10/20法**が用いられる．これは，鼻根部と後頭結節から10％または20％の決められた位置に電極を装着していく方法である．電極はクリームを使用して頭皮に接着する場合が多いが，施設によっては脳波用電極キャップを用いる場合もある．

- 安静閉眼覚醒時の記録に加えて，異常脳波を誘発するための賦活法が併用される場合が多い．賦活法には**開閉眼賦活法**，**過呼吸賦活法**，**睡眠賦活法**，**閃光刺激賦活法**などがある（**表1**）．

表1 》一般的な脳波所見

1. 安静覚醒閉眼時の基礎律動
   - 健常者においては，後頭部優位のα波を主体とし，前頭部に低振幅β波が一部みられる．
2. 開眼／閉眼時の脳波変化（開閉眼賦活法）
   - 健常者においては，開眼時にα波の出現が抑えられる．
   - ナルコレプシーでは，開眼時にびまん性のα波活動がみられることがある．
3. 閃光刺激賦活時の脳波変化（閃光刺激賦活法）
   - 閉眼状態で，眼前20〜30cmの位置で，3Hzから30Hzの周期で光源を点滅させ，その際の脳波変化を記録する．
   - 健常者においては，周期的な点滅刺激に誘導され，点滅周期と同じか調和関係にあるサイクルの波が優位に出現する．
   - てんかん患者の一部には，閃光刺激により異常波を誘発する場合がある．
4. 過呼吸時／過呼吸後の脳波変化（過呼吸賦活法）
   - 閉眼状態で，2〜3秒／回の頻度で深呼吸を3分間継続し，脳波の変化を記録する．過呼吸により脳波が徐波化し振幅が増大傾向となるが，この徐波の有無に注目して判定を行う．
   - 健常者においては，徐波化に伴う顕著な変化はほとんど発生しない．
   - てんかんの一部には，過呼吸により失神発作および異常波を誘発する場合がある．
5. 音による脳波変化
   - 閉眼状態で，拍手等の音に対する脳波の変化を記録する．

ケアのポイント

検査の際の留意点

● 検査の手順を**表2**に示す.

● 脳波は年齢や意識レベルによって変化する. 成人の脳波と小児の脳波では所見が異なる. 意識レベルが低下すると遅い脳波になる. 睡眠は生理的な意識レベルの低下であり, 脳波は睡眠の深さに応じて変化する.

● 電極の接着は臨床検査技師が行う施設が多いが, 必要に応じて看護師が介助する. 臨床検査技師は患者背景や全身状態は把握していない場合もあるため, 検査に先立ち情報の要点 (年齢や意識レベル, 全身状態など) を説明する必要がある.

● ベッドサイドで検査を行う場合は, 刺激を与えないように人の出入り, 談話を避ける. けいれん発作を生じる可能性がある患者では, 看護師が同席して, バイタルサインの観察をすることが望ましく, 応急処置を行える体制にしておく必要がある. アーチファクトが混入しないよう, 医療機器, 電気器具を患者から遠ざける必要がある.

表2 》 脳波検査の手順

1. 患者を検査台に仰臥位で臥床させる.
2. 電極をあてる部位をアルコール綿で拭く.
3. 電極糊を擦り込み, その上に電極を置き, 支持器で押さえる.
4. 検査には30分〜1時間を要する.
5. 通常は安静時, 覚醒時, 閉眼時の記録をとる.
   ・脳に刺激を与えて異常脳波を誘発する賦活法も行われる.
6. 終了後, 電極を外し, アルコール綿で電極糊を拭き取る.
   ・電極糊で頭髪が汚れるため, 洗髪を行う.

● 患者の意識状態や精神状態によって，脳波はかなりの変動を示す．筋緊張，体動により脳波に筋電図が混入すると判読が困難となるため，事前に不安の除去に努め，必要時には医師の指示の下に薬剤による鎮静を行う必要がある．

必要物品・介助のポイントなどを記載

患者説明の際に気をつけること

● 頭に電極をつけて，脳の機能の状態を見る検査であると説明する．
● 痛みは伴わず，危険性のない検査であることをよく説明し，精神的緊張や不安を取り除き，検査に協力できるようにする．
● 検査は長時間なため，検査前に排尿をすませておく．
● 検査前に絶食や飲水制限をする必要はない．

脳波検査

3. 診察・診断におけるケア
睡眠ポリグラフ検査

検査の概要

目的

● 睡眠障害の診断に用いられる検査の1つであり，睡眠時無呼吸症候群，周期性四肢運動障害，レム睡眠行動障害などの診断に欠かせない．**ポリソムノグラフィ（PSG）**ともよばれる．

● 脳波所見から睡眠深度や覚醒度を判定でき，眼球運動や筋電図によりノンレム睡眠の開始から急速眼球運動がみられるレム睡眠が持続するまでの**睡眠リズム（睡眠周期）**，および**睡眠パターン**を知ることができる．

● 入眠潜時の長短，睡眠開始時レム睡眠期の出現有無，異常脳波の出現，睡眠中断の原因となる身体異常の有無などを測定する（**表1**）．

方法

● 脳波，眼球運動，心電図，呼吸（胸部の動き），筋電図（顎の運動，手や脚の運動），血中酸素飽和度などを記録する検査端子を身体の各部位に取りつけて，睡眠時に起こるこれらの状態を一晩にわたって同時記録する（**表1**）．

● 記録する項目は施設によって若干異なる．また対象患者によっても異なる場合がある．

表1 》睡眠ポリグラフ検査で測定する項目

1 脳波
　睡眠の種類・深さ・時間，覚醒度
2 眼球運動
　レム睡眠・ノンレム睡眠の判定
3 頤筋や下肢筋の筋電図
　レム睡眠の判定，周期性四肢運動障害の有無
4 気流センサー
　鼻，口からの換気状態
5 呼吸センサー
　換気運動，横隔膜の運動
6 心電図
　不整脈や心拍数の変化
7 動脈血酸素飽和度（パルスオキシメーター）
　低酸素血症の把握
8 ビデオモニター
　睡眠時異常行動の観察，睡眠中の体位，いびきの強さ

睡眠ポリグラフ検査

自施設の睡眠ポリグラフ検査の特徴を記載

● 通常は個室での入院検査であるが，自宅で検査を行うことができる簡易型の装置も考案されている.

ケアのポイント

● 基本的には，日常生活が自立し，検査内容を理解して同意できる患者が対象となる．認知症や日常生活に介助を要する患者，重篤な身体合併症のある患者は対象とならない.

● 食事を制限する必要はないが，検査前に夕食をすませてもらう必要があり，朝食を摂るのは検査後になる．飲酒やカフェインを含む飲食物は控える必要がある.

● 検査のために，頭皮，顎，胸部，四肢，手指にさまざまなテープや電極をつける必要がある．たくさんの電線が身体につくことになるので，動きにくくなるが，痛みや危険を伴う検査ではないので，安心して検査を受けるように説明することが重要である.

● 睡眠薬や常用薬の内服については事前に医師の指示を確認する.

● ベッド上での電化製品の使用は記録の妨げになるので，電気アンカ，電気毛布などは使用しない.

● 睡眠検査の機械には睡眠中の記録が経時的に保存されており，電源を切ると記録が抹消されてしまう場合がある．臨床検査技師が機械を回収するまで電源をoffにしたり，コンセントを抜かないように患者に説明する.

3. 診察・診断におけるケア
神経画像検査

神経画像検査

検査の概要

目的

- おもに神経系の形態異常を調べる**形態画像**と，機能異常を調べる**機能画像**に分けられる．形態画像には，**CT**や**MRI**などがあり，機能画像には，**SPECT**（single photon emission computed tomography）や**PET**（positron emission tomography）などがある．

- 形態画像は脳血管障害や脳腫瘍などの器質的疾患の診断，鑑別のために行われる．脳萎縮の評価にも有用である．

- CTは撮影時間が短く，容易に断層像が得られ，頭部救急病変（脳内出血，くも膜下出血など）への適応が高い検査である．

- MRIは放射線被曝がなく，組織間コントラストに優れている．任意の断層像を得ることができ，撮像法を変えることで病変の質的評価も可能である．

- SPECTは**RI検査**ともよばれ，核医学検査の1つである．アルツハイマー型認知症，てんかんなどの診断や病態の評価，脳血管障害における脳血流の評価などに用いられる．

- PETはトレーサーの種類によって，糖代謝，脳血流，アミロイド沈着などのさまざまな機能画像を得ることができる．脳腫瘍，アルツハイマー型認

255

知症，パーキンソン病，てんかんなどの診断に用いられる．

方法

● おもな神経画像検査の特徴を**表1**に示す．

表1 》おもな神経画像検査の特徴

	原理	長所	短所	主な対象疾患
CT	X線吸収の違いを画像化	撮影時間が短い．骨や石灰化の描出に優れる．早期の出血性病変の描出に優れる．	X線被曝早期の虚血性病変の描出が困難骨によるアーチファクトがある．	脳出血，脳梗塞，脳腫瘍，アルツハイマー型認知症
MRI	水素原子からの信号を画像化	詳細な画像が得られる．X線被曝がない．任意の断面像が得られる．早期の虚血性病変の描出に優れる．骨によるアーチファクトがない．	撮影時間が長い体動によるアーチファクトが出やすい．早期の出血性病変の描出に劣る．撮影装置が高額	脳梗塞，脳動脈瘤，脳腫瘍，アルツハイマー型認知症
SPECT	放射性同位元素を投与して撮影	脳機能画像，脳血流画像が得られる．	放射性同位元素に加え，特殊な撮影装置が必要	脳梗塞，てんかん，アルツハイマー型認知症，パーキンソン病
PET	トレーサーを投与して撮影	さまざまな脳機能画像が得られる．	サイクロトロン（電子加速器）を含めた，大がかりな検査装置が必要	脳腫瘍，てんかん，アルツハイマー型認知症

[頭部CT検査]

- CT撮影装置のなかに頭部を入れて撮影する．患者の頭部を一周するようにX線が照射され，頭部を通過したX線をコンピュータで計算して重ね合わせることにより，頭部を輪切りにした画像が得られる．頭蓋骨は白く，脳脊髄液は黒く描出され，脳は中間の灰色を呈する．

- MRIの登場でCTは古い検査になったと思われがちであるが，現在でも脳血管障害が疑われた場合にまず行われるのがCT検査である．撮影時間が短いことが特徴であり，精神症状のある患者でも撮影可能である．単純撮影のみであれば数分で終了する．腫瘍が疑われる場合，血管系を検査する場合には造影剤を用いて造影CTを撮影する場合もある．

- 以前の装置では水平断像（脳を水平に輪切りにして見る）のみしか得られなかったが，最近のヘリカルCT装置では脳を縦切りにして見る冠状断像や矢状断像を再構成することができる．

[頭部MRI検査]

- 強い磁力を身体にあてると，細胞を構成する分子の並び方に変化が起こり，その変化が脳脊髄液や脳，骨で異なることを利用して撮像される．CTと同様にコンピュータで計算して断層画像を得ることができ，水平断，矢状断，冠状断など任意の断面像が得られる．画像はCTよりも鮮明であるが，撮像時間が長いのが欠点である．

- CTと違い，検査条件を変えることでいろいろな撮像ができる．CTのように脳脊髄液が黒，脳が灰色に見える「**T1強調像**」，これを白黒逆転させたような「**T2強調像**」，脳梗塞や虚血の病巣がより明瞭に判別できる「**フレアー（FLAIR）像**」などがある．最近は，新しい虚血病巣だけを発症早期から描出できる「**拡散強調像**」という撮像法が加わっている．

- 腫瘍が疑われる場合には造影剤を用いて撮影する場合もある．MRA（MR angiography）で，造影剤なしで血管の画像を得ることもできる．

- これらの撮像法は同時には施行できないので，目的に応じて，いくつかの方法が選択される．撮像法によって所要時間は1分以内〜5分程度であり，撮像法が多いほど検査時間は長くなり，1時間程度かかる場合もある．通常は20〜30分で検査を終えるが，患者の状態やMRI装置の使用状況によっては撮像法を少なくし，10分以内の場合もある．

- 検査中は，装置から工事現場のような大きな音が聞こえるため，耳栓やヘッドホンを装着する．

[SPECT検査]

- 放射性同位元素を末梢から経静脈的に投与して，目的の部位における集積をガンマカメラで撮影し，コンピュータ処理して画像化する．中枢神経系では，**脳血流画像**，**神経伝達物質画像**，**神経受容体画像**などが撮影され，それぞれで使用される放射性同位元素が異なる．特殊な装置が必要であり，施行できる施設は少ない．

[PET 検査]

● **トレーサー**とよばれる特殊な放射性同位元素を末梢から経静脈的に投与してPETカメラで撮影する. トレーサーを選択することによって, さまざまな機能画像を得ることが可能である.

● トレーサーは半減期が短いため各施設で合成する必要があり, サイクロトロンを必要とするため, 施行できる施設はSPECTよりもさらに少ない.

ケアのポイント

● 撮影時間の長いMRIでは, **撮影中の患者の体動**を最小限にするための説明を行う必要がある. 閉所恐怖症や安静が保てない患者では施行が困難である. 医師から前投薬(抗不安薬, 睡眠薬など)の指示の有無を確認し, 適切なタイミングで投与する必要がある.

● 造影剤を投与して撮影する際には, 看護師の介助が必要である. ルート確保が必要な場合もあり, 施設によっては造影剤の投与も看護師が行う.

● 造影剤を用いる場合には, アレルギーの有無についての一般的な問診だけでなく, 過去に造影剤を用いた検査を受けたことがあるか, その際の副作用の有無についての問診が必要である. 腎障害や心疾患の有無など造影剤投与の危険因子を把握するための問診も重要である.

神経画像検査

●MRI検査は体内に金属（心臓ペースメーカーなど）が入っている患者では，禁忌になるので，検査前に念入りに確認する必要がある（**表2**）．また，撮影室内に金属を持ち込むと，磁場方向に吸引されて事故を招く危険があるため，入室前に十分に確認する必要がある（**表3**）．

表2 》》MRI 検査が禁忌となる体内金属

- 心臓ペースメーカー，金属製の心臓人工弁，人工内耳，脳深部電極，脳動脈瘤クリップ，インプラント，スワンガンツカテーテル，1か月以内に装着した大動脈フィルタ，2か月以内に挿入した冠状動脈や血管内のステント，磁石部分が着脱不能な義歯，磁性体避妊具など．脳動脈瘤クリップやインプラントは MRI 検査可能な製品もあるので，種類を確認する必要がある．
- シャントチューブは通常安全であるが，磁力で流量調節が可能な製品については仕様を確認する必要がある．
- マスカラは酸化鉄が入っているため禁忌である．まぶたの入れ墨も禁忌である．
- ニトログリセリン真皮浸透絆創膏（ニトロダーム® 等），ニコチンパッチは電流が流れる場合があるため，検査前に外す必要がある．
- 人工関節は問題ない．穿刺針は，テープ等で固定してあれば安全である．

表3 》》MRI 撮影室への持ち込んではならない金属の例

- 酸素ボンベ，輸液ポンプ，シリンジポンプ，点滴台，ストレッチャー，ドレーンのリザーバー．
- 義歯，補聴器，金属入り下着，酸化鉄を使用したカイロ，腕時計，磁気カード．
- 点滴台やストレッチャーは MRI 室対応のものが用意されているので，撮影室に入る前に，そちらに切り替える必要がある．

その他，検査時の注意点を記載

3. 診察・診断におけるケア
髄液検査

検査の概要

目的

● 一般に「リコール」とよばれる脳脊髄液を採取する検査であり，髄膜炎，脳炎，神経梅毒など中枢神経系の炎症，くも膜下出血，正常圧水頭症，がん細胞の脳への転移などを調べることができる．

● 髄膜炎では，繰り返し行うことによって治療効果の判定にも用いられる．

方法

● 脳脊髄液の採取法には，後頭下穿刺法，頸椎側方穿刺法，脳室穿刺法などもあるが，通常は一般に「ルンバール」とよばれる腰椎穿刺法が選択される．

● 穿刺部位の目安としては，Jacoby線（左右の腸骨稜の最上端を結んだ線）上にL4（第4腰椎）棘突起があり，その下のL4/L5椎間またはその上のL3/L4椎間から穿刺する．

● 体を丸めて側臥位になり，穿刺針を脊髄腔（硬膜と脊髄の間の脳脊髄液が流れている隙間）に進めて脳脊髄液を採取する．

● 採取した脳脊髄液のなかに含まれるタンパク質や糖の量，細胞の数や形態を検査する．

ケアのポイント

- 侵襲的かつ患者の危険を伴う検査であり，看護師はその意義や手順を十分に把握しておく必要がある．清潔操作（無菌操作）を含めた一連の検査をスムーズに行うために，介助する看護師の役割はきわめて重要である．

- 医師を介助し清潔操作をする看護師1人に加えて，外回りをする看護師が1人必要である．患者の状態によっては体位を保持する看護師がさらに1人必要となる．

- **局所麻酔薬のアレルギーの有無**を確認しておく必要がある．

- 穿刺部位の剃毛は不要である．通常は検査前に絶食の必要はないが，検査2時間前の多飲多食は控える．

- 穿刺針は専用の特殊針（**スパイナル針**）が使用される．三方活栓つきディスポ針が使用されることが多い．太いほうが髄液の採取が容易であるが，腰椎穿刺後頭痛の可能性が高くなる．通常は**21〜23ゲージ**だが，何ゲージの針を使用するかを事前に術者に確認しておく．穿刺は一度で成功するとはかぎらず，何度か穿刺したり，穿刺する椎間を変更したりする場合もあるので，予備の針も用意しておく．

- 頭蓋内圧亢進がある患者では，脳ヘルニアを起こす可能性があるため髄液検査は禁忌である．通常は，髄液検査を行う前に医師は頭部CT検査や眼底検査を行って，頭蓋内圧亢進の有無を確認してある．しかし，頭蓋内圧は時間とともに変化する

262 ｜ 3. 診察・診断におけるケア

ため，頭蓋内圧亢進症状（頭痛，嘔吐，徐脈，血圧上昇）が出現していないか，検査前にチェックすることが重要である．徐脈を伴う血圧上昇はクッシング現象と呼ばれ，頭蓋内圧亢進を示唆する重要な兆候である．

● 穿刺部位に褥瘡などの感染がある場合，出血傾向がある場合には禁忌となる．高齢者などで脊椎の変形が高度な場合には針挿入が困難となることが予想される．

● 腰椎穿刺を成功させるためには，適切な体位の保持が最も大切である．患者が適切な体位をとるようにポジショニングすることが看護師の重要な役割である．

・患者を側臥位にして，身体をできるかぎり丸める必要がある（**図1-a**）．

・「自分のへそをのぞき込むような感じで」「エビのように丸くなってください」と表現するとわかりやすい．

・右側臥位にするか左側臥位にするかは，術者の利き手やベッド周囲の状況によって決められる場合が多い．背中をベッドに垂直に立てることも重要である．

・脊柱がなるべく並行になるように，マットは硬いほうがよい．ベッドの高さも，術者が安定した姿勢になれるようにあらかじめ調節しておくべきである．

● 患者が自分できちんと体位を維持できれば検査中の体位の保持介助は不要である．患者が安静を保てない場合，意識障害がある場合には，介助者は患者の前から後頸部と膝関節を抱え込むようにして強く保持する必要がある（**図1-b**）．

a 腰椎穿刺時の体位

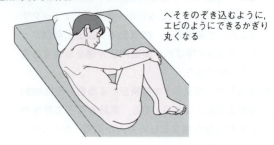

へそをのぞき込むように，エビのようにできるかぎり丸くなる

b 介助者が保持する場合

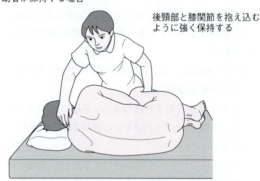

後頸部と膝関節を抱え込むように強く保持する

図1 》腰椎穿刺時の体位と介助

- 脊髄腔内に針が挿入されると，馬尾神経に触れて片側下肢に電撃痛が走ることがあるので，患者の表情に注意する．
- 採取する髄液量は検査の必要量によって異なり，通常は 5〜10mL であるが，20mL 以上の場合もある．髄液の流出は，細い針を用いた場合などには不良となることもあり，髄液の採取時間は20分以上を要する場合もある．

● 腰椎穿刺は一連の手技を患者から見えない背部で行うため，患者の不安軽減に努めるのも看護師の重要な役割である．検査が現在どの段階にあるのか，常に患者に話しかけて情報を流し，痛みや苦痛がないか，悪心がないかなどを適宜，問いかける．患者の顔色や呼吸状態を常にチェックする．順調に進行していることを説明し，患者の協力を評価することも大切である．

● 術後の安静時間については医師に確認する．以前は2時間程度のベッド上安静が腰椎穿刺後頭痛の予防のために推奨されたが，最近は術後の安静は必要ないとする報告が多い．

● 腰椎穿刺の必要物品（**表1**），髄液検査のおもな流れ（**表2**）を示す．それぞれの施設や医師によって準備する物品や手順に若干の違いがあるため，所属部署での手順を確認し，必要に応じて医師や先輩看護師の指導を仰ぐ．

● 施設によっては滅菌の**ルンバールセット**が用意されている．セット内に何が入っているのか，ほかに何を用意する必要があるのかを確認しておく必要がある．

その他の物品を記載

表1 》 腰椎穿刺の必要物品

術者の清潔手袋と滅菌ガウン，穴あきドレープ，防水シート，局所麻酔薬（キシロカイン®，マーカイン® 等），消毒薬（イソジン®，ヒビテン® 等）と綿球，膿盆，鑷子（数本），注射シリンジ（麻酔薬用5mL）と注射針（18G，27G），腰椎穿刺針（3本程度），滅菌スピッツ（2〜3本），圧測定用ガラス棒（検圧管），滅菌ガーゼ，血圧計，パルスオキシメーター

表2 》 腰椎穿刺の流れ

1. 患者に検査の説明をする．必要物品を揃える．
2. 患者にベッド上で臥床してもらい，バイタルサインをチェックする．
   - シーツが汚染されないよう，防水シートを敷いておく．
   - 採取部位を露出し体位を整える．
   - ベッドの高さを調整する．
3. 医師に清潔操作で綿球を渡して消毒を行う．
   - 広範囲に消毒するため，綿球を2個以上使用する．
4. 医師がガウン，手袋を装着する（看護師は介助を行う）．
   - 清潔操作で穴あきドレープを渡す→医師と患者の周りは滅菌となるため，清潔区域に触れないよう注意する．
   - シリンジと注射針（18G）を渡し，局所麻酔薬を吸い上げてもらう．
   - 局所麻酔用の27G 針を渡す．
5. 腰椎穿刺針を清潔操作で医師へ渡す．
6. 医師が，椎間に腰椎穿刺針を穿刺する．
   - 針が脊髄腔内に挿入されたら，初圧を測定するため，圧測定用のガラス棒を渡す．
   - 初圧を医師が伝えるので，記録しておく（通常は50〜150mmH$_2$O）．
7. 医師が髄液を採取する．
   - 数本のスピッツに分注する場合もあるので，指示があれば適宜，次のスピッツを渡す．
   - 患者の状態を観察し，異常時はただちに医師に報告する．
8. 必要な髄液量を採取できたら，医師は終圧を測定するため，圧測定用のガラス棒を再度渡す．
   - 終圧を医師が伝えるため，記録しておく（通常は初圧よりもやや低下する）．
9. 穿刺針を抜いたらガーゼで圧迫する．
   - 止血を確認したら消毒する．
10. 患者を仰臥位にし，バイタルサインの測定を行う．
    - 数時間圧迫固定後，止血確認し絆創膏に貼りかえる．

3. 診察・診断におけるケア
心理検査

検査の概要

● 心理アセスメントは，**観察法**（患者の行動や発言を観察，記録，分析する方法），**面接法**（主として言語的コミュニケーションを通して情報を収集する方法），**心理検査法**（患者に同一刺激を与え，そこから得られる反応の個人差から，能力や性格などの心理的特性を測る方法）に大別される．そのなかでも客観的な指標として重要なのが心理検査法である．

● 心理検査は，さらに**知能検査，発達検査，性格検査，症状評価尺度，神経心理学的検査**（p.275参照）など，評価機能別に分かれる．単一の検査では十分な情報が得られない場合は，目的に応じていくつかの検査を組み合わせたテストバッテリーを組み，多面的に情報を得るのが一般的である．

● 以下に，評価機能別検査の概要と代表的な検査名（**表1**）を示す．

検査の種類

[知能検査・発達検査]

● 知能検査の主な目的は，知的能力の測定である．加えて個人内の能力差を検討することによって，患者が抱える問題との関連，職業指導等の手がかりを得ることができる．

● 知能検査の代表格であるウェクスラー式知能検

表1 》代表的な心理検査

分類		検査名
知能検査		WAIS-Ⅳ（ウェクスラー成人知能検査） 　適用範囲　　16歳0か月～90歳11か月 WISC-Ⅴ（ウェクスラー児童用知能検査） 　適用範囲　　5歳0か月～16歳11か月 WPPSI-Ⅲ（ウェクスラー幼児用知能検査） 　適用範囲　　2歳6か月～7歳3か月 田中ビネー知能検査Ⅵ 　適用範囲　　2歳～成人 RCPM（レーヴン色彩マトリックス検査） コース立方体組み合わせテスト JART（Japanese Adult Reading Test） ※病前知能の推定
発達検査		新版K式発達検査 　適用範囲　　0歳～成人 日本版KABC-Ⅱ（Kaufman Assessment Battery for Children Second Edition） 　適用範囲　　2歳6か月～18歳11か月
性格検査	質問紙法	MMPI-3日本版（ミネソタ多面的人格目録） YG性格検査（矢田部ギルフォード性格検査） 新版TEG 3（東大式エゴグラム Ver3）
	投映（影）法	ロールシャッハ・テスト 描画法 SCT（文章完成法） PFスタディ（絵画欲求不満テスト）
	作業検査法	内田クレペリン検査

査，ビネー式知能検査は，ともに知能指数(IQ)を算出するが，各知能検査の背景にある知能のとらえ方は異なり，それを反映してIQ算出方法は異なる．

● 両検査とも所要時間は非常に長く（**約1～1時間半**），負担を考慮すると高齢者や認知症の患者には適用されにくい．高齢者や認知症の患者には，ウェクスラー式知能検査との相関が高く，所要時間10分程度のレーヴン色彩マトリックス検査

表 1 つづき

分類		検査名
症状評価尺度	抑うつ	HAM-D（ハミルトンうつ病評価尺度）
	不安	新版 STAI（状態 - 特性不安検査）
	精神疾患全般	BPRS（簡易精神症状評価尺度）
	強迫症	Y-BOCS （エール・ブラウン強迫観念・強迫行為尺度）
	アルコール関連障害	新 KAST （新久里浜式アルコール症スクリーニングテスト） CAGE （アルコール依存症のスクリーニング質問表）
	自閉スペクトラム症	AQ 日本語版 （自閉症スペクトラム指数） CARS2 日本語版 （小児自閉症評定尺度 第 2 版）
	注意欠如・多動症	CAARS 日本語版 （コナーズ成人 ADHD 評価スケール） Conners3 日本語版 （子どもの ADHD とその関連症状の評価）
認知症	行動・心理症状	日本語版 NPI（Neuropsychiatric Inventory）
	重症度	CDR（Clinical Dementia Rating） FAST（Functional Assessment Staging）

（略称が通称になっているものは日本語の正式名称より略語を先に，適切な日本語訳がないものは英語表記を記載した）

（RCPM）が適すると考えられる．

- 発達検査は，各年齢の定型発達でみられる反応を基準に，患者がそれに合致するかをみることで，運動面，心理面，社会面を含めた全体的な発達の度合いや偏りを調べる．

- 知能検査，発達検査ともに，精神科診療においては神経発達症群の診断補助や支援のために実施されることが多い．

[性格検査]

- 短時間の面接や日常行動からはわかりにくい性格

特徴を，比較的短時間で把握するための手段である．患者が抱える問題への適切な支援につなげるために実施される．

- 性格検査はさらに **質問紙法**，**投映（影）法**，**作業検査法** に分類される．以下に示す各検査法の長所と短所を踏まえて，患者の負担が最小限ですみ，なおかつ必要な情報が得られるようにテストバッテリーを組む．

1. 質問紙法

- あらかじめ用意された質問文に，患者自身が「はい‐いいえ」などを回答し，その答えから性格特徴を把握する方法である．集団実施が可能，実施や採点がマニュアル化されているため検者の技量によって結果が左右されにくいなどの長所がある．

- 一方，意図的に回答を操作するなどのバイアスが生じやすい，無意識的側面は回答に反映されにくい，質問項目を理解できるくらいの言語能力がないと実施困難などの短所がある．

2. 投映（影）法

- 曖昧な視覚的・言語的刺激を与え，それに対する連想や自由な反応から性格特徴を把握する方法である．検査の意図が読み取られにくいため回答のバイアスが生じにくい，反応には無意識的側面が反映されるなどの長所がある．

- 一方，集団実施が困難，検者の技量によって検査結果が左右されやすい，何を調べられているかわからないために不安が惹起されやすく，患者の心理的負担が大きいなどの短所がある．

3. 作業検査法

- 簡単な作業を行わせて，その作業結果から性格特徴を把握する方法である．集団実施が可能，作業が中心のため言語能力に依存しない，回答のバイアスが生じにくいなどの長所がある．

- 一方，単調かつ時間のかかる作業のため患者の負担が大きい，性格特徴の一側面しか把握できないなどの短所がある．

［症状評価尺度］

- 抑うつや不安など，評価対象になる症状や疾患ごとに尺度がある．評価方法は，患者自身がするもの，家族など周囲の者がするもの，検者が面接を通じてするものがある．治療開始時に重症度を評価し，経時的に評価することで症状変化を定量的に把握することができる．

検査結果のみかた

- 結果は報告書として作成され，カルテに綴じられるのが一般的である．結果の解釈や書き方は，検査目的によって異なることが多い（鑑別診断の補助なのか，支援の参考なのかなど）．加えて検者の技量に左右される側面は否めないが，わからない点は率直に尋ねる．

- 障害された機能やネガティブな面だけでなく，障害を免れた機能やポジティブな面も，検査では抽出されているはずである．負担を伴う検査から得られた情報を，支援に有効に生かすことができれば，検査は"労多くして，益も多し"となる．

ケアのポイント

● 心理検査そのものを看護師が実施する機会は多くはないため，検査前・中・後の患者心理を踏まえて，看護師に求められる支援を示す.

検査前

［説明］

● 知的能力を調べられることでプライドが傷ついたり，心を探られることに不安を抱く患者もいる．そういった不快感を抱いたまま検査に臨むと，検査態度は拒否的ないし警戒的になり，本来の能力や性格を反映した結果が得られにくい．治療上の必要性や，問題を解決する糸口になり得ることなどを，患者が理解できる言葉で説明し，不快感の軽減を図り，検査への理解と協力が得られるように努める.

● 入院患者に，事前に検査予定を伝えると不安が高まり，落ち着きがなくなることが予測される場合は，直前に伝える方が患者に心理的負担がかからない．逆に予定外のことへの抵抗が強い場合は，事前に検査日時を伝えるなど，伝えるタイミングに配慮する.

［観察］

● 精神的・身体的状態が検査に耐えうる状態ではないと判断すれば，検査指示した医師や検者に適切な実施時期ではないことを伝える（検査延期，中止の調整など).

[検者への情報提供]

● 前記の観察や判断を検者に伝える.

● 高度の視力や聴力の障害がある場合は,それを検者に伝える.事前にそれらがわかっていれば,検者は実施する検査を変更したり,ペンとホワイトボード,集音器,教示を書いた紙などを事前に準備して教示の仕方を工夫することができる.

[スムースな実施のために]

● 検査が後日予約の場合は,普段使用している眼鏡や補聴器があれば持参すること,検査日には十分な時間的余裕をみておくことなどを伝える.

● 決まった検査室がなく,看護師が検査場所を設定する場合は,患者が集中して検査に取り組めるように,部屋の明るさは適切か,周囲が騒がしくないか,室温は適切かなど,実施環境に配慮する.

心理検査

その他,注意する点を記載

検査中

[正確な実施のために]

● 検査室に入室したり電話をかけたりすることによって，患者の注意がそれたり，検査が中断しないように配慮する．注意がそれることで正確な結果が得られなかったり，中断することで始めからやり直さなければならない検査もある．

● 検者に伝えたいことがあるときは，メモを室内側の扉に貼ったり，そっと渡すなどの検査を妨げない工夫をする．

検査後

[アフターケア]

● 検査の労をねぎらい，気分や疲労度を尋ねるなどしてアフターケアに努める．緊張から解放されて，看護師には本音を言うことも少なくない．

[観察]

● なかには心理的負担の大きい検査があるため，精神状態の変化を注意して観察する．

その他，注意する点を記載

3. 診察・診断におけるケア

神経心理学的検査

神経心理学的検査

検査の概要

● 心理検査のうち，記憶，言語，注意，遂行機能，視覚認知，構成，行為など，いわば脳内の情報処理機能を数値化して定量的・客観的に評価するのが神経心理学的検査である．認知機能検査，高次脳機能検査もほぼ同義語である．

● 神経心理学的検査には数分程度で実施可能なスクリーニング検査から，実施および解釈に熟練を要する専門的検査まで，評価目的に応じてさまざまな検査がある．

● 経時的に評価することで，進行や改善を評価する際の参考データに，さらに抗認知症薬やリハビリテーションなどの治療効果判定の1指標になる．神経心理学の知識があれば，抽出した障害がどの部位の病巣によって起こるのか，それはどの疾患で起こるのか，という診断につながる有用な情報を提供できる．

● 代表的なスクリーニング検査として，**ミニメンタルステート検査（MMSE）**と**改訂長谷川式簡易知能評価スケール（HDS-R）**を概説する（**図1**，**表1**）．

ミニメンタルステート検査（MMSE）

● フォルスタイン（Folstein, M）らによって作成され，今日では認知症の認知機能の評価法として国際的に広く使用されている．

質問内容		配点		評価機能
お歳はいくつですか？（2年までの誤差は正解）		0	1	遠隔記憶
今日は何年の何月何日ですか？ 何曜日ですか？ （年月日，曜日が正解でそれぞれ1点ずつ）	年 月 日 曜日	0 0 0 0	1 1 1 1	時間的 見当識
私たちが今いるところはどこですか？（自発的に回答があれば2点，5秒おいて家ですか？ 施設ですか？ 病院ですか？ のなかから正しい選択をすれば1点）		0 1	2	場所的 見当識
これから言う3つの言葉を言ってみてください．あとでまた聞きますのでよく覚えておいてください． （以下の系列のいずれか1つで，採用した系列に○印をつけておく） 1: a) 桜 b) 猫 c) 電車　　2: a) 梅 b) 犬 c) 自動車		0 0 0	1 1 1	即時記憶 （≒注意）
100から7を順番に引いてください． （100-7は？ それからまた7を引くと？と質問する．最初の答えが不正解の場合，打ち切る）	（93） （86）	0 0	1 1	注意 作動記憶 計算
私がこれから言う数字を逆に言ってください． （6-8-2, 3-5-2-9 を逆に言ってもらう．3桁逆唱に失敗したら，打ち切る）	2-8-6 9-2-5-3	0 0	1 1	注意 作動記憶
先ほど覚えてもらった言葉をもう一度言ってみてください． （自発的に回答があれば各2点，もし回答がない場合，以下のヒントを与え正解であれば1点） a) 植物 b) 動物 c) 乗り物		a:0 1 b:0 1 c:0 1	2 2 2	近時記憶
これから5つの品物を見せます．それを隠しますので何があったか言ってください． （時計，鍵，タバコ，ペン，硬貨など必ず相互に無関係なもの）		0 1 3 4	2 5	（近時） 記憶
知っている野菜の名前をできるだけ多く言ってください． （答えた野菜の名前を右欄に記入する．途中で詰まり，約10秒間待っても出ない場合にはそこで打ち切る） 0～5＝0点，6＝1点，7＝2点，8＝3点，9＝4点，10＝5点		0 1 3 4	2 5	言語 遂行機能
	合計得点			

（右列に評価対象の認知機能を追記）

図1 》 HDS-R（改訂長谷川式簡易知能評価スケール）

※ HDS-R に含まれない言語や構成機能の簡易評価法

・言語機能：発話のなめらかさ，呼称，復唱，理解の程度がわかれば，失語の有無や失語型はおおむね把握できる．日常会話からは，話そうとする言葉をなめらかに発音できているか，「あれ，これ，それ」や言い誤りが多くないか，質問を理解できずにトンチンカンな応答をしていないかなどを評価する．負荷課題としては，呈示された物（10個くらいの身近な物品）の名前を言うことで呼称能力を，ある程度の長さの文（「みんなで力を合わせて綱を引きます」「ちりも積もれば山となる」など）を繰り返して言うことで復唱能力を評価する．

・構成機能：幾何学図形（立方体透視図，ダブルペンタゴンなど）の模写，手の形（鳩，狐，逆狐など）の模倣をする．

文献 1）より引用

表1 》代表的な神経心理学的検査

評価機能			検査名
複合的評価			MMSE（Mini-Mental State Examination） HDS-R（改訂長谷川式簡易知能評価スケール） MoCA-J（日本語版モントリオール認知アセスメント） ADAS-Jcog（Alzheimer's Disease Assessment Scale Cognitive subscale 日本語版）
知能			p.268 参照
記憶	全般		WMS-R（改訂版ウェクスラー記憶検査） 日本版 RBMT（リバーミード行動記憶検査）
	言語性		S-PA（標準言語性対連合学習検査） 三宅式記銘力検査 RAVLT（レイ聴覚性言語学習検査）
	視覚性		ROCFT（レイ - オステルリート複雑図形検査） BVRT（ベントン視覚記銘検査）
言語			SLTA（標準失語症検査） WAB 失語症検査日本語版（Western Aphasia Battery）
注意			CAT-R（改訂版標準注意検査法）
遂行機能／前頭葉機能			BADS（遂行機能障害症候群の行動評価日本版） KWCST（慶應版ウィスコンシンカード分類検査） FAB（Frontal Assessment Battery） TMT-J（トレイルメイキングテスト日本版） 改訂版ストループテスト（Modified Stroop Test） 言語流暢性課題
視覚認知／構成			VPTA（標準高次視知覚検査） BIT（行動性無視検査日本版） 時計描画検査（Clock Drawing Test） コース立方体組み合わせテスト
行為			SPTA（標準高次動作性検査） ※失行の包括的検査
その他			BACS-J（統合失調症認知機能簡易評価尺度日本語版） J-SDSA（脳卒中ドライバーのスクリーニング評価日本版）

（略称が通称になっているものは日本語の正式名称より略語を先に，適切な日本語訳がないものは英語表記を記載した）

神経心理学的検査

- 見当識，記憶，注意と計算，言語，構成の項目からなる**30点満点**の検査で，**得点が低いほど障害は重度**である.
- 1人あたりの平均施行時間は**約15分**である.
- 数種類の日本語版が存在する.
- いずれの日本語版も**カットオフ値23/24点**（感度80%台，特異度90%台※）
- 遂行機能／前頭葉機能の評価が含まれていないため，同機能のみ障害される場合は，認知症でも高得点になる.

※感度は病気の人を病気とする割合，特異度は正常な人を正常とする割合である．感度と特異度は，一方を高くすると他方が下がる関係にあり，感度と特異度がともに高い検査が優れた検査である.

改訂長谷川式簡易知能評価スケール（HDS-R）

- 認知症のスクリーニング検査として，長谷川和夫らによって作成されたHDS（長谷川式簡易知能評価スケール）の改訂版である.
- 年齢，見当識，記憶，注意と計算，語列挙の項目からなる**30点満点**の検査で，**得点が低いほど障害は重度**である.
- 実施時間，要領ともMMSEとほぼ同様である.
- **カットオフ値20/21点**（感度90%，特異度82%→MMSEと比べて感度に優れるが，特異度はMMSEのほうが高い）
- 記憶の評価に重点がおかれ，言語や構成機能の評価が含まれていない.
- MMSEに比べると記憶に関する負荷が高いため

に，アルツハイマー病ではMMSEよりもHDS-R
得点が低くなる傾向がある．

神経心理学的検査

検査結果のみかた

● 前項目「心理検査」に準じる（p.267）．なかでも神
経心理学的検査は，数値として表されることが多
いため，結果を読む際には以下の点に留意する．

・せん妄，失語，考え不精，さらには視力や聴力
の低下によっても得点は低下する．例えば，せ
ん妄患者の場合，HDS-R得点の低さは注意障
害を反映しているにすぎず，認知症の程度を反
映してはいない．

・得点は年齢や教育年数など患者の背景要因によ
る影響を受けやすいため，それらを考慮して結
果を理解する．

・障害された機能，あるいは障害を免れた機能
をみることが重要であり，総合点だけで判断し
ない．

ケアのポイント

● 前項目「心理検査」に準じる（p.267）．とくに認知
症の検査を受けることに，大きなストレスを感じる
人は少なくないため，以下のような配慮が必要に
なる．

279

検査前

● 検査実施前には，検査に協力してもらえるように ていねいに説明をする必要がある.

● 説明の仕方はケースバイケースである.

・**家族に無理に受診させられた場合**：本人の言い 分を十分聞いたうえで，「せっかく来られたので， 心配しているご家族を安心させるために検査に 協力してください. 何も問題なければご家族も 安心されるでしょう」などの説明をする.

・**病識があり，検査に対して不安を感じている場 合**：「誰でも歳をとれば忘れっぽくなります. そ れが年齢相応なら心配いりませんが，年齢以上 の物忘れだと少しずつ進んでいくので，できる だけ進まないように治療が必要になります. そ の見極めのために検査をしましょう」「全部答え ることのできる人はそんなにいないので，わか る範囲で答えてもらえば大丈夫です」

・**中等度以上の認知症と考えられる場合**：「健康診 断をしましょう」などの説明をする.

● 検査慣れしていない高齢者には，「検査」「テスト」 よりも「健診」「健康診断」と説明したほうが受け入 れられやすい.

検査中

● スクリーニング検査は，看護師が実施する機会も 多いため，実施に際しての留意点を示す.

● 協力をしてもらえる接し方および動機づけをする. 拒否的ないし警戒的な姿勢で取り組んで得られた

検査結果は，被検者の実際の能力を反映している
とはかぎらない．

● 不安や緊張を助長させないように，**適度なラポール
（信頼関係）**を築きながら実施する．

● 疲労や精神状態に配慮する．疲労して回答するこ
とが億劫になってしまうと，回答がいい加減になっ
て検査結果の信頼性が低くなる．

● 視力や聴力の低下が影響しないように，使用する
検査や教示の仕方を工夫する．加齢性難聴の患
者には，低い声でゆっくりと話す，すこし大げさに
口を大きく開けて話す（口の形がヒントになる）など
の工夫をする．

● 検査を繰り返し実施する場合には，学習効果（検
査慣れによる見かけ上の成績改善）の影響が生じ
ないように工夫する．例えば，HDS-Rの3単語即
時再生では，実施系列をそのつど変更する．

● 検査中の反応や態度に注目し，検査結果の判断要
素に活かす．

検査後

● 検査終了後は労をねぎらい，嫌な気分のまま終わ
らせない．その後の診療を受け入れやすくなるよ
うに配慮する．

引用・参考文献

1) 加藤伸司ほか：改訂長谷川式簡易知能評価スケール（HDS-R）の作成.
老年精神医学雑誌2(11)：1339-1347, 1991

4. 治療におけるケア
身体療法
①修正型電気けいれん療法（mECT）

目的 ＊全般性の発作活動を誘発し，精神疾患における症状改善をはかる．

必要物品

- 麻酔器あるいはジャクソンリース回路
- 酸素供給システムと吸引器
- 挿管器具
- 心電図モニター，血圧計，パルスオキシメーター，体温計
- mECT治療器
- ターニケット
- 救急カートおよび蘇生薬品
- 弾性ストッキング
- 輸液確保のための物品

その他の必要物品など

治療の概要

定義

- 電気けいれん療法（ECT）は，脳内に電気的刺激を付与することにより脳内に全般性の発作活動を誘発し，精神疾患における症状改善をはかる治療方法である．

- 以前よく実施された筋弛緩薬を使用せず静脈麻酔薬による電気けいれん療法（以下，ECT）と区別する意味あいから，**修正型電気けいれん療法（modified ECT：mECT）**とよぶ．

- 修正型電気けいれん療法（以下，mECT）は，静脈麻酔薬と筋弛緩薬を使用したECTである．

適応

- 以下の患者に対して適応となる．

[適応となる診断]
- うつ病
- 双極症
- 統合失調症
- その他の精神病性障害（統合失調症様障害，統合失調感情障害）
- 主要な診断以外の精神疾患：難治性強迫性障害など
- 身体疾患に起因する続発性の精神病性障害や感情障害など
- 悪性症候群：薬物治療が無効な場合，精神症状

283

の増悪がみられる場合
● パーキンソン病：薬物治療に限界が生じた場合

［適応となる状況］
● 自殺の危険，拒食・低栄養・脱水などによる身体衰弱，昏迷，錯乱状態，易怒興奮，焦燥を伴う重症精神病
● 薬物治療をはじめとするほかの治療法の危険性がmECTのそれよりも高いと判断される場合（高齢者，妊婦，身体合併症の患者）
● 患者本人が希望する場合
● 薬物治療に対する抵抗性が認められる場合
● 薬物治療による副作用が認められ，mECTの副作用のほうが少ないと考えられる場合
● 薬物治療中の患者の精神または身体状態が増悪し，迅速で確実な治療効果を得たい場合

重大な危険を伴う状態

● **mECTに関して絶対的な禁忌はない**．ただし，以下の状態は高度の危険を伴う．
　・最近起きた心筋梗塞，不安定狭心症，非代償性心不全，その他重度の心臓疾患
　・血圧の急上昇により破裂する危険性がある胸部および腹部大動脈瘤，脳動脈瘤
　・脳腫瘍，脳出血等の頭蓋内占拠性病変による頭蓋内圧亢進状態
　・最近発症した脳梗塞
　・重度の慢性閉塞性肺疾患，喘息，重症肺炎等の呼吸器疾患

・米国麻酔学会（ASA）の麻酔術前リスク分類 4 または 5（致死的な状態にある患者）

副作用

● 死亡：大部分が心血管性の合併症に起因するもので，外科手術や出産時死亡率とほぼ同等である．欧米でのデータでは ECT 関連死亡率は 1 万人に 1 人，8 万回の治療に 1 回とされる．

● 筋弛緩薬や麻酔薬使用による悪性高熱症：悪性高熱症の詳細な機序に関しては明らかにされていない部分もあるが，脱分極性筋弛緩薬との因果関係が強いといわれている．

● mECT による遷延性けいれん，けいれん重積

● 麻酔導入後の影響による嘔吐とそれに伴う誤嚥性肺炎

● 全身麻酔による深部静脈血栓症と肺塞栓症

● 心血管系合併症：不整脈，mECT 通電による血圧の急上昇，麻酔の影響による低血圧，まれに虚血性心疾患の発症

● 麻酔の覚醒不良による遷延性無呼吸，低換気，気道分泌物の自己喀出困難．また，これらによる低酸素血症

● スキサメトニウム塩化物水和物等の脱分極性筋弛緩薬による術後の筋肉痛

● mECT 通電による頭痛

● 健忘症状，せん妄や重度の認知機能の障害

● 健忘，せん妄，重度の認知機能障害による 2 次的な生活障害：転倒や転落の危険性増大，排泄や食事，保清行動といった基本的日常生活行動の支障

治療頻度

- 1週間に2〜3回程度，1クールを6〜10回と設定する．1クールの回数は，各医療機関であらかじめ決めておく．
- 1クールで治療効果が十分に得られない場合は，治療を継続するか評価する．
- 重度の健忘，重度の認知障害，せん妄といった症状が出現する場合は治療手技の修正を行う．また，治療回数を減らすことを検討する．

治療の実際

mECTを行ううえでの環境および設備

[治療スタッフ]
- 精神科医，麻酔科医，治療室あるいは手術室看護師，治療後の回復室担当看護師

[実施場所・主な設備]
- mECT実施のための専用の治療室あるいは手術室（以下，治療室）
- 病室に戻る前に，mECT治療後に集中的観察を実施できる回復室，あるいは病棟で回復ケアを行える病室とスタッフ（以下，回復室）
- 治療室と回復室には中央配管による酸素供給システムおよび吸引，心電図，血中酸素飽和度計測モニター

術前準備

- 医師から**ECTおよび麻酔に関するインフォームド・コンセント**を実施する．意思決定能力を欠く患者以外は，原則患者本人から文書による同意を得る．
- 同意を得られた場合は，術前検査として頭部CT，胸部レントゲン検査，血液検査，12誘導心電図検査を実施する．
- 医師，看護師で身体医学的病歴の情報を収集する．アレルギーの有無，麻酔に関する危険の評価，マスク換気や気管挿管実施時に備えて口腔や歯の観察をする．
- 適切なけいれん閾値となるよう，医師が炭酸リチウム，ベンゾジアゼピン受容体作動薬，抗てんかん薬等の減薬や中止を考慮することがある．

ケアの実際

ケアの目的

- 看護師は麻酔科医師，精神科医師とともに患者が安全に治療を受けることができるように治療の介助および観察，看護にあたる．また，治療を受ける患者の不安軽減に努める．

治療当日の準備と役割

[病棟看護師]
- 医師の指示の下，治療の**6時間以上前**から固形食摂取を中止し全身麻酔下での誤嚥性肺炎の予防に

身体療法

努める．服薬に関しては治療実施の**2時間以上前**に内服し，以後水分摂取も原則中止する．

- 更衣を実施する．このとき，深部静脈血栓症予防のために**弾性ストッキング**を履いてもらう．
- 排尿や排便をすませてもらう．
- 輸液ルートを確保する．**22G**よりも太い静脈留置針で確保することが望ましい．
- 入室前に血圧，体温，脈拍，経皮的動脈血酸素飽和度などのバイタルサインを測定する．
- 義歯やコンタクトレンズ，補聴器，毛髪につけられたヘアピンを治療室入室までに除去されているか確認する．
- パルスオキシメーターによる測定の関係で，手指や足指に**マニキュア**がないことを確認する．
- 治療室から連絡があったら，病棟看護師は患者に付き添い治療室へ入室する．

［治療室看護師］

- 点滴スタンド，治療用ベッドあるいはストレッチャー，心電図モニター，血圧計あるいは間欠的自動血圧計，パルスオキシメーター，麻酔器あるいはジャクソンリース回路，吸引器，ターニケットを準備する．
- 麻酔器あるいはジャクソンリース回路は回路内の破損がないか酸素を回路内に流しエアリークテストを実施する．換気用バッグの脱気弁が正常に作動するかを確認する．
- 吸引器を中央配管等に接続し正常な吸引圧が得られるかを確認する．
- 不測の事態に備えて，人工呼吸器の使用前点検を

行う.

● ターニケットを規定された圧に設定する.圧は**250〜350mmHg**と大腿動脈圧より高く設定する.

● 麻酔薬,筋弛緩薬,昇圧薬や降圧薬および抗不整脈薬等の循環器作動薬,リンゲル液等の輸液,生理食塩水,ダントロレンナトリウム水和物等の治療で使用する薬剤を薬局より払い出しを受ける.

● 救急カートのスタンバイと点検を行う.

[回復室看護師]

● 回復室用のベッドの準備,心電図モニター,血圧計あるいは間欠的自動血圧計,パルスオキシメーターを準備する.

● 中央配管等に酸素流量計,吸引器を準備する.適切に使用できるか使用前点検を行う.

治療手順・ケアの方法

[病棟〜治療室]

● 治療を受ける患者の順番となったら,麻酔科医師の指示の下,治療室看護師は筋弛緩薬,麻酔薬,循環器作動薬等を注射指示箋で確認しながらシリンジに薬剤を吸い上げる.シリンジには,薬剤名を明記するかラベルを貼る.

● 治療を受ける患者に対して治療室から入室の連絡が来たら,病棟看護師は治療室まで付き添う.治療室入室時,患者誤認を防ぐため患者氏名を確認する.また,特記すべき事項があれば病棟看護師から治療室看護師に引き継ぎを行う.

[治療室]

● 患者が入室したら治療用のベッドあるいはストレッチャーに仰臥位で臥床してもらう.

● 心電図, 血圧計, パルスオキシメーターを患者に装着し, 入室時バイタルサインを測定する. ターニケットを大腿部に巻く. また, 精神科医師がパルス波治療器の筋電図, 心電図, 脳波計を患者につけ, 刺激電極パッドを頭部の両こめかみ付近に貼付する.

● 精神科医師がパルス波治療器のインピーダンス抵抗検査を実施する. インピーダンス抵抗テストに異常がなければ, 全身麻酔導入に移行する.

● 麻酔科医師の指示の下, 治療室看護師は酸素マスクを患者の顔面にあて体内の酸素化をはかる. 患者には深呼吸を繰り返してもらうよう声をかける.

● 麻酔科医師は, プロポフォール, あるいはチオペンタールナトリウム等の麻酔薬で患者を催眠させる. プロポフォールは麻酔覚醒が迅速であるため非常に便利な麻酔薬であるが, 卵や大豆アレルギーのある患者には使用できない. その際は, 麻酔科医師がチオペンタールナトリウムを使用する等の選択をする. 一方, チオペンタールナトリウムは喘息患者には使用できない.

● 麻酔導入時は麻酔薬の影響で一般的には循環動態が抑制されることがあるため, 麻酔科医師とともに循環動態を観察する.

● 患者の意識が消失したか, 声をかけるとともに睫毛反射の有無等で意識状態を観察する. 意識消失したことが確認された時点で, 治療室看護師は筋電図リードを貼付してある側に巻いた大腿ター

ニケットを加圧する．これにより，ターニケット側の大腿以下の末梢に筋弛緩薬が流入しない状態となる．ターニケット側の下肢ではけいれんが確認できる．

- ターニケットを加圧した後に麻酔科医師が筋弛緩薬を投与する．

- 筋弛緩薬を投与し，1～2分程度で十分な筋弛緩が得られるまで，麻酔科医師が麻酔器あるいはジャクソンリース回路を使用し人工換気を行う．

- 通常は十分な換気ができ，全身の酸素化がなされるが，患者の器質的要因あるいは換気困難を惹起させる機能的要因が発生する可能性もあるため，治療室看護師は気管内挿管等が迅速に実施できる準備と意識をもち，麻酔導入の介助にあたる．

- 十分な筋弛緩が得られた時点で，麻酔科医師は人工呼吸管理を一時中止する．通電する前に，外れそうな脆弱な歯牙の有無を確認し，麻酔科医師がマウスガードを口腔内にかませる．

- 精神科医師がパルス波治療器で通電処置を行う．通電実施時刻を麻酔科医師か治療室看護師が記載する．

- 治療室看護師は麻酔科医師とともに通電時の血圧，心拍数，心電図モニターによる不整脈等の観察を行う．通電時は人工的にけいれんを起こすため，心拍数や血圧は上昇しやすい．

- 十分なけいれんが得られない場合は，**再度通電処置**を実施する．一般的に**25秒以上の脳波上のけいれん，20秒以上の運動発作けいれん**が得られない場合は再通電する．

- 通電処置が終了したら，治療室看護師は口腔内の

マウスガードを外して口腔内に貯留した気道分泌物を吸引する.

● スキサメトニウム塩化物水和物等の脱分極性筋弛緩薬を麻酔科医師が使用したときに関しては,麻酔科医師は,通電処置終了と精神科医師より告げられた際,特段の拮抗薬等の追加薬剤を使用せず,同薬剤の効果が消失するのを待つ.一方,ロクロニウム臭化物等の非脱分極性の筋弛緩薬を使用したときは,この筋弛緩薬の効果を拮抗させるスガマデクスナトリウム等のリバース薬を投与する.

● 治療室看護師は麻酔科医師とともに,患者の呼吸状態等の全身状態を観察する.自発呼吸ができる状態まで麻酔を覚醒させる.呼吸状態はパルスオキシメーターのみならず,胸郭の動きによる呼吸の深さ,リズム,回数等,看護師自身の目で観察することが大切である.さらに観察のみならず,これらを記録することも重要である.

● 麻酔からの覚醒が十分であるか,麻酔科医師とともに患者の状態を評価する.問題がないようであれば治療室での最終バイタルサインを測定し回復室へ移送する準備を行う.口腔内に気道分泌が貯留しているようであれば治療室退室前に吸引する.

[回復室]

● ベッドあるいはストレッチャーで回復室へ移送する.回復室は治療室に近い場所が望まれる.

● 患者によっては回復室で,麻酔からの覚醒段階で一時的にせん妄となる場合や安静が保持できない場合もある.ベッドからの転落,ルートの自己抜去,酸素投与の拒否等,治療や安全に支障が発生す

ることもある．このような時は回復室で短時間であるがこれら症状が落ち着くまで身体固定を実施し，安全の担保を優先することもある．

- 回復室では約30〜60分リカバリーケアとして経過を観察する．麻酔からの覚醒度，循環動態，呼吸状態を中心に観察する．さらに観察のみならず，これらを記録することも重要である．

- 回復室看護師は，病棟看護師に連絡し患者を迎えに来てもらう．治療室での特記事項，回復室での特記事項を中心に引き継ぎを行う．

[病棟]

- 病棟看護師は患者に付き添い，転倒等がないよう車椅子やストレッチャー等の安全な方法で病室まで移送介助にあたる．

- 帰室直後は麻酔からの覚醒が不十分なこともあり，誤嚥や窒息の危険が高いとともに，誤嚥による肺炎を引き起こす可能性もあることを留意して看護する．

- 病棟看護師は，麻酔からの覚醒度を評価し嚥下状態を水飲み嚥下テストなどの簡易チェックで評価する．医師の許可により，患者の水分摂取や固形食摂取が可能となる．一般的には，病室へ帰室後2〜3時間程度で水分や固形食摂取許可としているケースが多い．

- 非常にまれではあるが，治療終了後に悪性高熱症を引き起こす可能性がある．悪性高熱症は生命の危機に瀕することもある麻酔関連の重篤な副作用である．要因の詳細は明らかではないが，脱分極性の筋弛緩薬との因果関係が指摘されている．早

期に発見しダントロレンナトリウム等の迅速な投与が必要となることもあるため，経時的な観察が必要ではある．病棟看護師は看護人員が少なくなる夜勤時間帯に引き継ぐ前に簡易スクリーニングとして，体温，脈拍，呼吸，筋硬直（例：頸部を曲げてもらう等）などを確認することが望ましい．

- 病棟看護師は，見当識をはじめとする認知機能の障害，健忘，せん妄を観察するとともに，これらの症状が強く出る患者に対しては日常生活における療養上の看護ケアを提供するとともに，転倒等の危険を予防することに努める．

- 治療後，24時間以上経過したら，医師とともに認知機能を評価する．また，治療後からの精神症状を観察し，医師とともにこれを評価する．

その他のケアのポイントなどを記載

引用・参考文献

1) 武井麻子ほか編：精神看護学 [2] 精神看護の展開．系統看護学講座 専門分野II，第5版，p.210-216，医学書院，2017
2) 日野原重明ほか監，弓削孟文編：麻酔科学．看護のための最新医学講座 第26巻，p.51-63, p.72-89，中山書店，2002
3) 美濃由起子：これだけは知っておきたい精神科の身体ケア技術．p.292-307，医学書院，2008
4) 本橋伸高ほか：電気けいれん療法（ECT）推奨事項 改訂版．精神神経学雑誌115（6）：586-600，2013
5) エイブラムス R：電気けいれん療法（一瀬邦弘ほか監訳）．へるす出版，2010

4. 治療におけるケア
身体療法②高照度光療法

| 目的 | *高照度の光を与えることによりサーカディアンリズムを整え，睡眠障害の改善効果を発揮する．
*うつ病，認知症，せん妄などの疾患だけでなく，不規則勤務や海外時差の睡眠改善にも効果を示す． |

必要物品

● 高照度光療法器具（図1）

※自然光でも可能だが，人工照明器具で照度や時間を調整して使うことが多い．

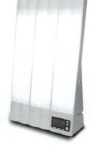

図1 》 高照度光療法器具
（ブライトライト ME ＋）
（写真提供：ソーラートーン株式会社）

その他の必要物品など

治療の概要

作用機序 (図2)

- 光は網膜から脳の視交叉上核という場所に伝わり，強い光を感じると体内時計をリセットする．
- その後，さらに光の信号が松果体に送られると，松果体はメラトニンの分泌を制御するようになる．光を感じた**約14〜16時間後**（朝7時に朝日を浴びた場合は夜9〜11時ごろ）にメラトニンが分泌されて眠気を出現させる．

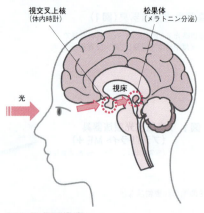

図2 》作用機序

Memo

治療の実際

● 目安として**5,000ルクス1時間, 10,000ルクス30分**の高照度光を浴びる(**表1**).

● 昼夜逆転や夜間せん妄のケースは朝食時ごろに実施する. →午前中から昼にかけての活性度を上げ, 夜間に睡眠を集中させる.

● 夕方の眠気や早朝覚醒のケースは夕食ごろに実施する. →夕食頃に実施し, 覚醒度を維持して入眠時刻を遅らせる.

● 体に光をあてるのではなく, 目から光を取り入れる. **視界中央から左右45°**に光が入るようにする.

● 坐位だけでなく, 光が入るなら臥床していてもよい.

● 刺激に対して過敏になっている症状をもつケースは, 羞明(眩しさ)から治療が進まないことがある.

● 対面式の高照度光療法(**図3**)だけでなく, 光天井という室内照明を設置して時間帯に合わせた照度を提供する取り組みも進んでいる.

表1 》 照度参考 (ルクス)

・快晴の屋外 10万
・曇天の屋外 3万
・晴天の屋内 1000〜1500
・ナースステーション内 400〜500
・居間の照明 200

Memo

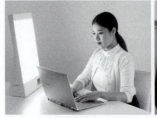
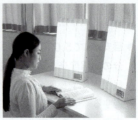

図3 》 対面式高照度光療法

(写真提供:ソーラートーン株式会社)

ケアのポイント

- 光療法の器具の前でじっとしていることが難しい場合は,食事前〜食事中〜食後の時間帯に実施するなどの工夫をし,確実に十分な量の光を浴びる.
- 睡眠時間の変化を正確に記録する.
- 昼寝は15時以降しない,昼食後は30分以下までにする.
- 生体リズムの維持のためには長期的に継続することが大切だが,光療法だけでなく日中に活性化できるほかの活動も併用することが重要である.

Memo

睡眠時間と日中の活動予定を記載

身体療法

引用・参考文献

1) 生体リズムを整える光の力．ブライトライト専門店ホームページ
https://brightlight-store.ovtp.net/より2025年2月21日検索
2) 高照度光療法とは 体内時計，生体リズム，光療法の総合サイトホーム
ページ
https://portal.lighttherapy.jp/lighttherapy/post_104.htmlより
2025年2月21日検索
3) 小山恵美ほか：光の非視覚的生理作用を考慮した良質睡眠確保に役立
つ照明制御技術．BIOINDUSTRY 23（7）：2006
4) 田口豊恵ほか：術後高齢者の対する卓上型ブライトケアの有効性3名の
パイロットスタディからの分析．第18回日本時間生物学会抄録集：24-
25，2011
5) 田口豊恵ほか：よい眠りはサーカディアンリズムの調整から-正しい光利
用で不眠・せん妄予防．日本保健医療行動科学会雑誌30（2）：29-
34，2016
6) 戸田直宏ほか：夜間の低照度光曝露がメラトニン分泌に及ぼす影響．
第40回照明学会全国大会講演論文集，2007

7) 安河内朗：健康なくらしに寄与する光1 照明光に対するヒトの適応能 ― 生理人類学からのアプローチ．文部科学省ホームページ
http://www.mext.go.jp/b_menu/shingi/gijyutu/gijyutu3/toushin/attach/1333541.htmより2025年2月21日検索
8) 大川匡子：健康なくらしに寄与する光2 光の治療的応用 ― 光による生体リズム調節．文部科学省ホームページ
http://www.mext.go.jp/b_menu/shingi/gijyutu/gijyutu3/toushin/attach/1333542.htmより2025年2月21日検索
9) 岡靖哲：認知症における睡眠障害．臨床神経学54(12)：994-996, 2014
10) 三島由美子ほか：概日リズム睡眠障害と光．生理心理学と精神生理学18(1)：17-25, 2000
11) 大川匡子：特別養護老人ホームでの光療法事例．照明学会誌84(6)：368-371, 2000
12) 鄭新源ほか：姿勢が高齢者の明るさ知覚特性に及ぼす影響に関する研究 ― 座位と臥位での比較．照明学会誌92(2)：83-89, 2008
13) 鈴木弘樹ほか：サーカディアンライトを用いた隔離室の改修計画．日本建築学会大会，2015
14) 岩崎泰平ほか：サーカディアン照明を用いた隔離室の有効性に関する検証．病院設備58(6)：2016
15) 中山茂樹：精神科病院における空間的アプローチによる治療的環境に関する研究（実証調査編）．科学研究費助成事業研究成果報告書，2017

Memo

4. 治療におけるケア

薬物療法
①向精神薬の分類と理解

目的
＊向精神薬の定義と分類を理解する.
＊中枢神経に一時的な作用を発し, 精神機能や行動に変化をもたらす.

治療の概要

定義

● 向精神薬は, **精神に作用するすべての薬物**のことである. WHOは「その物質の生体に対する主要な作用として, 精神機能, 行動や経験に影響を及ぼす薬物」と定義している. 本項では, 「中枢神経に一時的な作用を発し, 精神機能や行動に変化をもたらすもの」を向精神薬と定義する.

● 向精神薬の分類を把握しておく(**図1**).

Memo

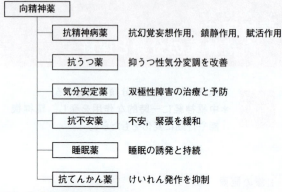

図1 》向精神薬の分類

文献1) を参考に作成

自施設の向精神薬の管理方法などを記載

引用・参考文献
1) 武井麻子ほか:系統看護学講座 専門分野 精神看護学 [1] 精神看護の基礎. 第6版, p.267, 医学書院, 2021

4. 治療におけるケア

薬物療法②抗精神病薬

薬物療法

| 目的 | ＊幻覚・妄想状態や不穏・興奮などの症状を改善させる. |

治療の概要

抗精神病薬の薬理作用

● おもに統合失調症の治療に用いられる薬剤である. 脳内の神経伝達物質であるドパミン, ノルアドレナリン, セロトニン, アセチルコリン等の伝達量を調整(遮断)する.

　・抗ドパミン作用(ドパミンの伝達を遮断する)

　　　幻覚, 妄想を改善, 錐体外路症状

　・抗ノルアドレナリン作用

　　　躁状態, 興奮・緊張状態を改善, 鎮静催眠作用

　　　血圧低下の副作用(起立性低血圧)

　・抗セロトニン作用

　　　陰性症状の改善

　・抗コリン作用

　　　頻脈, 口渇→**多飲**, 便秘→**イレウス**

脳内伝達物質

● 脳の無数の神経細胞同士の情報伝達は**神経伝達物質**という化学物質によって行われている. 電気

303

信号で細胞内を伝わった情報は前シナプス末端で脳内伝達物質として放出され，後シナプスの受容体に結合し情報が伝達される．

ドパミン仮説と抗精神病薬

● 統合失調症ととくに関連が強い脳内伝達物質がドパミンで，ドパミンの過剰放出によって異常な情報伝達が行われ，幻覚・妄想状態が出現する．この考え方がドパミン仮説である．

● 抗精神病薬はこのドパミン仮説に根拠をおき，過剰放出されたドパミンを受け入れる側の後シナプスの受容体に蓋をかぶせる，またはフィルターをするといったイメージで情報伝達を調整する．

4つのドパミン経路と抗精神病薬の作用

1. **中脳辺縁系ドパミン経路（図1）**：
　　→統合失調症の陽性症状の緩和

2. **黒質線条体ドパミン経路（図2）**：運動を調節する機能 パーキンソン病とも深い関係性
　　→不随意な運動症状．筋肉の緊張，手の震え，身体が勝手に動く

3. **中脳皮質系ドパミン経路**：
　　→陰性症状の悪化，認知機能の低下

4. **漏斗下垂体ドパミン経路**：プロラクチン分泌を調整
　　→乳汁分泌，男性の女性化乳房（高プロラクチン血症）
　　　抗精神病薬が中脳辺縁系ドパミン経路のみに作用すれば良いが，他の2〜4にも作用してしまう．この2〜4への作用が副作用となる．

304　│　4. 治療におけるケア

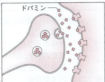 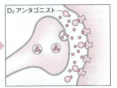

未治療の統合失調症では，中脳辺縁系ドパミン経路は過活動であると考えられている．

従来型抗精神薬のような D_2 アンタゴニストは中脳辺縁系の過活動を抑制する．

幻覚・妄想などの陽性症状

陽性症状の改善

図1 》 中脳辺縁系ドパミン経路と D_2 アンタゴニスト

文献1）を参考に作成

黒質線条体経路：
D_2 受容体の遮断

黒質線条体経路：
$5HT_{2A}$ 受容体の遮断は DA 遊離を脱抑制させ，D_2 遮断を軽減させる

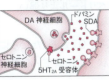 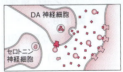

$5HT_{2A}$ 受容体を遮断する

生体内のセロトニンはドパミンの遊離を抑制する．SDA によってドパミン経路が遮断されている．

SDA によってドパミン経路と同時に $5HT_{2A}$ 受容体を遮断することにより，ドパミンの遊離の抑制がなくなる（脱抑制）ため，ドパミン経路の遮断作用が弱まる．

錐体外路症状

錐体外路症状が軽減される

図2 》 黒質線条体ドパミン（DA）経路における $5HT_{2A}$ アンタゴニスト

文献1）を参考に作成

● 抗精神薬と精神症状の反応を**図3**に示す.

陽性症状（薬剤に反応）	陰性症状（薬剤に反応しにくい）
幻覚	意欲の欠如
妄想	感情の平板化
焦燥	情動の引きこもり
緊張	疎通性の乏しさ
言語・コミュニケーションの障害	思考の貧困
滅裂言動	言葉の貧困
	注意力の低下

図3 》》抗精神病薬と精神症状の反応

第一世代薬（定型薬）

［フェノチアジン系抗精神病薬］

● **特徴**:

- ・1952年にクロルプロマジン塩酸塩が麻酔薬から応用されて初の抗精神病薬となる.
- ・**鎮静作用が強く**，抗幻覚妄想作用はブチロフェノン系抗精神病薬のハロペリドールより弱い.

● **副作用**:

- ・重篤な副作用：悪性症候群，QT延長（ただちに中止）→突然死（前駆症状：血圧低下・心電図異常）
- ・腸管麻痺→麻痺性イレウス
- ・錐体外路症状

● **代表的な薬剤**:

1. クロルプロマジン塩酸塩
   - ・鎮静効果
2. レボメプロマジン
   - ・強い鎮静
3. フルフェナジンマレイン酸塩
   - ・錠剤のほか，持効性注射剤（LAI）もある

[ブチロフェノン系抗精神病薬]

● **特徴：**

・統合失調症の中核症状である幻覚妄想状態の治療に優れた効果を発揮する.

・とくにハロペリドールは非定型抗精神病薬の出現までは中心的な薬剤であった. 現在でも基本的な薬剤の1つである.

● **副作用：**

・悪性症候群（重篤な副作用）

・腸管麻痺→麻痺性イレウス

・錐体外路症状

・制吐作用があるため，イレウス，脳腫瘍，薬物中毒等の嘔吐症状を不顕性化する可能性があるため注意する.

● **代表的な薬剤：**

1. ハロペリドール

・錠剤，液剤，筋肉内注射剤，LAIと剤形が豊富である.

[ベンザミド系抗精神病薬]

● **特徴：**

・ドパミンの伝達への遮断効果がいずれも高い. しかし各薬物の臨床効果はかなり異なる.

● **副作用：**

・薬物によって大きく異なる.

● **代表的な薬剤：**

1. スルピリド

・低用量（～150mg/日）で消化性潰瘍治療薬として，中用量（150～300mg/日）でうつ病，うつ状態の治療として，高用量（300～600mg/

日）で抗精神病薬として用いられる.

- **副作用:**

  プロラクチン値上昇による乳汁分泌, 月経異常,
  男性の女性化乳房

  錐体外路症状

  遅発性ジスキネジア(中止後も続く)

  悪性症候群(重篤な副作用)

- 制吐作用があるため, 注意する.

2. スルトプリド塩酸塩

- 鎮静作用が早く強い.

- **副作用:麻痺性イレウス**

- 制吐作用があるため注意する.

[チエピン系抗精神病薬:ゾテピン]

● **特徴:**

- 強い鎮静作用があり, 作用発現が早い.

● **副作用:**

- 重篤な副作用: 悪性症候群, 心電図異常, 麻痺性イレウス, 痙攣発作など

- 制吐作用があるため注意する.

Memo

第二世代薬（非定型薬）

薬物療法

［SDA（セロトニン・ドパミン拮抗薬）］

● **特徴：**
- ・ブチロフェノン系抗精神病薬の薬剤から錐体外路症状を軽くしたイメージ
- ・1984年にリスペリドンがベルギーで開発され，1996年に日本で承認・発売された新しい抗精神病薬である．
- ・ドパミンとともにセロトニンの伝達にも強力な遮断作用があり，これにより錐体外路系副作用が少ない（p.304参照）．
- ・抗幻覚・妄想効果が強い．
- ・陰性症状にも効果が期待される．

● **副作用：**
- ・悪性症候群，麻痺性イレウス（重篤な副作用）
- ・錐体外路症状（錐体外路系副作用が軽い）
- ・糖代謝異常（後述のMARTAほどではないが，経過観察が必要）

● **代表的な薬剤：**

1. リスペリドン
   - ・錠剤，内用液，細粒，口腔内崩壊錠（OD錠），LAIと剤形が豊富である．

2. ペロスピロン塩酸塩
   - ・国産初のSDA
   - ・錐体外路症状が出現しても抗パーキンソン病薬を服薬しなければならないところまではいたらない．安全性が高い薬剤

3. ブロナンセリン
   - ハロペリドール，リスペリドンに匹敵する陽性症状改善効果がある．陰性症状改善への期待
4. パリペリドン
   - リスペリドンは体内で代謝された産物が実際の薬効を備えた薬物となる．その薬物名がパリペリドンである．
   - インヴェガ®はパリペリドンを大きなカプセルに詰め1日かけて体内にゆっくり溶け出すしかけにして1日1回内服を可能にした．また小さいカプセルに詰めて粒状にし，それを水で溶いたものを筋肉注射して4週間，安定した薬効を得られるLAI（ゼプリオン®）も備えている．

［MARTA（多元受容体作用抗精神病薬）］

● 特徴：
   - 副作用の軽いフェノチアジン系抗精神病薬といったイメージ（陽性症状にも効果的で鎮静作用ももち合わせている）
   - セロトニン，ドパミン以外の多くの受容体に作用する．
   - 過鎮静と体重増加（糖代謝異常）がみられる．
   - 糖尿病患者には禁忌→死亡例あり

● 副作用：
   - 悪性症候群
   - 高血糖，糖尿病性ケトアシドーシス，糖尿病性昏睡（重篤な副作用）
   - 麻痺性イレウス（抗コリン作用がある）

● **代表的な薬剤**

1. オランザピン

- 陽性症状に有効で錐体外路症状が少ない.
- 陰性症状にも効果が期待できる.
- 錠剤, 口腔内崩壊錠, 細粒, 筋注と剤形が豊富
- 禁忌：糖尿病

2. クエチアピンフマル酸塩

- 陽性症状だけではなく陰性症状にも効果が期待できる.
- 徐放剤では双極性障害におけるうつ症状の改善効果
- 錐体外路症状が少ない.
- 禁忌：糖尿病

3. クロザピン

- 錐体外路症状を起こさないで陽性症状を改善させ, 陰性症状や認知機能障害にも有効
- 海外発売していた1975年に無顆粒球症で16例中8例が死亡し発売中止となった. 日本では2009年より販売されている.
- 講習を受け登録された医師のみが処方でき, 講習を受け登録された薬剤師が管理を行える.
- 最終選択薬である.
  →治療抵抗性統合失調症で基準を満たした患者にのみ投与可(詳細は「電子化された添付文書」で確認する).

Memo

［DPA（ドパミン受容体部分作動薬）］

● **特徴：**

- ・ドパミン受容体に作用して，遮断と作動という相反した効果をもたらす．
- ・陽性症状を軽減し，錐体外路症状やプロラクチン値上昇を抑える「ちょうど良い」効きを狙った薬物
- ・鎮静作用は弱い．

● **代表的な薬剤：**

1. アリピプラゾール

- ・内服薬に加え，LAI，内用液と剤形が豊富である．
- ・他の抗精神病薬に特徴的な副作用の出現が少ない．

2. ブレクスピプラゾール

- ・他の抗精神病薬に特徴的な副作用の出現が少ない．

定型薬・非定型薬とは

● 定型薬とは**錐体外路症状**とセットであり，非定型薬は錐体外路症状とセットではない（**表1**）．

引用・参考文献

1) 仙波純一ほか監訳：精神薬理学エッセンシャルズ 神経科学的基礎と応用 第5版，メディカル・サイエンス・インターナショナル，2023
2) 日本病院薬剤師会精神科病院特別委員会：精神科薬剤師業務標準マニュアル2007-08，第2版，南山堂，2007
3) 病態生理と薬効薬理から処方せんをみる精神科領域，日本薬剤師研修センター，2002.
4) 長嶺敬彦：抗精神病薬の「身体副作用」がわかる，医学書院，2006
5) 伊豆津宏二ほか編：今日の治療薬2025，南江堂，2025

表1 » 定型薬と非定型薬

世代分類	種類分類	商品名®省略	一般名	幻覚妄想	鎮静	陰性症状	EPS	高PRL	認知障害	ふらつき	体重増加	便秘	備考
				作用			副作用						
定型薬	フェノチアジン	コントミン	クロルプロマジン塩酸塩	〇	◎	-	++	++	+++	++	+++	+++	鎮静
		レボトミン	レボメプロマジン	☆	◎	-	++	+++	+++	+++	+++	++	鎮静 QT延長
		ピーゼットシー	ペルフェナジン	☆	△	△	+++	+++	+	+-	++	+	
		フルメジン	フルフェナジンマレイン酸塩	◎	△	△	+++	+++	+	-	++	-	
		ニューレプチル	プロペリシアジン	〇	◎	-	++	++	+	+++	++	-	衝動性 眠気少ない 血圧低下
	ブチロフェノン	セレネース	ハロペリドール	◎	△	△	+++	+++	+	+	-	-	幻覚妄想 EPS強い
		プロペリドール	ブロムペリドール	◎	△	-	+++	+++	+	+-	-	-	幻覚妄想 EPS強い
		ドグマチール	スルピリド	△	△	△	+	+++	-	+-	+-	-	体重増加 高PRL血症
	ベンザミド	バルネチール	スルトプリド塩酸塩	◎	◎	△	++	+++	+	++	-	-	
		エミレース	ネモナプリド	☆	☆	△	+++	+++	+	+	-	-	
非定型薬	チエピン	ロドピン	ゾテピン	☆	◎	△	++	+++	+++	++	+	+++	鎮静強い
	SDA	リスパダール	リスペリドン	◎	△	△	++	+++	+	++	++	++	
		ルーラン	ペロスピロン塩酸塩	◎	△	〇	+	+++	+	+	+++	+	
	MARTA	セロクエル	クエチアピンフマル酸塩	〇	◎	-	-	++	+++	+++	+++	+	
		ジプレキサ	オランザピン	〇	◎	〇	-	++	+++	++	+++	++	血糖注意
	DDS	エビリファイ	アリピプラゾール	〇	△	〇	-	+++	+	-	+	+	

強度比較 ☆＞◎＞〇＞△

文献2)～5)をもとに作成

4. 治療におけるケア
薬物療法③抗うつ薬

目的
＊抑うつ気分や意欲低下などのうつ様症状の改善をはかる.

治療の概要

作用機序

● うつ病は脳内伝達物質のセロトニンとノルアドレナリンの放出量が減少することで症状が出現するとされている. 抗うつ薬は前シナプスから放出されたセロトニンとノルアドレナリンが再び前シナプスへ再取り込み(再吸収)される機能を阻害することで, 後シナプス受容体へ適量のセロトニンとノルアドレナリンを伝達する(**図1**).

服薬時の注意点

[抗うつ薬治療中は自殺に注意]
● 24歳以下に対する自殺関連言動の増加に注意する.
● 処方日数は**最小限度**にとどめる.
　→**14日分**の処方量で自殺には十分な量となる.
● 投与開始後, **1か月**はとくに注意する.
　→薬剤の効果が現れて自殺する気力が出てくる.
● 症状の軽快の回復よりも気力や体力の回復が遅れる.
　→焦り, 絶望から自殺動機が高まる.
● 自殺願望がある場合, 内服薬は**家族管理**が望ましい.

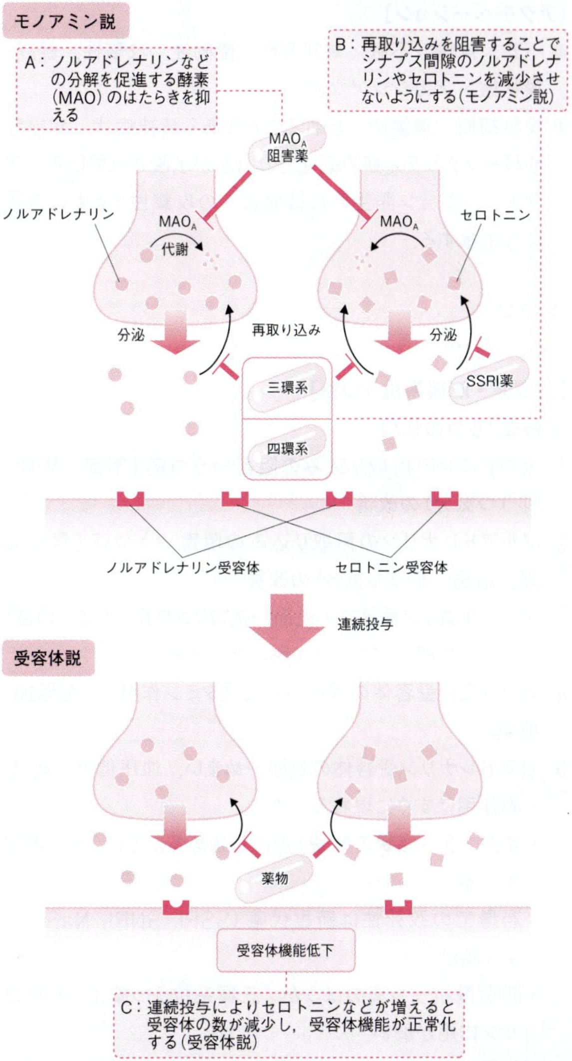

薬物療法

モノアミン説

A：ノルアドレナリンなどの分解を促進する酵素（MAO）のはたらきを抑える

B：再取り込みを阻害することでシナプス間隙のノルアドレナリンやセロトニンを減少させないようにする（モノアミン説）

MAO_A 阻害薬

ノルアドレナリン

MAO_A 代謝

セロトニン

分泌　再取り込み　分泌

三環系

四環系

SSRI薬

ノルアドレナリン受容体　　　セロトニン受容体

連続投与

受容体説

薬物

受容体機能低下

C：連続投与によりセロトニンなどが増えると受容体の数が減少し，受容体機能が正常化する（受容体説）

図1 》》うつ病発症の2つの説と抗うつ薬の作用機序

文献1)，p.145より引用

315

［アクチベーション］

● 不安，焦燥，不眠，易刺激性，衝動性，攻撃性，軽躁，躁状態，アカシジアなど

● 投与初期，増量時に現れることがある精神症状．双極症やパーソナリティ症の既往との関連が示唆されている．アクチベーション発生時には他者への攻撃性とともに自殺にも注意する．

従来薬

［三環系・四環系抗うつ薬］

● **特徴：5つの作用**

1. セロトニンの再取り込みの阻害→うつ病（不安，焦燥，抑うつ気分）の改善

2. ノルアドレナリンの再取り込みの阻害→うつ病（意欲減退，疲労，抑うつ気分）の改善

3. アセチルコリン受容体の遮断→抗コリン作用（**便秘**，口渇）
   ・**かなり強烈な抗コリン作用が発現する**．

4. ヒスタミン受容体の遮断→抗ヒスタミン作用（体重増加，眠気）

5. αアドレナリン受容体の遮断→めまい，血圧低下，眠気
   ・副作用はすぐに現れる．
   ・効果（うつ症状の軽快）を感じ始めるまでに1〜3週間かかる．
   ・過量での致死性は新世代薬（SSRI，SNRI，NaSSA）より高い．
   ・四環系抗うつ薬のほうが，三環系抗うつ薬よりも抗コリン作用が弱い．

● **副作用：**
   ・抗コリン作用

316 │ 4. 治療におけるケア

末梢性:口渇, 粘液分泌低下, 便秘, イレウス, かすみ目, 眼圧上昇, 頻脈, 不整脈, 動悸, 排尿障害

中枢性:記憶障害, せん妄, 錯乱, 幻覚, 焦燥, 失見当識

- ・抗ヒスタミン作用:眠気, 鎮静, 体重増加, 血圧低下
- ・αアドレナリン受容体遮断系副作用:起立性低血圧, めまい→転倒
- ・心毒性が高い→過量服薬で致死

● **代表的な薬剤:**

1. アミトリプチリン塩酸塩
   - ・副作用として, 抗コリン作用がもっとも強い:便秘 → イレウス
   - ・鎮静作用が強い.

2. アモキサピン
   - ・効果発現が早い(平均4日).
   - ・抗精神病作用がある→副作用として, 錐体外路症状出現の可能性がある.

3. ミアンセリン塩酸塩
   - ・抗コリン作用が弱い(四環系抗うつ薬).
   - ・心毒性が弱い.

新世代薬

[SSRI (選択的セロトニン再取込み阻害薬)]

● **特徴:**
- ・SSRIは, 三環系・四環系抗うつ薬の「5つの作用」(前頁)のうち, 4つの作用が除かれ, "セロトニンの再取り込みの阻害"のみが作用する.

薬物療法

つまり，従来の副作用や毒性が大きく軽減された抗うつ薬である．

- 安全性の高い薬物ではあるが，セロトニン症候群という副作用が高率で発生するようになった．
- 若年層（24歳以下）の自殺および他害の危険性について国が注意喚起している．
- 効果（うつ症状の軽快）を感じ始めるまでに2週間程度かかる．
- 急な中断でめまい，睡眠障害，不安，焦燥，興奮，集中力低下などの離脱症状が出現する．
- 緊急入院が必要な重症例には，従来薬（三環系抗うつ薬）が勝るとの報告がある．

● **副作用：**
- セロトニン症候群：脳内のセロトニン活性（濃度）が急に高まることで現れる（数分から数時間で発現）．
  症状：嘔吐，下痢，発汗，頻脈，高熱，錯乱，軽躁，興奮，焦燥感，振戦など
- 服用初期に胃腸症状（悪心，嘔吐，腹部不快感，下痢）．2～4週で次第に慣れる．
- 性機能障害

● **代表的な薬剤：**
1. パロキセチン塩酸塩水和物
   - とくに18歳以下で自殺企図の危険性がある．
   - 抗不安作用がある．
   - 離脱症状が強い．
   - 口腔内崩壊錠（OD錠），徐放剤（CR錠）がある．
2. フルボキサミンマレイン酸塩
   - 服用後，2週間で効果が現れ，6週間で安定する．
   - 小児の強迫性障害にも適用

3. エスシタロプラムシュウ酸塩
- ・よりセロトニン再取り込み阻害にはたらく.
- ・重篤な副作用として，QTを延長させ突然死の危険がある.
  - →心疾患既往の有無を確認する.
  - →定期的な心電図検査
- ・禁忌：先天性QT延長症候群

4. セルトラリン塩酸塩
- ・中断による離脱症状が少ない.

[SNRI（セロトニン・ノルアドレナリン再取込み阻害薬）]

● **特徴:**
- ・セロトニンとノルアドレナリン双方に作用するため，SSRIの効果に意欲向上を加えた効果が期待できる.
- ・慢性疼痛にも適応される（デュロキセチン塩酸塩）
  - →腰痛で整形外科から処方されている.
- ・SSRI同様，若年層（24歳以下）の自殺および他害の危険性について国が注意喚起している.

● **副作用:**
- ・主な副作用，使用上の注意はSSRIに準ずる.

● **代表的な薬剤:**

1. デュロキセチン塩酸塩
- ・腸溶性カプセル（すり潰せない）
- ・糖尿病性神経障害，線維筋痛症，変形性関節症など，うつ病，うつ症状以外にも適応がある.

2. ミルナシプラン塩酸塩
- ・日常生活に影響を及ぼすような副作用が極めて少ない.

[NaSSA（ノルアドレナリン作動性・特異的セロトニン作動性抗うつ薬）]

● 特徴：
・今までの抗うつ薬とは違い，脳内でのノルアドレナリンとセロトニンの放出を促進させるという作用機序をもつ．
　・効果発現が早い．
　・性機能障害が少ない．
　・眠気が強い．
　・体重増加

● 代表的な薬剤：
・ミルタザピン

その他の抗うつ薬の適応

● 以下の疾患が挙げられるが，薬剤によって適応は異なる．
　・パニック症
　・強迫症
　・摂食症
　・慢性疼痛
　・遺尿症・夜尿症

引用・参考文献
1)　中原保裕：うつ病を改善する薬．薬のはたらきを知る やさしい薬理のメカニズム 第3版．Gakken, 2015

Memo

4. 治療におけるケア
薬物療法④気分安定薬

目的
＊双極症の躁病相とうつ病相の治療および再発予防．

治療の概要

注意点

- 有効血中濃度と中毒量の差が小さいので，定期的に血中濃度を観察する．

[代表的な薬剤と特徴]
- 炭酸リチウム
  ・興奮，易刺激性を正常化
  ・鎮静・睡眠作用はない
  ・重篤な副作用：リチウム中毒
    a. 有効血中濃度（0.8〜1.2mEq/L）と中毒濃度（1.5mEq/L）の差が小さい
    b. 神経毒性による精神神経症状から進行すると心不全，腎不全を起こす
    c. 食事や水分摂取量不足による血中濃度上昇に注意
    d. NSAIDs（非ステロイド性抗炎症鎮痛薬）で血中濃度上昇
    e. リチウム中毒の初期症状
       消化器症状：食欲低下，下痢，嘔吐
       全身症状：発熱，発汗

- カルバマゼピン
  - 抗てんかん薬
  - 鎮静作用
  - 重篤な副作用：薬疹
    まれにではあるが無顆粒球症や再生不良性貧血
    等の血液障害
- バルプロ酸ナトリウム
  - 抗てんかん薬
  - 副作用：高アンモニア血症を伴う意識障害
- ラモトリギン
  - 抗てんかん薬
  - 双極症における気分変動の再発予防
  - 重篤な副作用：薬疹

Memo

4. 治療におけるケア
薬物療法⑤抗不安薬

目的 ＊病的な不安・緊張を軽減させる.

治療の概要

作用機序

- 抗不安薬と睡眠薬は向精神薬の分類では違った薬として分けられているが，どちらも現在用いられているほとんどの薬が**ベンゾジアゼピン受容体作動薬**である.
- これらの薬のなかで，抗不安作用がより強いものが抗不安薬，睡眠作用がより強いものが睡眠薬とよばれている．合わせてベンゾジアゼピン系とよばれることが一般的である.
- 作用機序は前述の抗精神病薬や抗うつ薬のような受容体遮断薬とは根本的に違い，ベンゾジアゼピンがγアミノ酪酸（GABA）受容体の働きを活発にさせ鎮静作用を得ることを利用している.

作用と副作用

[作用]
- 抗不安作用，抗けいれん作用，睡眠増強作用，催眠作用，筋弛緩作用(**表1**)

表1 》おもなベンゾジアゼピン系抗不安薬の薬理作用の比較

一般名	薬理作用					
	抗不安作用	抗けいれん作用	睡眠増強作用	催眠作用	筋弛緩作用	半減期（時）
ジアゼパム	1.0	1.0	1.0	1.0	1.0	20〜70
アルプラゾラム	2.5	2.5		3.2	3.0	14
エチゾラム	4.5	5.8	1.5	0.1	0.6	6
ロラゼパム	0.6	13.3	3.0		3.0	12
ブロマゼパム	2.5	2.0	1.5		1.4	8〜9
クロキサゾラム	1.5	1.9		0.24	0.4	90
ロフラゼプ酸エチル	2.0	6.7		0.59	0.24	122

※ジアゼパムを1.0として

文献 1), 2) を参考に作成

- 大量に服薬してもほとんど死亡例がなく，生命的にも安全性が高い．
- 常用量では臓器毒性がきわめて低い．

［副作用］

- 本来の作用である鎮静・催眠・筋弛緩作用が強く出現したとき，副作用として精神・神経症状が現れる．
  - 眠気，ふらつき，めまい，頭重感，多幸感，健忘
- 短期間（**4週間**）で依存性が形成される．
  - **精神依存**：服薬初期による快感から反復摂取したいという欲求
  - **身体依存**：急激に中止したときの禁断症状（離脱症状）
- 耐性：反復服薬により効果が減弱

適応

● **神経症：**不安症（パニック症），全般不安症
● **心身症：**器質的な身体病変を認めるが，その発症・経過に心理的因子が関与
● 自律神経失調症
● 睡眠障害
● てんかん
● 麻酔前投薬
● 骨格筋系疾患：肩こりでエチゾラムを処方される
● うつ病
● 統合失調症　など

引用・参考文献

1) 筒井末春ほか：抗不安薬の特性と選択法．心身医療2（9）：1360-1366, 1990
2) 澤田康文ほか：精神・神経系用薬．ポケット医薬品集（2019年版），第28版, p.848, 南山堂, 2019

Memo

4. 治療におけるケア
薬物療法⑥睡眠薬

目的
＊不眠状態の解消
＊入眠の手助け

治療の概要

● 薬物療法に先立って，あるいは並行して**睡眠衛生**を整える．

● メラトニン系睡眠薬やオレキシン系睡眠薬が主流になりつつある．

● 「効きが強い・弱い」という概念よりも，入眠困難・中途覚醒・早朝覚醒・熟眠困難といった不眠のタイプや睡眠の質と薬の半減期によって選択される．

分類と特徴

[ベンゾジアゼピン系睡眠薬]

● ベンゾジアゼピン受容体作動薬はGABA神経伝達物質の経路に結合し，脳の活動を少しだけ低下させる薬物である．作用と副作用を**表1**に示す．

● そのなかでも，催眠作用が強い薬物が睡眠薬として用いられる．

● **アルコール**との相性が悪い（併用してはいけない）．併用によって以下の症状がみられる．
　・不安・焦燥・攻撃性．かえって眠れなくなる．
　・中途覚醒後の健忘
　・交差耐性（どちらも効かなくなる）

表1 》 ベンゾジアゼピン受容体作動薬の作用と副作用

作用	副作用
抗不安	(−)
鎮静	眠気, 倦怠感, 認知機能低下
睡眠導入	眠気, 倦怠感, 認知機能低下
筋弛緩	ふらつき, 転倒
抗痙攣	電気痙攣療法で発作にいたらず無効になることがある
(−)	健忘, 依存, 中止後の離脱症状

文献1), p.904を参考に作成

- 半減期が短い薬ほど記憶障害や夢遊病様症状 (過食を伴うことも), 反跳性不眠を伴う.
  - 高齢者では認知機能の低下やせん妄を伴うこともある.

[非ベンゾジアゼピン系睡眠薬]

- ベンゾジアゼピン系薬物と同じように, GABA神経伝達物質の経路に作用して眠気を生じさせるが, 結合部位が違う. ベンゾジアゼピン系薬物より耐性や依存性が少ない.
- 薬剤名:ゾルピデム酒石酸塩, ゾピクロン, エスゾピクロン

[メラトニン系睡眠薬]

- 睡眠・覚醒サイクル (概日リズム, サーカディアンリズム, 体内時計) を調整しているメラトニン神経伝達物質の経路を活性化させ, 自然な睡眠に導く.
- 筋弛緩作用や記憶障害, 依存性がないため安全性が高く, 高齢者に用いられる. 効果は弱い.
- 薬剤名:ラメルテオン

[オレキシン系睡眠薬]

● 覚醒系神経伝達物質であるオレキシンの伝達を遮断することで睡眠をもたらす.

● 悪夢を見ることがある.

● 薬剤名：スボレキサント，レンボレキサント，ダリドレキサント

[作用時間による分類]

● 作用時間による睡眠薬の種類を**表2**に示す.

表2 ≫ 作用時間による睡眠薬の種類

作用時間	適応・作用	一般名
超短時間型 (2〜4時間)	入眠困難	トリアゾラム[*1] ゾピクロン[*2] ゾルピデム酒石酸塩[*2] エスゾピクロン[*2] ラメルテオン[*3]
短時間型 (5〜10時間)	入眠困難・中途覚醒	エチゾラム[*1] ブロチゾラム[*1] リルマザホン塩酸塩水和物[*1] ロルメタゼパム[*1] スボレキサント[*4]
中間型 (約20時間)	早朝覚醒	フルニトラゼパム[*1] エスタゾラム[*1] ニトラゼパム[*1]
長時間型	不安	フルラゼパム塩酸塩[*1] ハロキサゾラム[*1] クアゼパム[*1]

[*1] ベンゾジアゼピン系，[*2] 非ベンゾジアゼピン系，[*3] メラトニン系，
[*4] オレキシン系

文献2)，p.281より改変

引用・参考文献

1) 伊豆津宏二ほか編：今日の治療薬2025. 南江堂, 2025
2) 武井麻子ほか：系統看護学講座 専門分野 精神看護学 [2] 精神看護の展開. 第6版, 医学書院, 2021

4. 治療におけるケア

薬物療法⑦認知症治療薬

| 目的 | ＊アルツハイマー型認知症の進行を抑制する.
＊神経伝達を整え，記憶や学習の障害を抑制する. |

治療の概要

● アルツハイマー型認知症においては，脳内で特殊なタンパクが蓄積されることによって神経細胞が破壊され，脳の萎縮や認知機能の障害などが起きるといわれている.

● 認知症における中核症状として日常生活に影響を及ぼす**全般性注意障害，遂行機能障害，記憶障害**などがみられ，薬物治療においては一部改善もみられるが，おもに症状の進行抑制が目的となっているため，効果がはっきりと認識しにくい場合がある.

● 服薬量においては計画的な増量が定められており，増量するすべての症例が悪化しているわけではない.

作用機序

● 抗認知症薬の作用機序は，大別すると**アセチルコリンエステラーゼ（AChE）阻害**と**NMDA受容体阻害**に分けられる（**表1**）.

表 1 》作用機序とおもな副作用

作用機序	一般名（商品名）	剤形	おもな副作用
AChE 阻害	ドネペジル塩酸塩（アリセプト®）	細粒，錠剤，D錠，ゼリー，ドライシロップ	下痢，嘔吐など消化器症状が初期に多い．軽度の場合には，数日から1週間程度で治まることも多く，事前説明しておくことで自己中断を防ぐ場合もある．しかし，症状が強い場合には早めに相談するように説明する．肝炎，肝機能障害，黄疸，脳卒中，錐体外路障害など
	ガランタミン臭化水素酸塩（レミニール®）	錠剤，OD錠，内用液	
	リバスチグミン（イクセロン®，リバスタッチ®）	パッチ	
NMDA受容体阻害	メマンチン塩酸塩（メマリー®）	錠剤，OD錠，ドライシロップ	めまいなど服薬初期にみられるため，ふらつき，転倒など注意が必要なことを説明する．便秘，体重減少，頭痛，肝機能障害，血圧上昇など
抗アミロイドβ抗体	レカネマブ（レケンビ®）ドナネマブ（ケサンラ®）	点滴静注	必要な検査・管理実施可能な施設での使用に限る

［アセチルコリンエステラーゼ（AChE）阻害・コリンエステラーゼ阻害薬（ChEI）］

● 神経伝達物質であるアセチルコリンは認知機能や記憶などの役割を担っているが，アルツハイマー型認知症やレビー小体型認知症では減少している．そのため，アセチルコリンを分解する酵素をもつAChEを阻害し，アセチルコリンの濃度を高める作用がある．

Memo

［NMDA受容体阻害・NMDA受容体アンタゴニスト（拮抗薬）］

● アルツハイマー型認知症では，神経伝達物質であるグルタミン酸受容体であるNMDA受容体が過度に活性化し，カルシウムイオンが神経細胞に過剰に流入することにより記憶や情報の混乱を起こすとされている．そのため，受容体を阻害することで記憶や情報を整える作用がある．

［抗アミロイドβ抗体］

● レカネマブは最も強い神経細胞毒性やシナプス傷害性をもつアミロイドβに，選択的かつ優先的に結合・除去し，早期のアルツハイマー病の進行を抑制させる[1]．

副作用出現の徴候など注意点を記載

引用・参考文献

1) 伊豆津宏二ほか編：今日の治療薬 2024. p.984, 南江堂, 2024

4. 治療におけるケア
薬物療法⑧抗てんかん薬

目的 ＊てんかんの発作を抑制する．

治療の概要

- てんかんは，大脳ニューロンの過剰な電気的興奮の結果，発作を呈する．
- てんかんの治療を開始する場合，通常単剤少量から開始し発作が抑制されるまで漸増する．
- 長期的に服用が必要であることを説明する．
- 血中濃度を保つため，自己判断で増減したり中断したりしないよう説明する．
- 定期的な血中濃度のモニタリングが必要となる．
- 長期的に発作が抑制されている場合は，減量や中止が可能である場合がある．
- おもな抗てんかん薬を**表1**に示す．

発作型による薬剤の選択
....

[部分発作]
- **第1選択薬**
  - ・カルバマゼピン，ラモトリギン，レベチラセタム
  - ・（次いで）ゾニサミド，トピラマート
- **第2選択薬**
  - ・フェニトイン，バルプロ酸ナトリウム，クロバザ

表 1 》おもな抗てんかん薬

一般名	商品名（例）	略称
カルバマゼピン	テグレトール®	CBZ
エトスクシミド	エピレオプチマル®	ESM
フェノバルビタール	フェノバール®	PB
フェニトイン	アレビアチン®	PHT
プリミドン	プリミドン®	PRM
バルプロ酸ナトリウム	デパケン®	VPA
ゾニサミド	エクセグラン®	ZNS
ラコサミド	ビムパット®	LCM
ラモトリギン	ラミクタール®	LTG
ペランパネル水和物	フィコンパ®	PER
トピラマート	トピナ®	TPM
クロバザム	マイスタン®	CLB
クロナゼパム	リボトリール®	CZP
ジアゼパム	ダイアップ®	DZP
ガバペンチン	ガバペン®	GBP
レベチラセタム	イーケプラ®	LEV

ム，クロナゼパム，フェノバルビタール，ガバ
ペンチン，ラコサミド，ペランパネル水和物

［全般発作］

● 第1選択薬
- バルプロ酸ナトリウム(VPA)

● 第2選択薬
- **全般性強直間代発作**：ラモトリギン，レベチラセ
  タム，トピラマート，ゾニサミド，クロバザム，
  フェノバルビタール，フェニトイン，ペランパネ
  ル水和物
- **欠神発作**：エトスクシミド，ラモトリギン
- **ミオクロニー発作**：クロナゼパム，レベチラセタ

ム，トピラマート

※バルプロ酸ナトリウムは，催奇形性，新生児の
IQへの影響がある．

おもな副作用

● 抗てんかん薬の副作用は，アレルギー機序が関与
する特異体質によるもの，用量依存によるもの，
長期服用によりみられるものに大別される．

● 重篤な副作用として，スティーブンス・ジョンソン
（Stevens-Johnson）症候群，薬剤性過敏症症
候群，中毒性表皮壊死症などがある．

● 共通するおもな副作用として，以下のようなものが
ある．
・神経症状［めまい，眼振，複視，眠気，嘔気，
食欲低下，運動失調］
・精神症状［いらいら，行動遅鈍，もうろう状態，
自発性の低下］

● 長期服用による副作用として，体重増加，多毛，
脱毛，尿路結石，小脳萎縮，歯肉増殖などがある．

● 催奇形性のリスクが高いものや，新生児のIQに影
響を与えるものもある．そのため，服用開始前に
は，妊娠の有無や妊娠の可能性などの情報を得る
ことが重要であり，患者への説明も必要となる．

引用・参考文献

1) 日本精神学会監，「てんかん診療ガイドライン」作成委員会編：てんかん
診療ガイドライン2018．医学書院，2018
https://www.neurology-jp.org/guidelinem/tenkan_2018.html
より2025年2月18日検索

4. 治療におけるケア
薬物療法⑨抗酒薬

薬物療法

目的

＊抗酒薬の服用により飲酒後の不快反応を
体験することで飲酒を抑制する.
＊飲酒欲求を減らす.
＊飲酒量の低減.

治療の概要

● アルコール依存の治療として薬物治療で断酒でき
るものではなく, 抗酒薬を服薬することはあくま
で補助的役割である. そのため, 断酒の継続とと
もに心理的・社会的アプローチを併用していくこ
とが重要となる.

作用機序

● 抗酒薬の作用機序には, アセトアルデヒド脱水素
酵素阻害とグルタミン酸作動性神経活動抑制があ
る(表1).

[アセトアルデヒド脱水素酵素阻害]

● 抗酒薬を服用することにより, 肝臓での分解酵素
を阻害しフラッシング反応を引き起こす. そのフ
ラッシング反応で不快な症状を体験することによ
り飲酒が抑えられる.

● フラッシング反応とは, 少量の飲酒で起きる顔面
紅潮, 悪心, 動悸, 頭痛等の不快な反応をいう.

335

表1 ▶▶ 作用機序とおもな副作用

作用機序	一般名（商品名）	剤形	おもな副作用
アセトアルデヒド脱水素酵素阻害	シアナミド（シアナマイド®）	液1%	中毒性表皮壊死症，スティーブンス・ジョンソン（Stevens-Johnson）症候群，落屑性紅斑，再生不良性貧血，肝機能障害，黄疸など
	ジスルフィラム（ノックビン®）	原末	まれに重篤な脳障害，肝能障害，黄疸，抑うつ，情動不安定，幻覚，錯乱
グルタミン酸作動性神経活動抑制	アカンプロサートカルシウム（レグテクト®）	錠剤	下痢，傾眠，腹部膨満，嘔吐など
選択的オピオイド受容体調節薬	ナルメフェン塩酸塩水和物（セリンクロ®）	錠剤	悪心，浮動性めまい，傾眠，頭痛，嘔吐，不眠，倦怠感など

- 個人差はあるが，飲酒により体内に吸収されたエチルアルコールは，不快な状態を引き起こすアセトアルデヒドとなり，肝臓で分解酵素アセトアルデヒド脱水素酵素により害のない状態となる．
- アルコールを含む食品・飲料・化粧品・マウスウォッシュ，ブランデー入りケーキや洋菓子，酒粕でつくられた漬物類，栄養ドリンク剤などを使用すると，フラッシング反応が起きる可能性があるので注意する．

［グルタミン酸作動性神経活動抑制］

- アルコール依存により高まっている飲酒欲求を抑える効果が期待されている．
- 脳内で興奮に影響している神経のグルタミン酸作動性神経の受容体であるNMDA受容体の働きを抑制し，脳内でのバランスをとることで，飲酒欲求を低下させるのではないかと考えられている．

［選択的オピオイド受容体調節薬］

● オピオイド受容体調節作用において飲酒の欲求を抑え，飲酒量の低減をはかる．

● 断酒目標の中間的ステップとして，また飲酒量低減によりアルコールに関する問題を減らす．

● アルコール依存症では，快を求め飲酒量や飲酒頻度が増え，アルコールによりμオピオイド受容体に強く影響する．また，その代償的にκオピオイド受容体に影響することにより不快の情動が高まる．この不快感を回避するために飲酒欲求が高まる．

● オピオイド受容体に選択的に結合し，μオピオイド受容体には拮抗薬として，κオピオイド受容体に対しては部分的作動薬として作用し，シグナル伝達を調整することにより飲酒量の低減効果を発現する．

● 通常服薬は，飲酒の1～2時間前に服用する．飲酒をしないときは服用をしない．

使用上の注意

● 抗酒薬の効能・効果に関連する使用上の注意点の例を**表2**に示す．

禁忌

● 抗酒薬の禁忌の例を**表3**に示す．

薬物療法

表2 》 レグテクト® 錠 333mg の効能・効果に関連する使用上の注意

1. アルコール依存症の診断は，国際疾病分類等の適切な診断基準に基づき慎重に実施し，基準を満たす場合にのみ使用すること．
2. 心理社会的治療と併用すること．
3. 断酒の意志がある患者にのみ使用すること．
4. 離脱症状がみられる患者では，離脱症状に対する治療を終了してから使用すること．本剤は離脱症状の治療剤ではない．

文献 1) より引用

表3 》 セリンクロ® 錠 10mg の禁忌

1. 本剤の成分に対し過敏症の既往歴のある患者
2. オピオイド系薬剤（鎮痛，麻酔）を投与中または投与中止後 1 週間以内の患者
3. オピオイドの依存症または離脱の急性症状がある患者[オピオイドの離脱症状（またはその悪化）があらわれるおそれがある]．

文献 2) より引用

引用・参考文献

1) レグテクト®錠 333mg 電子添文（2020 年 8 月改訂），2020
2) セリンクロ®10mg 錠電子添文（2021 年 11 月改訂），2021
3) 伊豆津宏二ほか編：今日の治療薬2025．南江堂，2025
4) 厚生労働省：アルコールの基礎知識．e-ヘルスネットホームページ https://www.e-healthnet.mhlw.go.jp/information/alcohol-summaries/a-02 より 2025 年 2 月 18 日検索

Memo

4. 治療におけるケア
精神専門療法①精神療法とは

目的 ＊会話をとおして患者自身の問題の克服，困難の軽減に治療効果を得る．

治療の概要

定義

- 精神療法とは，「**患者と話すことによる治療**」である．
- 精神科の病気や心理領域の問題に対し，治療者（精神科医や心理専門家）が患者と会話することをとおして，さまざまな手段で介入を行い，患者自身の問題の克服，患者が感じている困難の軽減に対して治療効果を得ることである．

精神療法と心理療法の概念的な区別

- サイコセラピー（psychotherapy）は，「精神療法」「心理療法」どちらにも日本語訳される．「精神療法」は**精神医学の立場**からのはたらきかけを，「心理療法」は**臨床心理学の立場**からのはたらきかけを意味する．

日本の診療報酬制度での精神療法

● 日本の診療報酬制度では，医療機関は精神科医師が行う精神療法に対して診療報酬を算定できる．

精神療法の分類・種類

● 精神療法は，治療を行う対象により個人精神療法，集団精神療法，家族療法に分類される．
● 精神療法は数百種類あるともいわれる．方法が体系的に確立されている体系的精神療法の代表的なものはp.344〜402を参照されたい．

「広い意味での精神療法」

●「広い意味での精神療法」とは，①患者への影響に配慮しつつ，②患者の誤解を生まないよう，③患者の不安や緊張を軽減しながら，治療者により行われる言語的，非言語的な働きかけのことである．
●「広い意味での精神療法」は，すべての治療者が体系的精神療法を施行する前提として行うことが勧められている．
● 体系的精神療法とは別に，「治療者と患者の間の相互作用を通して，患者に精神的治療的変化を起こす」という意味で「広い意味での精神療法」と定義される．
● 精神科臨床はこの「広い意味での精神療法」の基盤のうえに成り立ち，薬物療法や各種「体系的精神療法」の効果を上げるために必須である．

治療・ケアのポイント

[患者との関係をつくる]

1. 挨拶

● **挨拶は精神療法の基本**である．遠方からの外来受診なら，天候や交通機関のことも話題にする．患者を1人の人として尊重し，病気や症状と闘っていることへの敬意を払う大切な行為である．

2. 治療関係，枠組み

● 精神療法の場は治療的に計算され，**日常生活とは別に独立したもの**である．精神療法は限定された場所，限られた時間内で行われるものであると治療者と患者のお互いが了解しておくことが重要である．**治療者と患者は友人関係とはならない**．

3. コミュニケーション

● 共感，言い換え，まとめ，明確化などの方法を用いて，コミュニケーションを確立することで，患者との「治療同盟」を構築する．

● 話し合っている途中で，**お互いの理解度を確認する作業**はとくに重要である．理解が不十分なまま合意したり，内容が不正確なまま話を進めていたり，治療者が精神科や心理学の専門用語を説明せずに使わない．

● 紙に書き出す，図にするなど，視覚化することでコミュニケーションを確実にする．

[治療者が患者の抱える問題に気づく]

● 患者の表情や態度，話の仕方，使う言葉，治療者の問いかけに対する答えなどから，患者の気持ちを深く理解しようとすることで，抱えている問題に気づくことができるように努める．

● 患者が自身と世界の関係をどのように体験しているのかを想像することが治療者の務めである．

[患者自身が抱える問題に気づく]

● 患者自身の問題は，自身で気づくことが望ましい．

● 患者の抱える問題に対して，一方的に結論を押し付けるのではなく，結論を患者本人に委ねる態度が大切である．時には患者と一緒に状況を見つめたまま，ともに途方にくれる態度で結論を保留することも必要である．

[日常生活の話題を大切にする]

● 患者は社会的な生活を送り，社会的な役割を果たしていることを忘れない．

● 日常生活の話題を大切にすることで，家族関係や地域社会との関係の変化を理解していく．

● 治療者は社会人として常識的な態度を保ち，社会経験や生活体験を基にして，患者に常識的な助言を継続して行う．

Memo

[治療者も患者から観察されていることを意識する]

● 治療者と患者の関係に，治療者自身が気づくことは難しい．

● 患者との治療や関係性に行き詰まり，**患者の感情に治療者が巻き込まれる**こともある．そのようなときには同僚や上司に相談し，ケースカンファレンスで検討することで，客観的な意見に耳を傾け解決していく．

● 患者側に立てば，治療者は観察の対象となることを忘れずに，その言動が患者に与える影響を意識して臨む．

● 治療者が人生に楽観的態度であることは，時に患者の人生に希望を与える．

引用・参考文献

1) 堀越勝ほか：精神療法の基本 支持から認知行動療法まで．p.1-69，医学書院，2012

2) 青木省三ほか編：精神療法の実際．専門医のための精神科臨床リュミエール11，p.2-16，中山書店，2009

Memo

4. 治療におけるケア

精神専門療法
②社会生活技能訓練(SST)

目的

＊患者自身が問題を解決できるように，日常生活で役立つ技能を身につけることができるようにする．

＊患者自身が元々もっているスキルを引き出し，自分でやれることを増やす．

＊実際の生活場面でも応用できるように予行演習を行う．

＊日常生活で直面するさまざまなストレスに対処できる力を身につけることで，症状の再発を予防する．

＊コミュニケーション技法に必要な受信技能，処理技能，送信技能の3つの構成要素を学び，ストレスを減らし，患者自身が楽に過ごせるようになる (図1)．

必要物品

- ●ホワイトボード
- ●ホワイトボード用マーカー
- ●時計

その他の必要物品など

受信技能	処理技能	送信技能
・外からの情報を受ける ・社会知覚能力	・情報を社会的文脈のなかで判断する ・問題解決能力	・自分の意思や感情を相手に伝える ・適応行動能力

図1 》コミュニケーションに必要な3つの技能

概要

- 社会生活技能訓練（SST）とは，social skills trainingの略である．
- SSTはリバーマン（Liberman, R）らによって開発された，患者の社会生活でのコミュニケーション技能を訓練する認知行動療法の1つである．
- **患者と治療者とともに構築するプログラム**である．
- 1994年に入院生活技能訓練療法として診療報酬化された．

適応

- 精神科入院中の患者，デイケア，訪問看護など精神科領域だけではなく，学校，放課後児童デイサービス，少年院など児童教育，福祉，司法施設などでも取り入れられている．
- 適応疾患は，統合失調症，発達障害，気分障害，神経症など幅広い．

Memo

種類

● 個別で行うものと集団で行うものがある.

[基本訓練モデル]
● ロールプレイを行い,患者個人が学習したい行動に焦点をあて,スキルを向上させる.

[問題解決技能訓練モデル]
● 困っている課題を決めてそれに沿った話し合いをグループで行い,認知面での学習を深めるとともに対処法をつくりだす.
　・実際に行動の獲得ができていても,状況が違うと上手にできず困ってしまうため,場面に応じて対応できるような視野を広げる.

[モジュールを用いた訓練]
● 服薬自己管理,症状自己管理,基本会話,余暇活動など.
● 個別で行うものと集団で行うものがある.

取り扱われる課題

● 服薬管理,金銭管理
● 対人技能(断り方,誘い方など)
● マナー
● 休日の過ごし方
● 社会生活の問題解決　など
※例:「挨拶ができない」「電車やバスの乗り方がわからない」「銀行からお金を引き出すことができな

い」「ゴミの捨て方がわからない」など

治療の実際（図2，表1〜3）

構成人数

- 1グループ，利用者6〜8人が標準．
- 1クールを何回として行うか設定し，週に1回，月に1回など可能な範囲でセッションを繰り返し行う．時間は約1時間程度．施設によって形態はさまざまである．
- 参加者を選定する際には，SSTでどんなことを学習したいのか目標を明確にする必要がある．

役割

- リーダー：セッションがスムーズにいくようにグループ全体をみながら話しやすい雰囲気をつくり，進行する．
- コリーダー：タイム管理，リーダーと対角線上に座りリーダーのサポートを行う．
- 書記：板書しながら進めるため，コリーダーが兼ねる場合もある．

セッション実施での注意点

- 原則，本人の自発性を大切にする．
- **本人が対処したい事柄**をテーマとして取り扱う．
- 患者の意欲を引き出すことができるように，参加者の非言語的なメッセージを受け取る．

- 整理して話すことが困難な人には，こちらがまとめることも必要となる．
- 問題や障害など困っているところに目を向けるのではなく，現在できている対処能力に目を向けて自信をもたせる．
- できる部分を増やす→**ポジティブフィードバック**を行う．

表1 》 基本訓練モデルの流れ

1. 問題場面の設定
2. ロールプレイ（予行演習）
3. 正のフィードバック（褒める）
4. 矯正的なフィードバック（修正案）
5. 見本のロールプレイ（モデリング）
6. 新しい行動のロールプレイ（再演）
7. 再演についての正のフィードバック（褒める）
8. 実施してみる宿題の設定

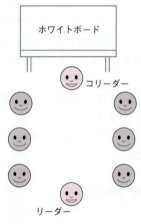

※必要物品：ホワイトボード，ホワイトボード用マーカー，時計

図2 》 配置の例

表2 》》基本訓練モデル（リーダーモード）

1. 練習したい場面を設定しましょう（相手・場所・状況etc）.
2. まずは自分なりにチャレンジしてもらいましょう.
3. 良かった点・できていた点・対応していた点をみんなに言ってもらいましょう.
4. この場面で, 自分自身がさらにどうしたいのか？
   どんなふうになれたらよいのか？ をみんなに伝えてもらいましょう.
5. そのことについて, どうすればよいのか（さらに良くするには）をみんなから出し合ってもらいましょう.
6. 自分のやれそうなこと（チャレンジしたいこと）を選んでもらいましょう.
7. "お手本" を見せてもらい, "まね（再チャレンジ）" してもらいましょう.
8. まねしたことをほめてもらいましょう（伝えてもらいましょう）.
9. "今日練習したことをこれからどう活かしていくのか", "どんな場面で応用できそうか" をみんなに伝えてもらって終わりにしましょう（次回に報告をしてもらいましょう）.
   （振る舞いを身につける学習）

（提供：Office 夢風舎　土屋徹）

表3 》》問題解決技能訓練モデル

手順	セリフ
問題提起	患者Ａ：「お金を貸してと言われて断れずに貸してしまう. これで3回目. 本当は嫌なんだけど断れない」 職員：「お金は貸したくないのに断れなくて困っているんだね. どうなったら良いと思う？」
目標設定	患者Ａ：「嫌だから断りたい. でもなんて言って良いかわからないし, 勇気も出ない. どうしたら良いかわからない」
対策案を出し合う	職員：「Ａさんは今こんなことで困っているみたいだけど, 皆は同じような場面になったらどうする？」 患者Ｂ：「職員に相談して一緒に断ってもらう」 患者Ｃ：「お金もってないと嘘をつく」 患者Ｄ：「相手を怒らせないように, 自分も嫌な気持ちを伝える」
出された案に対して取り組めそうなものがあるか問題提起した参加者に確認する	職員：「今3つの案が出されたけど, Ａさんが取り組めそうなものはある？」 患者Ａ：「職員に相談して一緒に断るならできそう」 職員：「実際にここで練習したほうが安心する？ それとも, まずは自分でやってみて, 同じ場面を繰り返すようだったら次回のセッションのときにロールプレイしてみる？」 患者Ａ：「とりあえず, 自分でやってみます. 話して勇気がもらえたので」

治療・ケアのポイント

● 同じものを見ても，お互い違った考え方，視点が
あることを念頭に置く．

● SSTを臨床で行ったときに，患者の良くなった点を，
かかわっているスタッフだけでなく皆で共有する．

● SST参加者の獲得したスキルが増え，対処能力が
向上すると社会生活をするうえでのストレス軽減に
もつながり，病状の再燃を防ぐことができる．

● SSTはスキルをもった職員がすぐに行える効果的
な治療プログラムである．集団SSTは時間や人数
の調整が難しく取り組みが困難でも，個別SSTで
あれば，日々の看護を実践できる．

引用・参考文献

1) 鈴木丈ほか編著：SSTと心理教育. 中央法規出版, 1997
2) 武井麻子ほか編：精神看護学[2] 精神看護の展開. 系統看護学講座 専
門分野II, 第3版, 医学書院, 2011
3) 川野雅資著：精神看護学II 精神臨床看護学 第5版. ヌーヴェルヒロ
カワ, 2010
4) 草地仁史編著：精神科ナースポケットブックmini. Gakken, 2023
5) 木戸芳史ほか監：これならわかる！精神科の看護ケア. ナツメ社, 2024

Memo

4. 治療におけるケア

精神専門療法③動機づけ面接技法

精神専門療法

目的

＊「変わりたいけれど，変わりたくない」という両価性を明らかにし動機（モチベーション）をもつことで，「変わりたい」を強め「変わりたくない」を弱め，行動の変化を促進する．

治療の概要

● 動機づけ面接技法(motivational interviewing: MI) は，アメリカのミラー（Miller, W）とイギリスのロルニック（Rollnick, S）によって開発された介入技法である．
● 依存症に使われやすいアプローチの1つだが，広く精神科看護に応用できる．
● 援助者と対象者が1対1になれる場所で行う．

ケアの実際

援助者が心がけること

● 協働関係を築き，押しつけをしない．
● 非支配的な温かさで共感・肯定する．
● 思いやりのある誠実な態度で接する．
● 対象者自身から動機を呼び起こす．

面接の進め方

- より多くを話してもらうために，オープンクエスチョンを使う．
- 対象の心が開くように話を認めて肯定する．
- 話の内容を明瞭にするために聞き返してみる．
- 話をつないで強化するために要約する．

ケアのポイント

[矛盾を拡大する]
- **対象が理想とする姿と現状の違い**に自身で気づけるようになると，変化のための行動に結びつきやすい．※尺度や図を使うと視覚化しやすい(**図1**)．

[抵抗を逆手にとる]
- **変化することに対する否定的な言動**は，相手が追いついていない反応である．慌てずにゆっくりと面接をしていく．

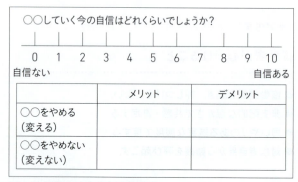

図1 ≫ 視覚化に有効な尺度や図

[変化を語る言葉（チェンジトーク）を引き出す]
● 「今のままじゃダメだとわかっている」「変わったら
　こういうメリットがあるんだ」「うまく変われるかも
　しれない」「○○のために変わりたい」というよう
　な言葉は大きなきっかけになる.

[ここまでの内容を総動員させて面接を進める]
● 第1段階：ゆっくりと動機をつくっていく.
● 第2段階：「変わる」決意を強化し計画を立てる.
　・目標を定める.
　・方法の選択肢を考える.
　・予定を立てる.
　・変わる意思を明確にする.

精神専門療法

対象とのかかわりのなかで，「抵抗」と思われるキーワードを記載

対象とのかかわりのなかで，「変化」と思われるキーワードを記載

引用・参考文献

1) 山本智之：断酒の動機づけを高める看護．精神科看護学45（6）：15-19, 2018
2) 瀬在泉：動機づけ面接法，講義と演習で学ぶ保健医療行動科学，日本保健医療行動科学会雑誌31（別冊）：64-67, 2017
3) ウイリアム・R・ミラーほか：動機づけ面接法 ― 基礎・実践編．第2版（松島義博ほか訳），星和書店，2007
4) 岩原千絵：動機づけ面接法．PREVENTION283, 2016
5) 原井宏明：動機づけ面接とは，2005
http://harai.main.jp/koudou/refer3/mi2.htmlより2025年2月18日検索
6) BTCセンター：動機づけ面接．2015
https://www.hearts-and-minds.net/motivational-interviewingより2025年2月18日検索

4. 治療におけるケア
精神専門療法④心理療法

目的

＊症状や心理的問題をさまざまな方法により改善させる．
＊相談者が自身の課題に取り組むことを援助する．

治療の概要

定義

- 「精神療法」も「心理療法」もサイコセラピー（psychotherapy）の訳語であり，実質的には同じものをさす．
  精神医学においては「精神療法」，臨床心理学においては「心理療法」とよぶ．
- 医療現場においては，医師が行うものを「精神療法」，心理職が行うものを「心理療法」とよぶことが多い．

心理療法とカウンセリング

- 心理職が行う面接を「カウンセリング」とよぶ場合がある．カウンセリングでは，クライエント（相談者）が自身の課題と向き合っていくことや，自己実現・目標をなし遂げていく過程を援助する．ここでの援助とは，クライエントがカウンセリングの場で自分自身と向き合い，自発的に理解を深め，主

体的に問題に取り組んでいけるよう導くことが目的
となる.

- それに対して「心理療法」は，症状や心理的問題
を専門的な方法で治療する，といったニュアンス
が強い. 症状や問題の改善・除去が目的となる場
合が多い.
- 現在では，「心理療法」「カウンセリング」の**それ
ぞれがさす範囲は広がってきており**，明確に区別
されないことも多い.

種類

- 心理療法の種類は非常に多く，多様である. 言葉
のやりとりを主とするもの，芸術や遊びを用いるも
の，1対1で行うもの，集団で行うものなど，方法も
さまざまである. 対象者の病態，症状，年齢などに
よっても，方法や留意すべき点はかなり異なる.

カウンセリングの枠組み

- カウンセリングにおいては，日常生活から離れた
特別な人間関係を築くことが重要となる. そのた
めに，以下のような枠組みやルールがある. これ
らにより，安心して自由に語ることのできる場が維
持される.
  - カウンセリングは予約を取り，決められた時刻
から一定の時間で行う. 時間は1回50分とする
場合が多い.
  - 場所は面接室など，カウンセリングを行う者（以
下，カウンセラー）とカウンセリングを受ける者

（以下，クライアント）のみで居られる空間が基本となる．カウンセリング中は他者が入ってこないようにする．静かで落ち着ける環境が望ましい．

・料金の取り決めがある場合は，明確に示す．
・カウンセラーの守秘義務・秘密保持，その例外について説明し，クライアントの了解を得る．

治療の実際

カウンセリングの進め方

● 一般的な展開を想定し，各段階で起こることや行うことについて示す．

［初回面接（インテーク面接）～面接初期］
● 目標を設定し，面接の契約を結ぶ．
● この時期には，面接を通したアセスメント（査定，評価）が主要となる．
● クライアントが抱えている問題について，双方が理解を深めていく．
● カウンセラーはクライアントに積極的な関心をもって共感的に理解しようとし，そのことが相手に伝わるよう努める．このようなやりとりを重ね，信頼関係を構築していく．

［面接中期］
● カウンセラーとクライアントとの信頼関係が深まる時期．クライアントは自身の課題を探っていき，カウンセラーはそれを適切に促す．
● 構築された信頼関係のなかで，クライアントは自

身の課題を探っていく．カウンセラーはそれを適切に促す．

- カウンセラーは，クライエント自身が気づいていない心の動きや言動について，**意味を示唆**することもある．
- クライエントは，「変わりたい」という気持ちと「変わりたくない・変わるのが怖い」という気持ちの間を揺れ動き，変化に抵抗を示すことがある．

［面接後期〜面接の終結］

- クライエントは，比較的落ち着いて自分や問題について考えることができるようになる．
- 目標を明確にし，変化に向けた行動を起こす．
- これまでの振り返りなど終結に向けた作業を行う．

自施設におけるカウンセリングの特徴を記載

引用・参考文献
1) 鑪幹八郎ほか：心理臨床家の手引．第3版，誠信書房，2010
2) 平木典子：カウンセリングとは何か．朝日新聞社，1997

4. 治療におけるケア
精神専門療法⑤支持的精神療法

目的
* パーソナリティを変えることなく、患者が症状に対処し、症状の再発を防止できる．
* 一時的に自身の問題を解決できる．

治療の概要

定義

- 支持的精神療法は治療者と患者の治療関係の出発点であり、特定の概念や理論によらず、臨床経験から実証的につくられてきた．
- 患者自身の機能レベルを現時点で可能なかぎり最高の状態に維持し、以前の状態を取り戻せるよう支援する．

方法

- 支持的精神療法は成人同士が会話する会話形式で行い、患者の過去と現在の経験、反応、気持ちを確認する．
- 日常の会話と違い、治療者により意図的に構成され、称賛・保証・教育・勇気づけ・励まし・先を見越した指導・適応スキルに関する助言などにより、治療目標を達成する．
- 治療者は患者の生まれもった能力、生活環境、パーソナリティを考慮しつつ、患者の自己評価、自我機

能，適応スキルの改善・維持・再獲得をはかる.

- 治療者は患者に対し，ポジティブな気持ちが育つよう働きかける.
- 患者の関心事を話題に挙げ，前回の治療時の出来事を話すことで，治療者の受容と尊敬を示す.
- 患者が治療者に対して感じる「治療関係の不平等さ」を最小限に抑え，患者が障害と闘うことへの敬意を伝える.

治療同盟の構築

- 支持的精神療法における患者と治療者の関係は，共通の目的をもつ2人の成人の関係（治療同盟）である.
- 治療者には治療同盟を構築し維持するために，患者に対する関心，共感，理解を示していく.
- 治療者は患者との良好な関係を妨げる行為を回避する努力が必要である.
- 助言と指導は，信頼し尊敬する相手から与えられた場合，最も従いやすいことを常に意識する.
- 治療者は患者の人生にかかわる人々，家族・友人・知人・職場の同僚，支援する医療職員や行政職員，病院の事務職員など，患者に接点をもつ人々に関しても話題に挙げる.

Memo

治療・ケアのポイント

- 精神療法の会話は楽しむためのものではない.
- 質問が連続することがないように心がけ，患者が話す側，治療者は応答側に立つ.
- 治療者は患者に対し，口論・中傷・非難・攻撃的な質問は避ける.
- 支持的精神療法にとって重要なことは，医療者として患者の苦しみを理解する姿勢を持ち続けることと同時に，責任を持ってケアを提供し続ける意志があることを繰り返し伝えることである.

引用・参考文献

1) ウィンストン A ほか：動画で学ぶ 支持的精神療法入門（大野裕訳）．p.1-43, 125-126, 149-165, 医学書院, 2015
2) 青木省三ほか編：精神療法の実際. 専門医のための精神科臨床リュミエール11, p.44-57, 中山書店, 2009

Memo

4. 治療におけるケア

精神専門療法⑥精神分析的精神療法

目的
＊フロイトが創始した「精神分析」を基本に，心のありようを無意識的な部分も含めて理解する．

治療の概要

定義

● 精神分析とは，フロイト（Freud, S）が創始した神経症の治療法であり，人間の心を解明しようとする学問である．
●「無意識」というものを理論の前提としている点が，精神分析の特徴である．

考え方

[無意識]
● フロイトは，人間の心には無意識，前意識，意識の3つの部分があるとした．
1. 無意識
　・自分では意識できない心の部分のことをいう．
　・無意識の領域には，嫌な記憶や意識したくない欲求や感情が含まれている．それらは，錯誤行為（日常生活でのミスや失敗），夢，神経症症状となって現れることがある．
　・精神分析による治療においては，この**無意識の**

領域を解明することが非常に重要となる.

2. 前意識
 ・ふだんは無意識のなかにあるが，注意を向けると意識できる部分のことをいう.
 ・無意識と意識の間に位置する.

3. 意識
 ・自分で意識できる部分のことをいう.

[エス，自我，超自我]

● 意識・前意識・無意識の概念に加え，エス（イド），自我，超自我からなる概念が導入された.

1. エス（イド）
 ・本能的欲動からなる．欲動を満足させるために人間を突き動かす．心を動かすエネルギーの貯蔵庫．エスはすべて無意識の領域にある.
 ・「○○したい」という主体である.

2. 自我
 ・自分が「私」と認識しているものであり，心の主体．エスをコントロールしようとする.
 ・エスと超自我，外界におびやかされつつ，バランスをとるため「それならばこうしよう」とはたらく.

3. 超自我
 ・しつけによって教え込まれた道徳などからできた，良心の部分をいう．自我の内部にあり，自我を監視する.
 ・「○○するべき」「○○してはいけない」という主体である.

[防衛機制]

- 自我は，エスをコントロールし，超自我からは命令され，外界からのいろいろな要求にも応じなくてはならない．このように自我は不安定であるため，自らを守らなくてはならない．そのメカニズムが防衛機制である．

- 自分にとって受け入れがたい状況，認めたくない欲求や感情が生じたときに，防衛機制を用いることで適応をはかろうとする．

- 防衛機制の種類にはさまざまなものがある．
  - **抑圧**：認めたくない欲求や感情を，無意識のなかに押し込める．
  - **否認**：受け入れがたい現実を認めず，過小評価・過大評価をしたりする．
  - **分裂**：対象や自己を，良い部分と悪い部分とに分けて別のものとする．
  - **投影**：自分の欲求や感情を，自分ではなく相手がもっていると考える．
  - **投影性同一視**：過剰な投影．自分の悪い部分を相手のなかに押しやり支配しようとする．
  - **取り入れ**：相手の感情や観念，性質を，自分のもののように感じる．
  - **躁的防衛**：不安や抑うつを意識しないよう，逆である躁の気分になる．
  - **退行**：現在の状態よりも幼い時期の発達段階へと戻ってしまう．
  - **反動形成**：欲求や感情と正反対の態度をとる．
  - **知性化**：欲求や感情を抑圧し，知的に考えて表現する．

- **隔離**：思考と感情，感情と行動などのつながりを切り離す．
- **合理化**：自分の思考，感情，行為などに対して，理由をつけて合理的に説明する．
- **置き換え**：欲求や感情を，本来の対象とは別の対象に向け置き換える．
- **昇華**：欲求や感情を，社会的・文化的価値のある目標に向ける．

治療の実際

- 基本的な技法として自由連想法が使われる．これは，患者が心に浮かんだことをすべてそのままに話し，治療者がそれを解釈するというものである．
- 患者が寝椅子に横になり，治療者は患者からは見えない位置に座って患者が話すことを聞く．これを週に数回行うのが，古典的な精神分析である．
- 現代においては，寝椅子を使わずに向かい合って椅子に座る形式で，週に1〜2回行うのが一般的である．また，行われているのはかぎられた医療機関や施設のみである．
- 精神分析的精神療法として，面接に精神分析のエッセンスを取り入れたり，簡易化したりして行われる場合もある．

Memo

自施設における精神分析的精神療法の特徴を記載

引用・参考文献

1) 武井麻子ほか編：精神看護学 [1] 精神看護の基礎．系統看護学講座 専門分野II，医学書院，2009
2) 福島哲夫ほか編：公認心理師必携テキスト．Gakken，2018

4. 治療におけるケア
精神専門療法⑦行動療法

精神専門療法

目的

＊治療者と患者が共同して行動面の治療目標を設定し，さまざまな技法を使い，不適切な行動や反応を変化させる．

治療の概要

定義

● 客観的に測定可能な「行動」をターゲットとする精神療法・心理療法の総称である．

● 近年では，認知療法と合わせて認知行動療法とよばれる場合も多い．

● おもな適用疾患は，強迫症，不安症，パニック症，心的外傷後ストレス症，うつ病などである．ほかにも，習癖の改善，子どもの行動改善，リハビリテーション，各種技能訓練など，幅広い分野で用いられている．

Memo

おもな技法

[エクスポージャー（曝露法）]

● 不適応反応が引き起こされる刺激に「曝す」方法である．不安が高まる場面に繰り返し直面させ，**予期した結果にならないこと**を経験させる．

● 電車に乗ることに対する不安が強い人を電車に乗せる，不潔恐怖がある人に汚れたものを触らせる，といった手続きを計画を立て段階を踏んで行う．

● エクスポージャーにはさまざまな種類がある．

1. 曝露反応妨害法（ERP）

・不快な刺激に曝したうえで，刺激に対する反応（回避行動）を妨害する方法である．強迫症に対する効果が高い．

　例：手洗いをし過ぎてしまう強迫行為がある人が，物に触れた後も手洗いをしないという課題を行う．その際に，手洗いをするという回避行動を妨害するために，水道のない部屋に行くことにしたりする．

2. 系統的脱感作

・不快な刺激に曝すのと同時にリラクセーションを行うことで，不安や恐怖の反応を弱めていく方法である．強度の弱い不安場面から，段階的に行っていく．

　例：乗り物に乗ると不安が高まる人が，乗り物のなかで筋弛緩法を行い，不安を低減させる．

[トークンエコノミー]

● トークンとは，おもちゃのコインやチケットなど，それを集めると強化子（きょうかし：ごほうび）が

得られるもの．トークン自体は強化子ではないが，強化子の機能をもっているといえる．

● 望ましい行動をとったときにトークンが得られることで，その行動を起こしやすくさせる．

　例：健康維持のための運動をしたら1日1枚コインがもらえる．コインが10枚貯まったらごほうびと交換できる．

［シェイピング］

● 完成形の行動（適応的行動）に向かって，**スモールステップで段階的に行動を形成**していく方法である．

　例：子どもに特定の場面で「ありがとう」と言わせたいとき，最初は付き添っている人がタイミングを見計らって「ありがとう」と言い，その真似をさせる．次第に「ありが…」「あ…」などと手がかりを減らしていき，最終的に手がかりなしで言えるようにする．

［モデリング］

● モデルとなる人が行った行動を観察し，**模倣することで行動を学習する**方法である．モデルとするのは，実際の人物，映像や画像の人物，アニメのキャラクターなど．

　例：猫恐怖症の子どもに，猫と楽しそうに遊んでいる子どもを観察させる．

［セルフモニタリング］

● 自分自身の行動や心理的側面を客観的に観察し，記録を取り，その結果を確認する方法である．

例：不安が強まった状況，そのときにとった行動，
考えたこと，感情などをふり返って記録する．

［行動活性化］
● 自身の行動パターンを把握して変化させたり，楽
しみや達成感を得られる活動を増やしたりするこ
とでうつ症状を改善させる方法である．セルフモ
ニタリングが多く用いられる．

引用・参考文献
1) 武井麻子ほか編：精神看護学[1] 精神看護の基礎．系統看護学講座
専門分野Ⅱ，医学書院，2009
2) 福島哲夫ほか編：公認心理師必携テキスト．Gakken, 2018
3) 三田村仰：はじめてまなぶ行動療法．金剛出版, 2017

Memo

4. 治療におけるケア
精神専門療法⑧認知行動療法

目的
* 「認知」と「行動」に働きかけることで問題の解決策を見つけていく．
* セルフコントロールする力を高める．

治療の概要

定義

- 認知行動療法（cognitive behavioral therapy：CBT）は，行動療法や認知療法を取り入れた精神療法・心理療法の総称である．
- 認知行動療法では，目指す目標を具体的に決め，治療者と患者が共同して問題解決に取り組む．毎回の面接，および終結までの流れを構造化する．いつ何をやるか明確に決め，今がどういった段階にあるのかを共有しながら行う．
- うつ病，不安症，摂食症，統合失調症，発達障害など，幅広い精神疾患に適用が可能である．教育分野や産業分野などでも用いられている．

考え方

- 認知行動療法では，個人のなかで起こることについて，4つの領域に分けてとらえる．
1. 認知
頭に浮かんでくる考えやイメージ（「今日はいい天

気だ」「また失敗するかもしれない」「私は情けない人間だ」など).

2. 気分・感情
心に浮かんでくる気持ち(楽しい,つらい,不安,怒りなど).

3. 身体反応
身体に生じる生理的な反応(手に汗をかく,頭が痛い,ドキドキするなど).

4. 行動
動作,ふるまい(手を挙げる,本を読む,○○と言うなど).

- 生活上の体験について,認知行動療法の基本モデル(**図1**)に沿って理解する.
- 「環境」と「個人」が影響し合っている.「個人」のなかにおいては「認知」「気分・感情」「身体反応」「行動」が影響し合っている.
- このなかで,**工夫や対処が可能なのが「認知」と「行**

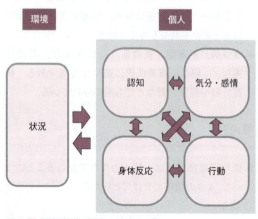

図1 》認知行動療法の基本モデル

動」である（「状況」「気分・感情」「身体反応」は
直接コントロールできない）．認知行動療法では，
「認知」と「行動」を工夫したり対処したりすること
によって，問題解決を目指す．
- まずは，自分自身のさまざまな体験をこのモデル
  に沿ってとらえられるようになることが重要であり，
  そのための練習をする．

認知の歪み

- ネガティブな気分・感情に結びつきやすい認知に
  は，いくつかのパターンがある．これらのパターン
  を「認知の歪み」とよぶ．

1. 全か無か思考（白黒思考，完璧主義）
   あいまいさに耐えられず，物事を白か黒かのどちら
   かに分けようとする考え方．完璧を求める．

2. 部分的焦点づけ
   部分的なこと，とくに悪い面だけに目を向け，良
   い面が見えなくなってしまう．

3. 拡大解釈と過小評価
   自分の欠点や失敗，脅威などは実際より大げさに
   とらえる（拡大解釈）．反対に，自分の長所や成
   功，チャンスなどは実際より小さくとらえる（過小
   評価）．

4. 結論の飛躍
   確かな根拠はないのに，悲観的な結論を出す（未
   来に対して，他者に対してなど）．

5. 過度の一般化
   少数の事実を基に，「何をやっても同じだ」と結論
   づけたり，この先も同じことが繰り返されると考え

精神専門療法

たりしてしまう.

6. 自己関連づけ

悪いことが起こると自分のせいだと考えてしまう.
ほかのさまざまな要因は目に入らない.

7. すべき思考

「〜すべき」「〜してはならない」といった道徳的な
規準によって,自分や他者の行動を制限する.

8. レッテル貼り

「自分はだめな人間」などとレッテルを貼り,考え
方を固定化させてしまう.

9. 感情的な決めつけ

客観的な事実ではなく,自分の感情を根拠にして
物事を判断する.

おもな技法

[認知再構成法]

- 過度にネガティブな気分・感情になった状況を取
り上げ,そのときの認知(その場その場で自動的に
浮かんでくる思考:自動思考)を検証し,それとは
別の認知を再構成することで気分・感情を変化さ
せる方法である.

- マイナス思考をプラス思考に修正するということで
はなく,思考の幅を広げることや,柔軟な考え方
ができるようになることを目指す.

- 表1のようなワークシートに記入をしていく.

①ネガティブな気分になった状況を具体的に特定
する.

②そのときの気分と,気分の強さを%で表現する.

③その状況で頭に浮かんだ自動思考を書く.

表1 》認知再構成法の例

①状況	○月○日，午後2時．事務作業を行っていたが，慣れない作業であるためなかなか進まなかった．上司から，「まだ終わらない？　今週中には終わらせてください」と言われた．
②気分（%）	落ち込み（90%）　罪悪感（80%）
③自動思考	・こんな簡単なことに時間がかかって，自分は使えない人間だ． ・上司や同僚に迷惑をかけてしまう． ・仕事はなるべく早くこなすべきなのに，自分はできていない．
④別の考え	・慣れていない作業なのだから，時間がかかっても仕方ない． ・以前よりもできるようになってきた仕事もある．感謝されることもある． ・自分のペースで成長していけばよい． ・こうやって落ち込むと作業が余計進まなくなるから，気持ちを切り替えたほうがよい．
⑤結果（%）	落ち込み（50%）　罪悪感（40%）

④自動思考をさまざまな面から検討し，別の考えを導き出す．

⑤気分の強さの変化を評価する．

[問題解決法]

● 日常生活における問題を明確にしたうえで解決策を考え，実践して結果を検証する方法である．

● 表2のようなワークシートに記入をしていく．

①現在抱えている問題を具体的に示す．

②解決策の候補を挙げていく．ブレインストーミング（自由に多くの考えを挙げる方法）を用いる．

③各解決策を実行する際の長所と短所を挙げていく．

④解決策を決定する．

⑤実行し，結果を書く．

⑥実行した感想，効果，今後の課題などを検討する．

表2 ≫ 問題解決法の例

①問題の明確化	遅刻してしまう．朝なかなか布団から出られず，身支度が間に合わない． 7時には布団から出たい．
②解決策リスト（ブレインストーミング）	a. 目覚まし時計をいくつか用意する． b. 友人に電話で起こしてもらうように頼む． c. 夜0時までには布団に入るようにする．
③解決策の長所と短所	a. 1人で手軽にできる／時計を買いに行かなくてはならない． b. 緊張感がもてて効果はありそう／友人に手間をかけさせてしまう． c. 睡眠リズムが整うかもしれない／夜ふかしがしたくなってうまくいかないかも．
④解決策の決定	夜0時までには布団に入るようにする．
⑤実行	○月○日，23時に布団に入った．翌朝，7時前に起きて布団から出ることができた．
⑥最終評価	・よく眠れた感じがして，日中も眠くならずに過ごせた． ・観たいテレビがある日は0時を過ぎてしまうかも．それ以外の日は0時までに布団に入ることにしてみよう．

認知行動療法の発展

● 1990年代以降，弁証法的行動療法（DBT），マインドフルネス認知療法（MBCT），アクセプタンス・アンド・コミットメントセラピー（ACT）など，さまざまな要素を取り入れた認知行動療法が開発されている．

引用・参考文献

1) 伊藤絵美：認知療法・認知行動療法カウンセリング初級ワークショップ CBTカウンセリング．星和書店，2005
2) 大野裕：こころが晴れるノート うつと不安の認知療法自習帳．創元社，2003

4. 治療におけるケア
精神専門療法⑨森田療法

目的

*症状があっても，あるがままにとらえた うえで目的のために行動していくという 現実的態度を形成していく．

治療の概要

- 1920年ごろ，森田正馬が創始した神経症に対する精神療法である．
- 最近ではうつ病，統合失調症，アルコール使用症などさまざまな疾患に応用される．

治療の実際

- 入院森田療法は通常3〜4か月かけて行われる．

第1期（絶対臥褥期）

- 期間：約1週間
- 個室で過ごし，食事・洗面・トイレ以外は1日中安静臥床の姿勢をとる．症状や苦痛と直面し，煩悶を続けていくと退屈を感じて心身の活動意欲が高まってくる．

第2期（軽作業期）

- 期間：4日〜1週間程度

- 症状が再燃しやすい時期ではあるが，高まってきた**活動意欲に合わせ外界を観察し軽作業を開始する**．激しい運動は制限され，活動意欲をさらに刺激していく．

第3期（重作業期）

- 期間：1～2か月程度
- ほかの患者と共同し，小動物の世話，園芸，木工や陶芸，料理など，すべての作業に従事していく．**症状があっても，目的のために行動していくという現実的態度を形成していく．**

第4期（生活訓練期）

- 期間：1週間～1か月程度
- 社会生活への復帰期であり，外出，外泊を含めて社会復帰への準備期にあてられる．

期ごとのケアのポイントを記載

第1期

第2期

第3期

第4期

観察のポイント

- 各症状に対してなくそうとするのではなく，それらを**「あるがまま」認めたうえでやるべきことをするという援助**を進めていく．
- 入院森田療法だけでなく，リワークを目指す人にデイケアで森田療法的アプローチを行う施設も増えてきている．
- 緊張，不安，劣等感を正常な思考ととらえ，それらをもちながら工夫・努力を進める．
- 不眠をなんとかしようと過度な努力を止め，眠れなくても身体を休めるつもりで横になる．
- 「気にしないようにしようとすると，さらに気になってしまう」悪循環に陥るため，気にはなりながらも時々のやるべきことを探してやっていく．

引用・参考文献

1) 北西憲二：外来精神療法としての森田療法 —その理論と技法．精神神経学雑誌114(1)：55-60, 2012
2) 森田療法，三島森田病院ホームページ
   https://mishimamorita.jp/base.htmlより2025年2月18日検索
3) 神経症を治す神経症（不安障害）の治療方法．メンタルヘルス岡本記念財団ホームページ
   https://www.mental-health.org/morita.htmlより2025年2月18日検索

Memo

4. 治療におけるケア
精神専門療法⑩芸術療法

目的
＊心のなかに抑圧された感情を表現することで，カタルシス（心の浄化）を得る．
＊作品のなかに表れた自分の気持ちに客観的に気づく．
＊心の回復を助ける．
＊表現することで患者のもつ自己治癒力を引き出す．

治療の概要

● 1942年にイギリスで始まったとされる，芸術を媒体として行う心理療法の技法の1つである．近年では「アートセラピー」ともよばれている．また，広義の精神療法として位置づけられている．

● 作業療法として行われる芸術活動と，患者の病理を表現する表現病理と2つの側面をもつ．

● 言葉では説明できない心の世界や感情を，非言語的な方法で表現する手法である．

対象疾患

● 自閉症，自閉スペクトラム症を含む発達障害
● 適応反応症，不安症，PTSD，パニック症などの神経症圏
● 統合失調症，うつ病，躁うつ病などの精神病圏
● アルコール，薬物などの依存症

- 摂食症
- パーソナリティ症
- 認知症　　など

効果

- 表現することがカタルシス(心の浄化)につながる.
- 表現をとおして,治療者に気持ちを理解してもらうとともに,**作品に表れた自分の気持ちに客観的に気づくことができる.**
- 心の回復の手助けになる.
- リラックスできる.
- 手先を動かすことによりリハビリにもつながる.

種類と治療の実際

絵画療法

- 用意された画用紙などに自分の描きたい絵を自由に書いてもらう.クレヨンやサインペンなどを使いなぐり描きをしたり,色を塗ったりさまざまな形で表現をする.
- 1人で行う場合もあるが,集団で行う場合もある.
- 心理検査で行うバウムテストもこれに含まれる.患者自身が描いた絵をみてどのような気持ちで描いたのか治療者とともに語り合うことで内面の感情に気づく手助けとなる.

精神専門療法

音楽療法

- 音楽を聴いてもらい患者が抱く感想やイメージを語ってもらう．自分で歌を歌うことや楽器演奏など個人で行う場合もあるが，集団で行うこともできる．
- どんな楽器を選択するかも指標の1つとなる．

演劇療法

- 演劇という手法を用いて情動を刺激し感情を呼び起こす療法である．
- 近年では認知症患者にこの療法を行うことで，笑顔を取り戻す，表情が豊かになるなどの効果がみられている．

箱庭療法

- 心理療法の1つであり，心理相談，法務臨床，精神科・小児科等の医療，さらに学校教育等，さまざまな領域における心理臨床活動にて広く活用されている．
- 箱庭療法はイギリスの小児科医ローウェンフェルド（Lowenfeld, M）によって創始され，スイスの分析心理学者カルフ（Kalff, D）が発展させた治療技法である．
- 患者は，安心で邪魔されない環境で砂の入った木箱（縦57cm，横72cm，高さ7cmの大きさで，砂を掘ると水が出たように感じる体験を配慮して，内側は水色に塗られている箱）のなかにミニチュ

アを自由に置いていき，1つの作品をつくる（**図1**，**図2**）．

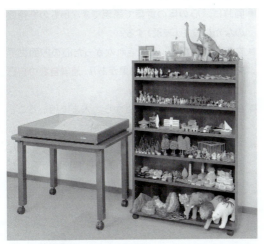

図1 》箱庭療法の木箱とミニチュア

（写真提供：株式会社クリエーションアカデミー　メルコム）

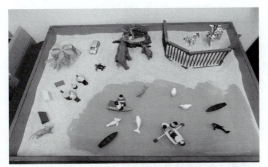

図2 》箱庭療法

（沼津中央病院　職員作成）

- 心のなかの深層世界に抑圧されたものを表現することによって，抑圧された感情をカタルシス（浄化）することができる．
- 同時に，心の奥の言葉で表現できないものを箱庭のなかに投影（表現）する．
- 言葉にできない，伝えきれなかった心の内面世界を表現することで癒し効果があり，**患者自身の自己治癒力が働き出し始める．**
- 自己表現が苦手な子どもから大人まで用いることができる．
- 子どもが砂遊びやお絵かきをすることと似ており，自由に表現することで，言葉では言い表せられないものを出し，心が癒される．

コラージュ療法

- 患者に好きな雑誌，パンフレット，広告，新聞紙などから切り抜いた写真や絵を画用紙に貼りつけてもらい，作品にする方法である．
- ハサミなどを使うことが危険な患者には，治療者があらかじめ切り抜いて箱に入れ，患者に画用紙に貼ってもらう「ボックス法」という手技もある．

造形療法

- 陶芸や粘土細工を使って自分の好きなように作品を創り上げる表現方法である．
- 粘土など柔らかい素材に触れることが感覚刺激となり，気持ちを解放することができる．

物語療法

- 治療者は患者に童話や昔話などの物語を聞かせたり，自ら物語をつくらせたりして主人公や登場人物がどんな気持ちでいるかなどを一緒に話し合い，こころの状態を認識する.

治療のポイント

- **患者が退行的になりやすいものが多いため，病態の重い人は対象としない**ように，開始前のアセスメントをしっかり行う.
- **治療者も退行しやすい傾向になる**ため，自分自身の観察も怠らない.
- 患者が表現することすべてが治療に役立つことを心にとどめてかかわる.
- 安心して自由に表現ができるように，信頼関係を構築し温かい雰囲気をつくる.
- 患者が感じたこと，体験したことを大切に扱う.

自施設で行われる芸術療法のポイントを記載

引用・参考文献

1) 関則雄ほか編：アート×セラピー潮流．プラクティカ2，フィルムアート社2002
2) スタディラボ：表現活動を通して心の病気・症状に働きかける【芸術療法】．認知症の症状改善にも期待．2022
https://studyu.jp/feature/theme/art-therapy/ より2025年3月8日検索

Memo

4. 治療におけるケア
精神専門療法⑪家族療法

精神専門療法

目的

＊人間が生まれ成長していくために不可欠の最初の人間関係を提供するのは家族であり，人格の形成に大きな影響を及ぼすことを理解する．

＊家族が治療者とともに問題解決の仕方を考え，家族自身の力で問題解決できる．

治療の概要

● 個人はもとより，個人を取り巻く家族関係や家族員全体を対象とする．

● 家族とともに問題解決の仕方を考え，家族自身の力で問題解決していくことを援助する．

● 看護師は家族が影響し合う相互関係のなかで問題をとらえ，いまのこと，またはこれからのことに注意を向け，良い面に目を向けてかかわっていく．

背景

[多様化する家族]

● 家族をめぐっては子どもの虐待，介護疲れによる凄惨な事件もあり，離婚や再婚も珍しくない．養子縁組やシングルペアレント，同性結婚が法律で認められるようになった国もあり，ひと口に家族といってもさまざまである．

● 親の高齢化に伴い，8050問題も深刻化してきて

いる.

- 日本では1960年代の高度成長時代以降，核家族化が進んできた．さらに少子高齢化や晩婚化が進むにつれて，単身世帯も急増している．
- 家族のあり方は多様化し，それを支える**文化的価値観も大きく変化**している．

[家族と健康]

- 家族は，人間の健康と大きくかかわりあっている．家族は疾患・障害の予防や回復にとって重要なソーシャルサポートを提供する有力な社会資源である．家族の共感性や対処能力は，疾患の予後に大きく影響する．反対に，家族は疾患を引き起こす要因ともなる.
- 精神障害についても，発症の原因が家族にあるとする考え方はこれまでにも繰り返されてきた．子どもの病気や障害の原因を母親の性格や養育の仕方のせいにする考え方は後をたたない．**しかし，こうした考えには根拠がないことが明らかになっている.**

[家庭内コミュニケーションのゆがみ]

- 1950年代にアメリカの文化人類学者ベイトソン（Bateson, G）らによる統合失調症家族のコミュニケーションに関する研究から，二重拘束理論(ダブルバインドセオリー)が生まれた.
- 二重拘束とは，次のような心理的状況である.
  - ・2人の人間の間で，同じパターンのコミュニケーションが何度も繰り返される.
  - ・一方的に意識的，言語的レベルでの否定的メッ

セージ（「これこれをしてはいけない．さもない
と罰を与える」「これこれをもししなかったら罰
を与える」）が送られる．
・それとは異なる非言語的，抽象的レベルでの矛
盾する否定的メッセージ（「これを罰とみてはい
けない」「私が禁止したからといってそれに従っ
てはいけない」）が同時に送られる．
・どちらに反応しても罰せられる．
・しかもその場から逃げられない．

● 言葉のレベルと，言葉の裏にある意味のレベルを
読み取り，自分なりに解釈しながら行動を調整し，
関係をつくり上げるには高度な情報処理能力が必
要である．

● 統合失調症患者は，こうした複雑な情報を適切に
処理することができず混乱してしまい，人間的な
かかわりから引きこもり，あらゆる刺激を遮断しよ
うとする．結果として「いつまでも甘えてはいけな
い」「あなたはだらしがない（だめな人間だ）」とい
う否定的なメッセージだけが刷り込まれてしまう．

[家族のなかの役割関係]

● 家族メンバーにはさまざまな役割があり，全体とし
てバランスを保っている．これを相補的関係という．
　例：常に感情的になり激昂する妻と，押し黙って
　　　なんの感情的反応も示さない夫では，夫の感
　　　情面での機能不全を妻が補おうとする補完的
　　　な役割関係が生じている．逆に，妻の機能過
　　　剰が夫の機能不全を引き出してもいる．

● 相補的関係の典型が，**共依存と呼ばれる二者関係**
である．

考え方

- 家族を1つのまとまりをもったシステムとみなし，その家族システムを対象としてアプローチしていく．
- システム論的な家族療法では，精神障害を個人の内面に潜む問題とは考えず，家族全員の相互作用に注目し，治療者自身が反応することによって家族の認知や行動に変化をもたらそうとする．
- 個人精神療法とも集団精神療法とも違い，基本的に変化を嫌う家族に対して，治療者はかなり積極的に指示を与え家族関係に介入する．

治療の実際

- 個人にアプローチする方法と，集団に対して定期的に回数を決めて開催する方法，当事者やかかわるスタッフ，地域の職員等が家族と初めからさまざまな話し合いに参加する方法もある．
- ナラティブアプローチから生まれたオープンダイアローグという方法が注目されており，コミュニティを基盤とした統合的治療システムで柔軟性と機動性をもった方法である．当事者主体を徹底し，意思決定が必要なときも常にオープンで話し合われる．
- 問題は，家族が影響し合う相互関係のなかでとらえる．
- 「原因探し」「悪者探し」はしない．
- 過去の問題を探すより，今ここ，またはこれからのことに注意を向け，問題の解決に焦点をあてていく．よい面に目を向けて行う．

- 本人や家族のなかにすでにもっている問題解決能力を引き出していくことにより，治療効率がよく，システム変容の結果としての症状の表出・軽減がみられる．

本人・家族の問題解決能力を引き出す例を記載

引用・参考文献

1) ベイトソンG：精神の生理学．改訂第2版（佐藤良明訳），新思想社，2000
2) ミニューチンS：家族と家族療法（山根常男訳），誠信書房，1984
3) 斎藤環：オープンダイアローグとは何か．医学書院，2015

4. 治療におけるケア
精神専門療法⑫精神科リハビリテーション

目的　*自ら自立する力を獲得し，疾患や障害によって失われた人生を回復する．

治療の概要

- リハビリテーションとは，障害のある人の「全人間的復権」，障害のために，人間らしく生きることが困難になった人の，「人間らしく生きる権利の回復」と定義される（上田）．
- 精神科リハビリテーションの定義として，「長期精神障害をかかえる人々の機能回復を助け，専門家による必要最小限の支援で，自らが選択する環境で落ち着いて満足できる生活を送れるようにすることを使命とする」（Anthonyら）などがある．
- 精神科リハビリテーションでは，障害をもつがゆえに人間的生活条件から疎外されている人の全人的復権を目指す．
- 目標は必ずしも職業復帰や経済的自立のみではない．
- 精神障害者の目標は自ら自立する力を獲得し，疾患や障害によって失われた人生の回復である．
- 看護師には，健康の増進・疾病の予防・健康の回復・苦痛の緩和という広義の責務があり，**精神科看護師のリハビリテーションを意識したかかわり**は重要である．
- 医師・看護師・作業療法士・精神保健福祉士

（MHSW）等の多職種と連携しながら実施する.

リハビリテーションの4つの分類

- 世界保健機関（WHO）では，リハビリテーションを医学的・教育的・社会的・職業的の4つの側面でとらえている.

[医学的リハビリテーション]
- その人の身体機能と心理的能力，または必要な場合には補償的な機能を伸ばすことを目的に，自立を獲得し，積極的な人生を営めるようにするプロセスを提供する.

[教育的リハビリテーション]
- 障害のある人の能力の向上，潜在能力を開発，自己実現をはかれるように支援することを目的に，その人の教育的ニーズを把握してもてる力を高め，生活上の困難を改善または克服するために必要な支援を行う.

[社会的リハビリテーション]
- 全リハビリテーションの妨げとなるすべての経済的，社会的困難を減少させ，障害者を家庭や地域社会や職業に適応できるように援助し，本人の希望する社会参加を目指す.

[職業的リハビリテーション]
- 職業指導，訓練，適職への就職など障害者がふさわしい雇用を獲得し，職業に復帰することができるように計画された職業的サービスを提供する.

精神専門療法

回復段階に応じたリハビリテーション

[早期リハビリテーション]

● 急性期は救命，安静，急性症状の鎮静が中心となる．本来の訓練的なリハビリテーションが可能な状態へと導くため，心身機能の回復に向けた援助を中心に行う．

● 基本的な生活リズムの回復や，日常生活動作の自立に向けての援助である身体および精神状態の観察・援助とともに，作業療法などの訓練的リハビリテーションを導入するための準備や導入の時期の見極めも重要である．

[回復期リハビリテーション]

● 回復期は基本的な心身機能が回復し，訓練的なリハビリテーションが可能になる時期である．

● この時期のおもなリハビリテーションには，作業療法，SST，各種勉強会（疾患，服薬教室など），集団精神療法などがある．ほかに認知行動療法や音楽療法なども行われている．

[地域生活におけるリハビリテーション]

● 精神疾患では対人関係の困難さや生活のしづらさが起こりやすく，地域生活でのストレスや服薬の中断などによる再発のリスクもある．

● 必要に応じて社会資源を活用し，専門職とのつながりをもち続けることは大切である．地域生活におけるリハビリテーション看護の実践の場には，おもにデイケアや訪問看護がある．

● 看護師だけでなく多職種で行われ，各職種の専門

性を活かした援助が行われる.

1. デイケア
   ・治療を受けている精神障害者が日中の一定時間通所して，外来治療だけでは十分に提供できない医学的，心理社会的治療やリハビリテーションを包括的に実施するところであり，多職種協働の場である.

2. 訪問看護
   ・主治医の指示の下で看護師が計画的に精神障害者の自宅などを訪問し，再発予防と社会復帰に向けての援助を行う.

精神科デイケア・ショートケア

● デイケアは医療とリハビリテーションの融合した安心・安全な場であるとともに，リカバリーの場である．また，多くのメンバーの再チャレンジ，社会参加の第一歩を提供する場である.
● デイケアとショートケアの違いは時間数で，デイケアは6時間，ショートケアは3時間である.

[デイケアの実際]
● デイケアでは，個別と集団のかかわり合いが大切である.
● 導入にあたっては，アセスメントをしっかり行い，本人の利用目的と目標をしっかりとらえることが重要である.
● 開始に際しては，説明と同意を丁寧に行い，定期的な評価により目的や目標・具体策の確認，修正を行うことが大切である.

- プログラムにはさまざまな要素が含まれる（**図1**）. メンバーがどのプログラムに重点的に取り組むかは個別面談をして決定する.
- 個人の課題に応じて，生活の質の向上，健康維持，就労に関するものなどプログラムの軸を定めて参加をすることを目指す.

［効果を上げるプログラム］

- メンバーの希望の実現にとって，どのようなプログラムが効果的かといった視点が重要である.
- プログラムには，病気の理解を含めた健康管理・日常の生活スキル・怒りや症状のセルフコントロール・対人関係等のコミュニケーションについて・仕事や作業などの課題遂行についてなどの要素がある.
- SSTなど認知行動療法を積極的に取り入れる，セルフケアに力を入れ，ストレスマネジメントやアンガーマネジメント，元気回復行動プラン（WRAP）等に取り組むことが効果的である.
- 他施設との積極的な連携・ピアサポーターの導入も大切である.

引用・参考文献

1) 上田 敏：リハビリテ-ションを考える：障害者の全人間的復権. 青木書店, 1983
2) Anthony WA, et al：The practice of psychiatric rehabilitation: historical, conceptual, and research base. Schizophr Bull, 12 (4)：542-559, 1986
3) 木村緑：精神科リハビリテーション看護の実際と課題. 八戸学院短期大学研究紀要44：55-67, 2017
4) 日本デイケア学会編：新・精神科デイケアQ＆A. 中央法規, 2016

プログラム紹介

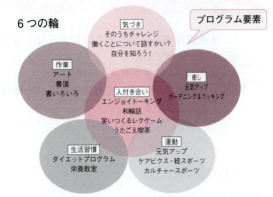

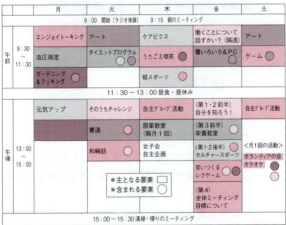

図1 》プログラム例

公益財団法人復康会沼津中央病院デイケア紹介ファイルより

4. 治療におけるケア
精神専門療法⑬精神科作業療法

目的

＊機能障害を軽減することによって心身機能を回復する.
＊基本的な日常生活技能を獲得する.
＊対人関係の改善と環境調整により社会参加を支援する.

治療の概要

● 精神科作業療法 (OT) とは, 精神疾患により「生活のしづらさ」を抱えた人に対し, 作業療法士 (OTR) が個人または集団での作業活動をつうじて, その人らしい生活が送れるように支援するリハビリテーションである.

生活者としてのリハビリテーション

● 患者を理解する際には障害者としてではなく,「生活者＝生活する主体」ととらえてさまざまな治療や援助を行うことが重要となる.
● 国際生活機能分類 (ICF) (**図1**) を活用し, 患者のマイナス面のみではなく, **プラス面を重視して包括的に評価する**. また, 環境や個人因子といった背景との相互作用を考慮する必要がある.

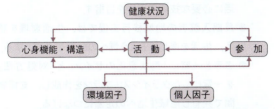

図1 》国際生活機能分類(ICF)の生活機能構造モデル(2001)

「生活機能」とは「人が生きることの全体像」で,図の「心身機能・構造」「活動」「参加」の3つのレベルを統合したものである.

*心身機能・構造 (body functions & structures):生命の維持に直接関係する身体・精神の機能や構造
*活動 (activities):家事・仕事・勉強・趣味・スポーツ・人との交際などあらゆる生活行為のこと
*参加 (participation):社会参加,家庭内の役割,働くこと,組織や催しへの参加など

回復段階におけるリハビリテーション

[急性期,亜急性期における早期リハビリテーション]

- 精神科集中治療ユニット内において可能な限り早期に作業療法を開始し,病状の安定や二次的障害の防止を目指す.
- 個別もしくは小集団であり,短時間かつお互いの侵襲性が少ない環境で実施される.
- 簡単な身体プログラムや創作活動により現実感の回復をはかる.

[回復期,慢性期における回復期リハビリテーション(地域移行支援)]

- 回復段階にある対象者に対して,心身の基本的な機能回復と改善をはかり,生活における自律と適応の援助を目的として行われる.
- 集団場面や実際の生活に関連した場面において生

活に必要な技能の習得を目指す.
- 長期入院者の地域移行支援では,生活環境を整え,生活を楽しめるよう質への配慮を必要とする.
- 患者と一緒に「病状悪化のサイン」と「対処方法」を一覧にしたクライシス・プランを作成し,支援者間で共有し地域生活への定着につなげる.

[地域生活におけるリハビリテーション]
- 多職種と協働し,生活機能の支援や能力に対する評価や情報の提供を行う.
- 対象者の健康な部分を生かして生活の支援をすることが重要である.
- 生活技能を高め,周辺の環境整備を行い,必要に応じて就労支援を行う.
- クライシスが生じたときは速やかに危機介入する.

治療の実際

治療の導入

- 入院・外来を問わず医師の指示により開始される.作業療法士は患者にインテーク面接と試し参加を実施し,患者の同意を得て方針とプログラムを決定する.

対象と時間

- 対象疾患は統合失調症,気分障害,知的障害,神経症,物質関連障害,てんかん,発達障害,認知症などである.

● 診療報酬上は患者**1人あたり1日2時間を標準**とするが，その目的に応じた適正な時間で実施されることが望ましい．

プログラム例

● 手工芸
● 身体的プログラム
● 園芸
● 絵画
● パソコン
● ADL（日常生活活動）
● IADL（手段的日常生活活動）
● グループワーク
● 個別プログラム
● 心理教育，認知行動療法　など

観察のポイント（評価）

● 心身の基本的機能：
  生活や作業に影響のある精神症状，認知機能，現実検討能力，脆弱性，体力など
● 日常生活能力：
  身辺処理能力，生活管理能力，家事能力，生活リズムなど
● 対人関係能力：
  問題解決能力，対人交流，自己表出など
● 職業関連能力：
  認知機能，汎化・学習能力，作業耐久性，課題遂行能力など

- 資源と環境：
  家族の支援，住居，経済的背景など

効果

- 作業能力を回復または獲得し，学習効果により機能障害を改善する．
- 認知機能障害の査定を行い，現実的な対処方法を獲得する．
- 心理教育により病気や治療の知識を獲得し，困りごとに対処する方法を修得することで主体的な生活を目指す．
- 生活リズムを整え，意欲・活動性の向上をはかる．
- 集団場面での対人交流を通して，居場所づくりや対人交流の向上をはかる．
- 金銭管理・家事・健康管理などの援助を行い，社会生活の安定をはかる．
- 就労に向けて能力査定を行い，ストレングスを高める．

ケアのポイント

- 病状変化・処方変更・環境変化など注意を要する状況について作業療法士と情報共有する．
- 作業療法場面での患者の様子観察，多職種での情報共有により目的に沿った援助が効果的となるようなかかわりをする．

引用・参考文献

1) 山根寛：作業療法の実践．精神障害と作業療法－病いを生きる，病いと生きる　精神認知系作業療法の理論と実践，新版，p.220-245，三輪書店，2017
2) 臺弘：生活療法の復権．続・分裂病の生活臨床．p.289-300，創造出版，1987
3) 関昌家：作業療法の科学．作業の科学1：20-24，1999

4. 治療におけるケア
身体合併症

身体合併症

概要

- 合併症の解釈として以下がある.
  - ・ 原疾患が原因となって起こり，ほかの疾患を合併している状態（**狭義の解釈**）.
  - ・ 原疾患に関係なく，ほかの疾患を合併している状態（**広義の解釈**）.
- 代表的な合併症にはメタボリックシンドローム（内臓脂肪症候群），糖尿病，白癬，横紋筋融解症，便秘などが挙げられる.
- 精神疾患患者は，自身の状態をうまく表現できなかったり，薬の影響で痛み刺激に鈍麻であったりすることがあるため，下記の点に注意する.
  - ・ 言葉を鵜呑みにしない.
  - ・ 患者の行動等の変化に注意する.
  - ・ バイタルサインや検査データ等の客観的データを確認する.
  - ・ 注意深く身体の状態を観察する.

精神疾患患者にみられる合併症

誤嚥性肺炎 （p.605 参照）

[概要]
- 唾液・食物が気道に入ることによって起こる.
- 誤嚥には，顕性誤嚥と不顕性誤嚥がある.

[症状]
● 発熱・咳・膿状の痰・喉のゴロゴロ・頻呼吸・頻脈

[診断]
● 胸部Ｘ線検査やCT検査における肺炎像
● 白血球増加
● CRP炎症反応高値

[予防]
● 口腔ケアによる口腔内の保清
● 適切な食事介助と摂食嚥下指導
● 栄養状態の改善
● 嚥下機能や覚醒度を低下させる薬剤の制限
● 義歯不適合の改善

[治療]
● 抗菌薬治療
● ACE阻害薬による薬物治療
● 口腔ケア

[嚥下機能障害検出方法]
● 嚥下機能評価(水飲みテストなど)
● 嚥下時の動脈血酸素飽和度モニタリング
● 唾液反復嚥下試験
● 簡易嚥下誘発試験
● 嚥下造影検査
● 嚥下内視鏡検査　など

麻痺性イレウス（p.609 参照）

[概要]

● 腸管麻痺により腸蠕動が低下し，腸管内腔が閉塞する状態．原因は腹腔内の炎症・術後等さまざまであるが，精神科においては向精神薬の抗コリン作用による消化管の活動低下が考えられる．

● 大腸刺激性下剤（センナ・大黄等）の長期乱用，慢性的便秘，運動不足等が要因となりうる．

[症状]

● 腹部膨満・嘔気・嘔吐・腹痛（ない場合もある）・便が出ない・ガスが出ない

[診断]

● 腹部単純Ｘ線検査（立位にて鏡面像あり）

● 腹部CT検査

● 腹部超音波検査

● 腸雑音の低下もしくは消失

● 一般に，麻痺性，閉塞性，絞扼性の順に，症状および検査所見が激烈である．

[治療]

● 被疑薬の投薬を中止

● 絶飲，絶食，補液，腸管運動改善薬（パントテン酸製剤，プロスタグランジン$F_{2\alpha}$薬，ネオスチグミンメチル硫酸塩）の投与（※），胃管挿入など

※重篤な場合，腸管穿孔を誘発する可能性があることに留意する．

[予防]

- 麻痺性イレウスを誘発しうる医薬品の減薬もしくは中止
- 適度な運動
- 食物繊維を含む規則正しい食事
- 十分な水分摂取

肺血栓塞栓症

[概要]

- 心臓から肺に血液を送る肺動脈に血栓が詰まるために起こる．下肢などの静脈内で血液が凝固し，その血栓が肺動脈に流れ，血管を塞ぐことによって，呼吸困難または心臓から血液が押し出せなくなり突然死の原因にもなる．
- 精神科では，身体的拘束による下肢の運動制限・薬物による抑制・肥満・脱水・糖尿病・脂質異常症等がリスクを高める．

[症状]

- 突然始まる息切れ
- 胸痛
- 咳
- 突然の意識障害
- 心停止
- 下肢のむくみや痛みが先行することあり

[診断]

- 高性能コンピューター断層写真(CT)
- 肺動脈造影

406 | 4. 治療におけるケア

● 肺シンチグラフィ

[予防]
● 早期離床および積極的な運動
● 下肢のマッサージ（※）
● 弾性ストッキングあるいは間欠的空気圧迫法（※）
● 薬物的予防（低用量未分画ヘパリンナトリウム・ワルファリンカリウムなど）
● 最高リスクには，早期離床および積極的な運動（抗凝固療法と間欠的空気圧迫法の併用）あるいは（抗凝固療法と弾性ストッキングの併用）
※下肢の深部静脈血栓がないことを確認する必要がある．マッサージ等により，血栓が剥離し，肺動脈へ飛ぶ可能性がある．

[治療]
● 血栓溶解薬や抗凝固薬などの使用
● カテーテルを用いた治療や外科手術
● 人工心肺

悪性症候群 （p.601 参照）

[概要]
● 錐体外路症状と自律神経症状を主とする症候群で，生命の危険をともなう抗精神病薬の有害反応の1つである．
● 投薬の開始から2週間以内（ほとんどは1週間以内）・急激な中止や減量・増量時・身体的疲弊・脱水・精神症状の増悪時に起こりやすい．

[症状]

● 発熱（微熱に留まることもある）

● 筋強直

● CK（クレアチンキナーゼ）値の上昇

● 頻脈

● 頻呼吸

● 血圧異常

● 意識障害

● 発汗

● 白血球増多

[早期発見のポイント]

● 抗精神病薬投与後，多くは1週間以内に起こる．

● 発熱・発汗，神経症状の発現，血圧の急激な変化に注意する．

● 歩行，姿勢，食事摂取，飲水，ろれつの変化に注意する．

● 診断基準や症状の重篤度に過度に固執せず，リスクレンジを広くとることがよい．

[診断]

● 大症状：発熱，筋強直，CK値の上昇

● 小症状：頻脈，頻呼吸，血圧異常，意識変容，発汗，白血球増多

※大症状3つまたは大症状2つ＋小症状4つ以上と臨床検査値を参考に診断する．

[治療]

● 原因薬の使用を中止

● 脱水の補正

- 体温調節(全身冷却)
- 呼吸管理
- ダントロレンナトリウム水和物の投与
- ブロモクリプチンメシル酸塩の消化管内経管投与

自殺 (p.154 参照)

[概要]

- 自殺とは，自分の意志で自らの命を絶つことである．身体疾患・精神疾患を問わず，慢性もしくは進行性の疾患，持続的な痛みや不安等により，うつ状態となることで自殺リスクが高まる．
- 精神科では，代表的な疾患としてうつ病が挙がるが，その他の統合失調症やパーソナリティ症等も自殺率が高い．

[リスク因子]

- 精神疾患
- 身体疾患(悪性腫瘍など)
- 経済的問題
- 家庭問題
- 喪失体験
- 孤独
- 希死念慮
- 絶望感
- 自殺企図の既往(最強のリスク因子)
- 強い不安
- 焦燥
- 不眠
- 飲酒量の増加

- 身辺整理
- 強烈な怒り
- 行動上の変化

[予防]

- リスクアセスメントとそれに対応した計画を実施する.
- 自殺の手段となる物品を遠ざける.
- 自殺について, 積極的に話しかけ状態を把握する→TALKの原則(p.159参照)
- 頻回にラウンドをする.
- 普段から患者の行動と状態(何を考えているか等)を把握する.
- 身近で自殺が起きた場合, 自殺の連鎖に留意する.
- 自殺リスクが非常に高い場合, 修正型電気けいれん療法(p.282参照)の適応を検討する.

引用・参考文献

1) 日本呼吸器学会 医療・介護関連肺炎(NHCAP)診療ガイドライン作成委員会編：医療・介護関連肺炎(NHCAP)診療ガイドライン. 日本呼吸器学会, 2011
2) 厚生労働省：麻痺性イレウス. 重篤副作用疾患別対応マニュアル, 2008年4月
https://www.mhlw.go.jp/topics/2006/11/dl/tp1122-1g09.pdf より2024年11月28日検索
3) 武井麻子ほか編：精神看護学[2] 精神看護の展開. 系統看護学講座 専門分野II, 第5版, 医学書院, 2017
4) 日本循環器学会ほか：肺血栓塞栓症／深部静脈血栓症(静脈血栓塞栓症)の予防. 肺血栓塞栓症および深部静脈血栓症の診断, 治療, 予防に関するガイドライン(2017年改訂版), p.70-73, 2020年8月28日更新
https://www.j-circ.or.jp/cms/wp-content/uploads/2017/09/JCS2017_ito_h.pdfより2024年11月28日検索

第2章

精神科領域の おもな疾患

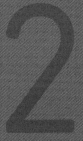

1. 認知症
認知症総論

疾患の概要

- 認知症とは，一旦発達した認知機能が，なんらかの原因で低下し，日常生活に支障をきたした「状態」のことをいう．認知機能が低下していても，日常生活に支障をきたしていなければ「**軽度認知障害(MCI)**」という．
- 「認知症」は病名ではなく，「症状」や「状態」のことである．身体疾患でいえば「腹痛症」といっているようなものである．「腹痛症」の原因として「胃潰瘍」などがあるように，「認知症」の原因として「アルツハイマー病」などがある(**図1**)．

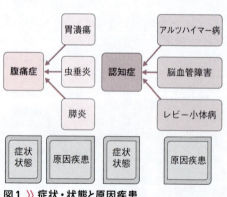

図1 ≫ 症状・状態と原因疾患

- 「認知症」を引き起こす疾患（認知症疾患）として，「アルツハイマー病」「脳血管障害」「レビー小体病」などがある．そして，それらによって「認知症」の状態になれば，それぞれ「アルツハイマー型認知症」「（脳）血管性認知症」「レビー小体型認知症」といった病名となる．
- 認知症には，治らない認知症（非可逆性認知症）と治る認知症（可逆性認知症）がある．前者を「狭義の認知症」，前者と後者をあわせて「広義の認知症」という．
- 非可逆性認知症のなかでも，次第に進行する変性疾患と進行を止められる可能性のある脳血管障害がある．変性疾患のなかでも，進行を緩やかにできる可能性のある薬剤を使える疾患とそのような薬剤がない疾患がある（図2）．

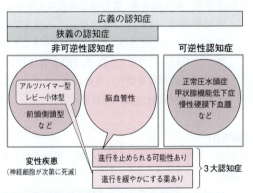

図2 >> 認知症の分類

- ●「アルツハイマー型認知症」「血管性認知症」「レビー小体型認知症」は，頻度の多さから「**3大認知症**」とよばれることがある．
- ●現実には「アルツハイマー病＋レビー小体病」など，さまざまな病態が混在していることが多い．

診断

- ●認知症の診断は，以下のような臨床症状や臨床検査などを参考に総合的に判断して行う．
- ●認知症の症状は，認知機能障害，行動・心理症状（BPSD），神経症状に分けて考えるとわかりやすい．

認知症の症状

[認知機能障害]

- ●記憶障害，見当識障害，実行機能障害などがある．
  - ・認知機能は，MMSEや改訂長谷川式簡易知能評価スケール（HDS-R）などで評価することが多い．**MMSEでは23点以下，HDS-Rでは20点以下**で認知症を疑う．点数はあくまでも目安であり，総合的に判断して診断する．

[BPSD]

- ●幻覚，妄想，抑うつ，不安，不眠，易怒性などがある．
  - ・介護者への聞き取りによるNPIで評価することが多い．10項目を120点満点で評価し，点数が高いほど重度である．

・BPSDが生じる要因については，生物・心理・社会モデル（p.464参照）でアセスメントすることが有用である．例えば，BPSDの出現要因が，脱水などの生物学的要因，プライドを傷つけられることなどによる心理的要因，気温変化などの社会的要因が関与していると考えられる場合は，それぞれに対して脱水補正，本人への接し方を工夫する，空調管理を行うなどの介入が有効となる．

[神経症状]
・麻痺，パーキンソン症状などがある．
・表情，話し方，嚥下，手足の動き，歩き方などから評価する．

画像診断

● （狭義の）認知症の診断は，まずは脳器質性疾患（慢性硬膜下血腫・正常圧水頭症・腫瘍・脳炎など）や身体疾患（甲状腺疾患・腎疾患・ビタミン欠乏症など）の除外から行う．よって，頭部CT検査や血液検査は最低限必要である．
● 認知症疾患の診断は，以下の画像診断も参考にしながら行う．

[形態画像（脳の形を見る）]
● CT
・長所：撮像時間が短い．
・短所：「白黒テレビ」のように画像が不鮮明．X線のため被曝する．

- **MRI**
  - ・長所：「4Kテレビ」のように画像が鮮明.
  - ・短所：撮像に時間がかかる. 体内に金属があると撮影できないことがある.

[機能画像(脳の働きを見る)]

- **脳血流SPECT**
  - ・脳の血流を見て, 脳の働きを推測する.
- **DaT（ドパミントランスポーター）SPECT**
  - ・ドパミン神経の変性(細胞死)を見る.
- **^{123}I-MIBG心筋シンチグラフィ**
  - ・心臓交感神経の変性を見る.
- **PET**
  - ・脳の糖代謝を見て, 脳の働きを推測する. SPECTよりも鋭敏に脳の働きを予測できるといわれている. また, アルツハイマー病の原因物質であるアミロイドβを可視化することができる.

治療

- 原因疾患によって異なる(各項目を参照のこと).
- 3大認知症のBPSDに対して, 抑肝散(漢方薬)が効く場合がある. 抗精神病薬や抗不安薬・睡眠薬といった向精神薬(抗認知症薬を除く)は原則使用しない.

Memo

観察とケアのポイント

認知症の人への接し方

- まずはさりげなく様子を見守る.
- 自然な笑顔で, 余裕をもって接する.
- 複数人で話すと混乱しやすいため, できるだけ1人で声かけをする.
- 視野の外から話しかけるとビックリされるため, 相手の視野に入ってから声をかける.
- 相手と同じ高さの目線にして, やさしい口調で話しかける.
- 話すときは, 低めの声で, おだやかにゆっくり, はっきりと話すことを心がける.
- 混乱しやすいため, **1つの会話には1つの内容だけ**を話す.
- 急かさず, 相手の言葉・思いに耳を傾けるための時間を設ける.

介護の大原則（家族への説明）

- 介護は原則, 他人に任せる. 家族の強い希望がある場合や, 家族構成が介護をできる状況であれば家族も介護する.
- 介護の原則を家族にすると, 介護サービスなどを利用する際に, **家族が罪悪感を感じる**場合がある. 無理をして家族で介護していないか検討する.
- 家族が介護する場合でも, **使える介護サービスはなるべく使うよう**にして, 家族の介護時間をなるべく減らすことが原則である. 家族は最初は元気で

認知症総論

も，時が経つにつれて家族も高齢化すること，患者の病状も変わりうることを念頭に入れておかなければならない．

- 介護は長期にわたるため，家族で介護をしているとどうしてもお互いが感情的になり，疲れ果ててしまう．そこには，「あんなにしっかりしていた母親がどうしてこんなことに」などの落胆・悔しさ・切なさなどのあらゆる感情が渦巻いている．
- デイサービスやショートステイなどの事業所を利用することで，プロスタッフに介護方法を相談できるメリットがあることをしっかり説明する．

家族に説明するため，認知症介護に関する地域の介護サービスを記載

認知症対応 10 原則

［①理屈は忘れて感情は残る］

- 認知症になると，理屈の合わないことを言うことがある．そのときに，説得しようと理屈で説明しても，

本人はなかなか理解してくれない．そうすると，どうしても家族は感情的になって怒ったりしてしまう．

● その結果，本人は怒られたことは覚えている割に，会話の内容自体は忘れてしまう．これが続くと感情のしこりが積み重なり，「家族からいじめられている」「家族に物をとられる」といった**被害妄想に発展**することがある．

［②説得よりも納得］

● 説得しようとしても，結局，感情しか残らない．よって，いつもその場その場で本人が納得するような対応を心がける．例えば，「ご飯をまだ食べていない」と言われたら，「わかりました．ご飯を準備するから，テレビを見ながら待っていてください」などと対応することが望ましい．気がそれているうちに，そのことを忘れることが多い．

● このようなある種の**「嘘」をつくことに抵抗を感じる場合が多い**．「正しさ」を優先するか，「本人の感情」を優先するかという葛藤は常にある．

［③認知症の世界に付き合う］

● 認知症になると，**まるで別の場所や別の時代**にいるかのように話すことがある．そのときに，「何を言っているの？」と言わずに，その世界に付き合い，本人の気持ちを安定させる．

● 本人が昔話をするときには，なるべく付き合うようにする．記憶がしっかりしている時代，自分が充実していた時代について話すことで自尊心の高まりと感情の安定が期待できる．

認知症総論

[④気をそらせる工夫をする]

● 本人が理屈に合わないことを言い出したり，感情が不安定になっていたりするときには，言葉で説得しようとしてもうまくいかないことが多いため，「**なんとか気をそらせないか**」と知恵を絞る．

● 例えば，「喉が渇いていませんか」「野球中継の時間だからテレビをつけましょうか」などと声かけをしてみることが有効な場合がある．

[⑤うまく誘導して生活をパターン化する]

● **認知症になると変化を嫌うようになる**．そのため，新しいことは何もしたがらなくなる．これには，意欲低下や不安などがかかわっている．嫌がっているからといってすぐにあきらめずに，なんとかうまく誘導できるよう工夫をする必要がある．

● 変化を嫌うため，**毎日をパターン化**することもコツである．

[⑥できることを続ける]

● たとえできることであっても，次第に時間がかかるようになる．例えば，着替えなどに時間がかかるようになると，着せたほうが早いので，ついつい家人が助けてしまいがちになる．

● 助けられると本人のプライドが傷つくことがあるうえに，やらないことはすぐに能力が落ちていくため注意する．

Memo

[⑦イヤイヤ行う訓練は身につかない]

● 最近は,「脳力トレーニング(脳トレ)」などと称して, 計算や音読が推奨されることがある. 一定の効果は期待できるが, イヤイヤやってもストレスになるだけである.
● **ストレスは認知症の進行を早める**. うまく誘導して楽しんで「脳トレ」ができれば理想的である.

[⑧できないことはさせない]

● 認知症になると能力があがることはほとんどない. 「できないこと」をできるようにすることは, ほぼ不可能である. 本人にとってストレスになり, プライドも傷つく. できそうなことに介護労力をつぎ込む.

[⑨プライドは最後まで残る]

● **プライドは人間にとって大変重要なもの**である. 物忘れがひどくなって, 昼か夜かわからなくなっても, 寝たきりになってもプライドは残る.
● 本人のプライドを傷つけない介護を心がける.

[⑩穏やかな日々が送れるように]

● 一番大切なことは,「認知症を進行させないこと」ではなくて,「本人も家族も, 平穏な日々が送れること」であることを忘れてはならない.
● 人生の選択権は本人にある. 本人にその能力がなくなっていれば, 家族の想いを最大限尊重する. そのためには, 家族が適切に人生の選択ができるよう, 病院スタッフはより適切な情報提供(薬の効果・副作用, 胃ろうのメリット・デメリットなど)に注力する.

1. 認知症
アルツハイマー型認知症

疾患の概要

- 「アルツハイマー病」が原因で認知機能が低下し，日常生活に支障をきたすようになると「アルツハイマー型認知症」と診断される.
- アルツハイマー病の原因は不明だが，大脳に老人斑（アミロイドβ）が蓄積することで細胞死が起こり大脳が萎縮していく変性疾患と考えられている.
- アルツハイマー型認知症と診断される約20年前から，アルツハイマー病の病的変化は始まっていると考えられている.
- 記憶障害などの認知機能障害が，次第に悪化していくことが特徴である.
- **認知症の原因の半数以上を占める.**

Memo

診断

● まずは，認知症の診断を行う（p.414参照）．その後，以下のことを総合的に判断して，認知症疾患の診断を行う．

認知機能障害の確認

● 認知機能障害が緩徐に進行していることを確認する．

[記憶障害]
● 近時記憶（直近の記憶），遠隔記憶（昔の記憶）の順に障害される．
● エピソード記憶（自分が体験した日記のような記憶），意味記憶（「リンゴ」とは何かといった辞書のような記憶），手続き記憶（自転車の乗り方など身体で覚えている記憶）の順に障害されることが多い．

[見当識障害]
● 時間（今日は何月何日か），場所（今，自分はどこにいるのか），人（目の前にいる人は誰か）の順に障害されることが多い．

[視空間認知障害]
● 立体的な感覚（空間把握能力）が低下するため，道に迷う（道順障害），服をうまく着ることができない（着衣失行），椅子にうまく座ることができない（自己身体定位障害），立方体をうまく模写できない・

アルツハイマー型認知症

423

手指模写 (キツネやハトの形) をうまくできない (構成障害) などがみられる.

[実行機能障害]

● 見通しをもって, 段取り良く物事を実行できなくなる. 段取りが悪くなるため, 冷蔵庫のなかが散乱し, 料理がうまくできなくなる.

[言語障害]

● 固有名詞 (人の名前など), 普通名詞 (物の名前など)の順に障害される. 会話のなかに「あれ」「それ」といった言い方が増える(健忘失語).

画像検査

● 画像検査を参考にする(p.415 参照).

[形態画像]

● CT：びまん性 (とくに側頭葉・頭頂葉)の脳萎縮を認める.
● MRI：CT 所見に加え, 冠状断で海馬の萎縮を確認できる.

[機能画像]

● 脳血流SPECT：脳血流の低下部位が, 後部帯状回・楔前部に始まり, 病状の進行に伴い, 頭頂葉・側頭葉・前頭葉へと広がっていく.

治療

［症状改善薬（対症療法）］

● コリンエステラーゼ阻害薬：アセチルコリン作動性
　の神経を活性化する．
　　・ドネペジル塩酸塩（アリセプト®など），ガラン
　　　タミン臭化水素酸塩（レミニール®など），リバ
　　　スチグミン（リバスタッチ®パッチ，イクセロン®
　　　パッチ）
● NMDA受容体アンタゴニスト（拮抗薬）：興奮性の
　神経伝達を調整することによって，神経保護作用
　を発揮すると考えられている．
　　・メマンチン塩酸塩（メマリー®など）

［疾患修飾薬］

● 原因物質に直接作用し，疾患の進行を緩やかにする．
　　・抗アミロイドβ抗体：レカネマブ（レケンビ®），
　　　ドナネマブ（ケサンラ®）

観察とケアのポイント

● p.412「認知症総論」を参照のこと．

Memo

1. 認知症
レビー小体型認知症

疾患の概要

● 「レビー小体病」が原因で認知機能が低下し，日常生活に支障をきたすようになると「レビー小体型認知症」と診断される．

● レビー小体型認知症の原因は不明だが，大脳などにレビー小体が蓄積することによる変性疾患と考えられている．

診断

● まずは，認知症の診断を行う（p.414参照）．その後，以下のことを総合的に判断して，認知症疾患の診断を行う．

中核的特徴

[認知機能が変動]

● 「しっかりしているとき」と「していないとき」がある．アルツハイマー型認知症であれば，孫の顔がわからなくなったらずっとわからないままである．一方，レビー小体型認知症では，午前は孫の顔もわからなくなっていたのが，午後になると孫の名前まで言えるようになるなどの認知機能の変動がみられる．

[幻覚]

● リアルな幻視が特徴的である．亡くなったはずの

配偶者がハッキリと見えたりする．また，何かを
見間違える錯視もしばしば認められる．

[パーキンソン症状]
● 振戦（おもに静止時に手指が震える），筋固縮（筋
強剛：筋肉が固くなる），寡動（あまり動かない，
動きが遅くなる），姿勢反射障害(体のバランスをと
れない)が4大徴候である．

[レム睡眠行動障害]
● 夜中に大声を出したり暴れたりする．本来，レム
睡眠時（夢を見ているとき）に身体は動かないはず
だが，夢の内容と同様に身体が動いてしまう．

その他の特徴

[幻視以外の幻覚]
● 幻聴などがみられることもある．

[妄想]
● 被害妄想などがみられることがある．

[抗精神病薬に対する過敏性]
● 過鎮静やパーキンソン症状などの著しい副作用が
出ることがある．

[抑うつ]
● うつ病と誤診されることもある．

レビー小体型認知症

[自律神経障害]

● 起立性低血圧 (立ちくらみ) や便秘などがみられることがある.

画像診断

● 画像検査を参考にする(p.415参照).

[形態画像]

● CT・MRI：脳萎縮を認めるが, アルツハイマー病に比べて軽度である.

[機能画像]

● 脳血流SPECT：後頭葉の血流低下を認めることがある.

● DaT SPECT：線条体における集積が低下していることがある.

● ^{123}I-MIBG心筋シンチグラフィ：MIBG集積が低下していることがある.

Memo

治療

- 根本治療薬はない.
- 認知症症状の進行を緩やかにする可能性のある薬剤はある.
  - コリンエステラーゼ阻害薬：アセチルコリン作動性の神経を活性化する.
    ドネペジル塩酸塩（アリセプト®など）

観察とケアのポイント

- p.412「認知症総論」を参照のこと.

パーキンソン症状への対応

[嚥下障害・誤嚥性肺炎・窒息]
- 食事の形態（飲み込みやすい大きさや柔らかさ・とろみをつけるなど）を工夫する.
- 食事介助の際は，少量ずつ食べてもらい，嚥下を確実に確認（ゴックンを2回してもらうなど）してから次のひと口を食べてもらう，
- 「ながら嚥下」（話しながら食べる，テレビを見ながら食べるなど）をしないといった慎重さが求められる.
- ムセなどを細やかに観察する.
- 誤嚥性肺炎を発症していても，発熱が目立たないこともあるため，本人の活気や呼吸状態，SpO_2（経皮的動脈血酸素飽和度）などのチェックも適宜行う.
- 唾液や痰の誤嚥も肺炎の原因となるため，口腔内を清潔に保つ.

レビー小体型認知症

[歩行障害・転倒]

● 下肢筋力低下予防やバランス機能維持のリハビリテーションが重要である．靴や移動手段（手すり，歩行器，車椅子など）・段差の解消・部屋の配置（トイレからの距離など）を慎重に検討する．

自律神経症状への対応

[起立性低血圧に伴う転倒]

● ゆっくり起き上がる・立ち上がる，水分をこまめに取る，歩行などで下肢筋力を強化し予防する．

[便秘・イレウス]

● 排便状況・食事量が低下していないかなどのチェックを行う．

幻視・錯視への対応

[予防]

● 錯覚のもとになるものを置かない．
  ・カーテン・服・模様のある物・ぬいぐるみ・シミ等．
● 周囲の明るさに注意する．
  ・電気を明るくする．居室内外の照度を同程度にする．

[対応]

● （共感の後）安心感を与える．
  ・「あの人は悪さをしないから大丈夫ですよ」「もうじきいなくなるから大丈夫ですよ」など声をか

ける.

● 行動を変える工夫をする.

・「心配だったらこちらの部屋で休んでおきますか」といった声かけや, (一緒に)触ったり追っ払ってみたりする.

●「幻覚」と認識している場合は心理教育を行う.

・病気からくる症状であることを説明し, 無視することなどを勧める. また, 幻覚を触ると消える場合もあるので, 試してもらう価値はある.

レビー小体型認知症

Memo

1. 認知症
血管性認知症

疾患の概要

● 「脳血管障害」が原因で認知機能が低下し，日常生活に支障をきたすようになると「血管性認知症」と診断される．

● さまざまな大きさの出血や梗塞・虚血性病変により障害された脳の範囲が一定以上になった場合，または認知機能にかかわる重要な部位が障害された場合に発症する．

● 通常は，認知機能が（梗塞や出血が起こるたびに）階段状に低下していくことが特徴である．

診断

● まずは，認知症の診断を行う（p.414参照）．その後，以下のことを総合的に判断して，認知症疾患の診断を行う．

症状の確認

● 認知機能が，（梗塞や出血が起こるたびに）階段状に低下するパターンが多い．
・注意障害（集中力低下）や実行機能障害が特徴的だが，障害部位により症状は異なる．記憶障害は軽度のこともある．

● BPSDとして感情失禁，アパシー（無気力），抑うつ状態などがみられやすい．

432 ｜ 1. 認知症

● 障害部位により，片麻痺・構音障害・嚥下障害・尿失禁・パーキンソン症状などの神経症状がみられることがある.

画像診断

● 画像検査で脳血管障害を証明することは必須である（p.415参照）.

[形態画像]
● CT・MRI：出血や梗塞・虚血性病変が確認できる.

治療

● 根本治療薬はない.
● 白質病変によってアセチルコリン作動性神経が障害されているため，以下の薬剤が有効である可能性がある. ただし，保険適用外である.
　・アセチルコリンエステラーゼ阻害薬：アセチルコリン作動性の神経を活性化する.
　　ドネペジル塩酸塩（アリセプト®など），ガランタミン臭化水素酸塩（レミニール®など），リバスチグミン（リバスタッチ®パッチ，イクセロン®パッチ）
● 血管性危険因子のコントロールにより，進行を止められる可能性がある.
　・高血圧症・糖尿病・脂質代謝異常・心房細動などを管理する.
　・出血リスクをアセスメントしたうえで抗血栓療法を考慮する.

血管性認知症

観察とケアのポイント

● p.412「認知症総論」を参照のこと.
● 血管性危険因子である血圧・血糖値・コレステロール・中性脂肪・体重・摂取水分量などを徹底管理する.
● **せん妄を合併**することがあり, 適切な対応が必要である(p.215参照).
● 神経症状による誤嚥性肺炎・窒息・転倒(p.429参照)などに, 細心の注意を払う.

Memo

1. 認知症
前頭側頭型認知症

疾患の概要

- おもに前頭葉が萎縮して行動障害がみられるタイプと，側頭葉が萎縮して言語障害がみられるタイプがある．これらをまとめて前頭側頭型認知症という．
- 前頭側頭型認知症の原因は不明だが，大脳にさまざまな異常蛋白（タウ蛋白など）が蓄積することで細胞死が起こり大脳が萎縮していく変性疾患と考えられている．
- 比較的若年(初老期)で発症することが多い．
- ここでは，前者の「行動障害型前頭側頭型認知症」について解説する．

診断

行動障害型前頭側頭型認知症の特徴

[脱抑制行動]
- 例：万引きや交通違反を繰り返してもあっけらかんとしている．

[無関心・無気力]
- 例：1日中家でゴロゴロしている．

[共感や感情移入の欠如]
- 例：葬式で冗談を言ったり笑ったりする．

[常同性]

● 例：時刻表的な生活，同じコースを散歩する(周遊または周徊ともいう).

[食習慣の変化]

● 例：甘辛いものが好きになることが多い，ご飯に醤油や塩をかける.

[被影響性の亢進]

● 例：目に入った文字をなんでも読んでしまう，目に入った道具を即座に使ってしまう.

画像診断

● 画像検査を参考にする(p.415参照).

[形態画像]

● CT・MRI：前頭葉の萎縮が確認できる.

[機能画像]

● 脳血流SPECT：前頭葉の脳血流低下が確認できる.

Memo

治療

● 根本治療薬はない.

● 日課（常同行動）に選択的セロトニン再取込み阻害薬（SSRI）が有効な場合がある. ただし, 保険適用外である.

観察とケアのポイント

[ルーティン化療法]

● 過去の生活歴を把握し, 仕事・趣味・やり慣れた作業（手続き記憶は比較的保たれている）などを参考に日課に組み込む. 日課（常同行動）に固執している間は, 行動障害や介護負担が減少する.

● ちぎり絵のように動作が単純で理解しやすく, 失敗の少ない活動内容が常同化しやすい.

● エピソード記憶は比較的保たれているため, 介護スタッフや作業場所をできるだけ固定化し, なじみの関係をつくることで, いつもの作業へとスムーズに導入できることがある.

● 作業療法導入時にすぐに作業できるように, あらかじめ道具や材料を机の上に準備しておく.

● 立ち去りかけられたら速やかに道具を手渡すなど, 被影響性の亢進を利用して作業への導入, 継続をはかる.

● 常同行動を遮ると興奮することがある. 本人の「決まった椅子」に他人が座らないようにするなどの配慮が必要である.

● 危険を伴わなければ, 周遊はあえて禁止する必要はない. 記憶や見当識が比較的保たれており, 道

437

に迷うことが少ない.

● 万引きなどがある場合は,事前に店の理解を得て後で料金を支払うなどの工夫をする.

● 非社会的行動が時刻表的生活化・常同化している場合は,短期間の入院治療も考慮する.

日課（常同行動）への対応を記載

引用・参考文献

1) 池田学編：日常臨床に必要な認知症候学. p58-59, 新興医学出版社, 2014

2) 池田学：前頭側頭型認知症. 認知症トータルケア, 日本医師会雑誌 147特別号(2)：104-107, 日本医師会, 2018

2. 統合失調症
統合失調症

疾患の概要

● 統合失調症は，多くは青年期に発症し，慢性に経過する精神疾患である．

● 陽性症状・陰性症状・認知機能障害などがおもな症状である．病識が乏しいことが多い．

● 約120人に1人が罹患する．

● 原因は，脳内の神経伝達物質であるドパミンの異常と想定されているが，詳細は不明である．

● 一般就労している人から長期入院している人まで重症度には個人差が大きい．

診断

● 陽性症状・陰性症状・認知機能障害が3大症状である．これらが長期間みられる場合に診断される．ただし，**症状の現れ方には個人差が大きく**，陽性症状が強い場合もあれば，陰性症状や認知機能障害が強い場合もある．

● 陽性症状の**「陽性」とは「プラス」**のことである．**健康な人にないはずのものがプラスされている**という意味で，具体的には幻覚や妄想などをさす．統合失調症は，幻覚のなかでも実際にない声が聞こえる「幻聴」が多い．妄想は「被害妄想」が多い．

● 陰性症状の**「陰性」とは「マイナス」**のことである．**健康な人にあるはずのものがマイナスされている**という意味で，具体的には感情が鈍くなったり意

欲が低下したりする。そのような症状をまとめて情意鈍麻という。

- 認知機能とは、情報処理機能のことをいい、具体的には記憶力・理解力・判断能力・実行機能などをさす。
- 実行機能は遂行機能ともいわれ、物事を段取り良く実行する能力のことである。よって、この機能が障害されると、料理や掃除、金銭・服薬管理などが手際良くできなくなるなど生活に支障をきたす。実行機能はその他の認知機能も含んだ概念のため、認知機能の代表的な機能と考えられる。例えば、料理をする際の実行機能において、買い物で何を買うかといった記憶力やどの材料が献立に合っているかといった判断力なども含まれる。
- 3大症状の代表的なものとして、陽性症状では「幻覚・妄想」、陰性症状では「情意鈍麻」、認知機能障害では「実行機能障害」があげられる(**図1**)。

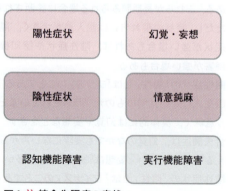

図1 》統合失調症の症状

治療

● 統合失調症は，脳の機能異常がおもな原因であるため，脳の機能を正常化する薬剤の「抗精神病薬」が治療の中心となる．

● 統合失調症は非常に再燃・再発しやすい疾患のため，**一生涯にわたって服薬を継続**しなければならないことが多い．

● 一般的に，抗精神病薬は陽性症状には効果が現れやすい．一方で，陰性症状や認知機能障害には効果が現れにくいため，リハビリテーションが必要となる．とくに認知機能障害は社会機能（社会生活能力）に直結するため，リハビリテーションを行うことが大切である．

● 統合失調症の場合は，認知機能障害などで料理や掃除，金銭・服薬管理などができなくなるため，これらを日々練習することがリハビリテーションとなる．

● 病的部分を弱めるだけでなく，健康部分を強める工夫が必要となる．その際，**土台となる休養できる環境や規則正しい生活**（睡眠・食事・排便・運動）にも常に気を配る（**図2**）．

観察とケアのポイント

幻聴への対応

［①究極の目標は，「無視」できるようになること］

● 幻聴を生活の主役ではなく脇役にする．

　・部屋に閉じこもるなど現実生活が充実していなければ，幻聴に没入する時間が相対的に増え，

幻聴が生活の中心・主役となってしまう.

● 幻聴をなくすのではなく，患者に対する幻聴の威力を弱めることを目標にする.

　・幻聴に聞き入っていると，その内容で患者の生活が左右される.　つまり，命令形の幻聴に従ってしまったり，自分のコンプレックスを指摘する幻聴（※1）で感情が不安定になってしまったりする.　⑥や⑦で幻聴の性質を理解したり対処法を身につけたりすることによって幻聴の威力を弱めることを目標にする.

　（※1〜※5の補足説明はp.446に記載した）

[②「幻聴が聞こえてつらい」という気持ちに共感する]

● 幻聴の「内容」ではなく，それに反応している患者の「気持ち」に共感する.　安心が幻聴を弱める.

　・「そんな声が聞こえてくるの?」「ほかにはどんな内容の声が聞こえてくるの?」といった幻聴の内容ではなく，「そんな声が聞こえたら辛いですね」といったようにその幻聴に反応して揺らいだ感情に共感することに重点を置く.　共感することで信頼関係が強まり，間接的に病的部分を弱めることにつながる（**図2**）.

[③「私には聞こえない」と事実をそっと添える]

● 幻聴のルーツは自分の考えのことが多い（※1）ので，人に聞かれてしまうことを恥ずかしがっている場合がある.　ひと言添えることは，不信感どころか安心感につながることがある.

　・②のように共感したのちに事実を添える（場合によってはその後もう一度②に戻って共感するとい

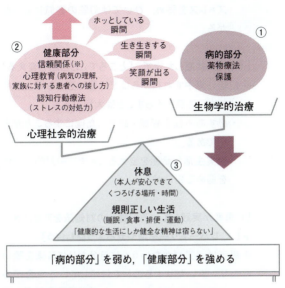

図2 》治療の考え方

①抗精神病薬（生物学的治療）(p.306 参照) は病的部分を弱める働きがあり，無理をしないように保護することも治療である．
②患者の健康部分を強めることで，「間接的」に病的部分を弱めるアプローチ（心理社会的治療）も有用である．
③病的部分や健康部分を考える以前に，土台としての「休息」や「規則正しい生活」をしっかり行う．
睡眠・食事：精神の安定化の維持
排便：便秘になると不機嫌になるなどの精神不安定が生じ，脳がストレスを感じているときには下痢や便秘が生じやすい．つまり「腸脳相関」を念頭に置く．
運動：脳が活性化し，認知を変えやすくなる．運動自体がストレス発散になる．

うサンドウィッチ方式にする）ことが原則である．

[④「幻聴は無視しても大丈夫」と保証する]

● 安心感が幻聴を弱める．
・「無視できない」と反論されることが多いが，そっと保証することは必要である．安心感が幻聴の

ストレスを弱め，ひいては幻聴の軽減にもつながる．

[⑤傾聴・共感した後で，「ところで」と話題を変える]

● 幻聴に集中すればするほど幻聴は強まる場合が多いため，注意をそらすことは大切である．

・**必ずある程度傾聴・共感した後**にすることが大切である．

・現実生活に話題を変えることで，相対的に幻聴を弱める狙いがある．

[⑥患者が実践している幻聴への対処法をアセスメントし，レパートリーを増やせるよう話し合う]

● 患者は，気づかないうちに自分なりに音楽を聴いたり，歩いたりすることで対処している場合が多い．それを意識化し，いろんな対処法を見つけ臨機応変に使えるようにする．

・今までの患者本人の対処法をまとめてリストにしておく．混乱しているときは，これまでのレパートリーをうまく使えていないことが多いため，そのリストを見て思い出してもらう．

・「こんな方法でやり過ごしている人もいますが，〇〇さんの場合，この方法は使えそうですか？」と一般化（※3）して患者に尋ねてみたり，「一度試してみませんか？」と行動実験（※4）を提案するのも一手である．

[⑦どんなときに幻聴が軽減し，どんなときに幻聴が悪化するかを話し合い，対策を立てる]

● 楽しみや達成感のある活動をしているときは幻聴

444 | 2. 統合失調症

が軽減し，「不安・孤立・過労・不眠」[1]などで悪化することが多いため，前者の活動を増やし，後者を減らす生活を目指す．

- 活動スケジュールはなるべくワンパターン（※5）にして，そのなかに楽しみや達成感のある活動を組み込む．
- 調子が悪いときは，不安・孤立・過労・不眠などの悪化要因があればそれを除去するようにする．幻聴をまともに受け止めていた認知を，「何が幻聴を悪化させているのか」との認知に変え，それに対処する行動をとるようにする．これは，認知や行動を変えることによって病的体験に対処していることから「認知行動療法」とよばれる．
- 明らかな誘因なく悪化することも知っておく．ただし，よく観察すると**表1**のようなことが関係していることもある．

[⑧日々の生活を充実させることで患者の健康部分を強め，相対的に病的部分を弱める]

● 心理教育により幻聴の対処法を見つけたり，認知行動療法を実践することで自己効力感を高めたり，信頼関係を強化することを目指す．
- ①から⑧にあるような心理社会的治療により，相対的に病的体験を弱めている（**図2**）．

[⑨頓服薬の利用も考慮する]

● いざというときにすぐにできる対応策をもっていると安心感につながる．
- 頓服薬は⑥のレパートリーの1つになりうる．
- 幻聴は生物学的要因で生じる症状であるため，

表1 》》**病状の変動要因**

- 自生的
- ストレス
  - 心理的
    - 対人関係など
  - 物理環境的変化
    - 気温・気圧・湿度・季節・薬剤など
  - 社会環境的変化
    - 退院・就職・引っ越しなど

自生的：まったくなんの誘因もなく病状が変動すること.
心理的ストレス：なかでもとくに多いのが対人関係ストレスである.
物理的ストレス：脳は気温・気圧・湿度・季節などの要因で病状が揺らぐことがある. また, 薬剤変更時は当然病状が良くも悪くも揺らぎやすい. 患者や家族が一生懸命に治療に取り組んでいるときに病状が悪くなると,「自分のやり方が悪い」と思ったり,「努力が足りない」と罪悪感を抱くことがあるが, その際これらの物理的ストレスに要因を求めることで罪悪感が軽減されることはしばしばみられる.
社会的ストレス：環境変化よるストレスをなるべく同時に受けないように配慮する必要がある. 例えば, 退院と同時に薬剤を変更しないなどである.

　生物学的治療（薬物療法）を行うのは当然である. これを「直接的治療（介入）」という. 一方で, ①から⑧のような心理社会的治療により, 生物学的要因を弱めることを「間接的治療（介入）」という（**図2**）.

（※1）幻聴のルーツは自分の心にあるともいわれている. つまり, 自分が日ごろ心に抱いているコンプレックスや気になっていることが声になって聞こえてしまうため, 自分がまったく気にしていないような内容や的外れな内容の声よりも, より心に刺さってしまう. 例えば, 日ごろから自分の容姿を気にしている人であれば, その容姿で気になっている部分を指摘する幻聴が聞こえてしまうため, より心が揺らいでしまう.

（※2）どんな介入をするにも，**まずは共感することが第一歩**である．（p.442参照）

（※3）「こんな方法はどうですか？」と介入すると，押しつけがましくなり，患者には圧迫感がある．圧迫感があると反発心が出てくるのが一般的なので，患者に提案を拒まれる可能性が高くなる．よって「こんな方法を実践している人もいる」と**一般化した後に，患者の場合はどうかと尋ねることで中立的な提案**となり，患者の主体性・自尊心なども保たれやすくなる．

（※4）多くの患者は，意欲がなかったり，「何をやっても同じ」と考えがちなので，「とりあえず試しに」「ダメもとで」「うまくいかなかったら次の作戦を一緒に考えましょう」などと声をかけて，とにかく実験する習慣をつけてもらうことが大切である．いろいろ話をして説明するよりも，実際に試してもらったほうがうまくいくことが多い．鉄棒や自転車の乗り方などを想定すればわかるように，多くの人にとって，言語学習（座学）よりも体験学習（実習）のほうが得意である．

（※5）良い変化も悪い変化も脳はその変化に適応しようと負荷がかかる．よって，脳にとっては「変化はストレス」となる．ワンパターンな生活が脳にとっては一番安全である．ただ，変化のない生活は退屈でもある．患者の状態に応じて調子が良い時期が続けば変化をつけ，調子が悪いときはワンパターンな生活にするようにする．

統合失調症

妄想への対応

[①妄想をもっている患者の「気持ち」に共感する]

● 妄想内容について「**もしそうだとしたら**」とさり気**なく仮定したうえで**，「さぞかし怖い（不安・落ち着かない・神経が休まらない・疲れる）でしょう」といった声かけ（共感）をする．共感することで信頼関係が強まり，間接的に病的部分を弱めることにつながる（**図2**）．

- 以下，「隣人に毒薬を撒かれている」といった妄想をもっている患者を例に，具体的な声かけの一例を挙げる．

  例：「隣の人が毒薬を撒いているとしたら，怖いですよね（気が気でないですよね）」

[②長時間にわたって聞きすぎない]

● 余計に妄想が増強することがある．また，探られている気持ちにさせて不快感を与えてしまう．

- 妄想内容は通常は心地よいものではないため，**話せば話すほど負の感情が高ぶってしまい**，そのストレスでまた妄想が増強するという悪循環につながる．

  例：「話せば話すほど神経が疲れませんか．すこし話題を変えてみませんか？」

[③何を話しても秘密は守られることを保証するなど，信頼関係の構築に努める]

● あらゆることに猜疑的になっているため，信頼関係構築には時間がかかることを覚悟しておく．

● 猜疑心が強くなっていることが多いため，個人情

報をあれこれ聞こうとするとかえって「探られている感」が強まることがあり注意が必要である. その場合は, 趣味の話など無難な雑談をする. それだけでも, 関係は十分深まる可能性がある.

[④妄想の確信度は, 変動することを知っておく]

● 現実ストレスにより増悪したり, 明らかな誘因なく変動したりする. 現実ストレスに介入することで, 間接的に妄想を減弱させられることがある.

● 妄想の確信度が変動しうることについては**表1**を, 現実ストレスに介入することで妄想が減弱しうることについては「うつ病」の図3 (p.466) を参照のこと.

[⑤妄想の確信度は信頼関係に反比例する]

● 信頼関係を強めることにより, 間接的に妄想を減弱させられることがある.

● **図2**を参照のこと. 安心することでストレスが弱まり, 結果的に妄想が軽減される. 幻聴でも同じことがいえる.

[⑥妄想の確信度が高いときは, 否定も肯定もしない]

● 妄想の確信度は**表1**の要因などで変動しうる.

●「検証しようがない」「警察官・裁判官ではない」といった趣旨で妄想内容の真偽は保留する.

例:「隣の人が毒薬を撒いているかどうか私 (Ns) には調べようもないし, ずっとそこにいるわけではないので判断できないです. ごめんなさいね. でも, そうだとしたら気が気ではないですよね」

- 例のように，否定も肯定もせず，再び①の共感に戻ることで，患者の援助者であることを強調する．

［⑦妄想の確信度が弱まっているときは，妄想内容へ介入するチャンス］

- ただし，信頼関係構築の後が原則．「**妄想により患者の社会生活にどれだけの支障が出ているか**」を一緒に考えることで，妄想への姿勢を変えることを目指す．

  例：「隣から毒薬が撒かれていると言っておられますが，今のところ健康被害は出ていないですね．それよりも，ずっと隣のことばかり気にして家事がおろそかになったり，神経が高ぶって夜もよく眠れないことも困りますね．隣のことは一旦おいて自分のことに専念したほうが得じゃないですか．相手のことばかり気にすると，思うつぼで損じゃないですか」

- 隣の人と自分の「どちらが正しいか」「どちらが良いか」「どちらが勝ちか」という考え方ではいつまでも問題は解決しない．むしろ，例のように「どうしたら得か」「どうしたら楽になるか」という枠組みで話したほうがより本能的で患者も納得しやすくなる（**図3**）．

［⑧妄想以外の困りごとを聞き出し，現実生活に目が向くように援助する］

- 妄想の減弱よりも現実生活適応力の向上を目指す．
  - 現実生活の適応力が向上すると現実生活が充実する分，病的体験は減弱する．幻聴の項目⑧と**図2**を参照のこと．

[⑨頓用薬の利用も考慮する]

- 「病気だから」ではなく,「**神経を休める目的で**」など納得できる理由をつけて,「薬をうまく利用する」という視点をもってもらう.
  - 「お薬の力を借りましょう」は**原則禁句**である.「力を借りる」ということは負けを意味することであり,**図3**でいう「勝ち負け」の枠組みになってしまう.
  - 妄想は生物学的要因で生じる症状であるため,生物学的治療(薬物療法)を行うのは当然である.これを「直接的治療(介入)」という.一方で,①から⑧のような心理社会的治療により生物学的要因を弱めることを「間接的治療(介入)」という.幻聴の項目⑨と同じ考え方である.

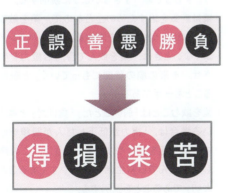

図3 》考え方の枠組みを変える

家族への対応

[心理教育]

● 家族は原因ではないが，経過に影響を及ぼす.

- 「発病の原因は家族にある」と罪悪感を抱いている場合があるが，**「家族が病気の原因となることはない」と明言する**. ただし，経過には家族の対応が影響するため，「どんな対応をすれば病気が良くなる方向にいくか一緒に考えていきましょう」といった声かけが大切である.

● 薬に頼りすぎず，敵視しすぎないように指導する.

- 嫌なことがあったら，落ち込んだり怒ったりすることは当然であり，すべての感情を病気のせいにしたり，すべての感情を薬でコントロールしようとするなど頼りすぎないように説明する.

- 薬は病気を治すための土台なので，薬を敵視しすぎないように理解を求める.「脳のバランスがよくないときは，薬を飲んで自然治癒力を発揮させ，本来の脳の状態にもっていく」と説明することも一手である.

- 薬を飲むことは「弱いことだ」「負けだ」と考えている場合は，「視力が低下した人が眼鏡をかけて日常生活を送りやすくするように，この病気も薬を飲んで日常生活を送りやすくすることが大切」であることを説明する.

[相談できる環境づくり]

● 医師・訪問看護師・病院看護師・精神保健福祉士（MHSW）・行政職員・ヘルパーなどをうまく利用する.

- 悩みの質によって相談相手を変えたほうが良い
  ことを説明する．病気のことなら医師や看護師，
  福祉のことなら精神保健福祉士や行政職員，
  窓口は「Aさん」，よりプライベートなことは「B
  さん」などである．
- 相談したい相手にすぐに相談できないこともあ
  るため，複数人の相談相手をもっておく．
● 原因探しではなく，解決策を相談する．
- 家族や患者は，「どうしてこんな病気になったの
  か」「どうしてこんなに調子が悪いのか」などと悩
  むことが多いが，悩みが続いているときは，原
  因が不明か特定できないことがしばしばある．
  そのようなときは，「どうしたら楽になるのか」「ど
  うしたら良くなるのか」といった対処法を考えた
  り相談したりすることに力を注ぐ．「主治医に相
  談してみる」「頓服薬を飲んでみる」「今日はデイ
  ケアを休んで1日ゆっくりする」「たまには近くの
  公園でゆっくり過ごす」などである．

［適度な距離］

● 家族だけの時間や楽しみをつくる．家族が犠牲に
  なって本人が幸せになる例はない．
- 「家族がストレスを感じていたら，そのイライラ
  を患者にぶつけてしまう」「家族が幸せでなけれ
  ば，患者は自分のせいでこのような家庭になっ
  ていると罪悪感を感じてしまう」などの説明を
  する．
● 高感情表出（患者の一挙手一投足にコメントしたり
  一喜一憂すること）は予後が悪くなる．図4の吹き
  出し部分はアドバイスの一例である．

統合失調症

・感情表出のコントロール法（**図4**）を指導する．

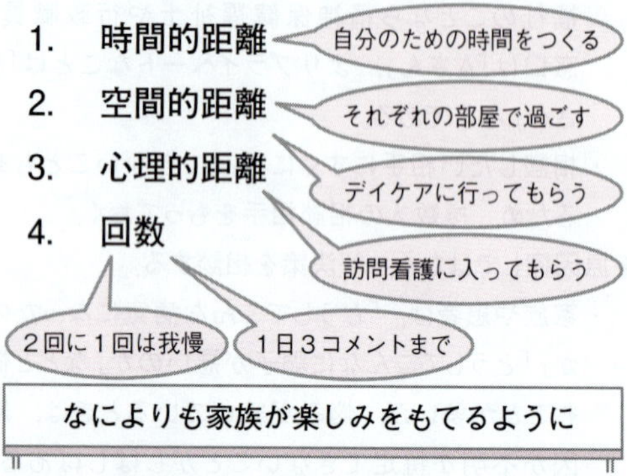

図4 》〉「感情表出」のコントロール法

1. **時間的距離** ← 自分のための時間をつくる
2. **空間的距離** ← それぞれの部屋で過ごす
3. **心理的距離** ← デイケアに行ってもらう
4. **回数** ← 訪問看護に入ってもらう

2回に1回は我慢　　1日3コメントまで

なによりも家族が楽しみをもてるように

引用・参考文献

1) 原田誠一：統合失調症の治療．p.29-31，金剛出版，2006

Memo

2. 統合失調症
妄想症

疾患の概要

- 病名のとおり妄想がおもな症状である．病識はない（p.439参照）．
- 原因は脳機能の異常が想定されているが，詳細は不明である．
- 妄想に関する言動以外は，通常の日常生活を送っていることが多く**健常者と見分けがつきにくい**．

診断

- 統合失調症の3大症状の1つである陽性症状の妄想のみが長期間持続してみられる場合に診断される（**図1**）．

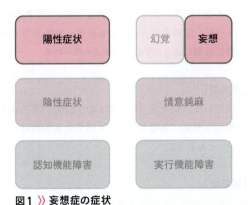

図1 》 妄想症の症状

サブタイプ

● 以下のようなサブタイプがある.

[被害型]

● 最も多いサブタイプである. 陰謀を企てられている, 騙されている, 見張られている, つけられている, 毒を盛られている, 嫌がらせを受けているといった確信. 些細なことで妄想が拡張される. この妄想をもつ人は, 法廷や行政に何度も訴えることがある.

● しばしば怒りをあらわにし, 自分に害を与えていると思い込んでいる相手に対して攻撃的・暴力的になる.

[被愛型]

● ある人物が自分に恋愛感情をもっているという確信. この確信の対象人物は, 通常より高い地位の人物 (有名人または職場の上司など) であるが, まったく見知らぬ人のこともある. 妄想対象の人物に接触しようとする努力がよくみられる.

[誇大型]

● 卓越した才能をもっているという確信. 著名人と特別な関係にあるといった妄想や宗教的内容をもつこともある.

[嫉妬型]

● 配偶者や恋人が不貞を働くという確信. これといった理由なく結論づけられ, 些細な証拠 (衣服の乱

れ等) に裏付けられた誤った推察に基づいている.
通常, 想像上の不貞に介入しようとする.

[身体型]

● 皮膚(腸内・口腔内)寄生虫妄想・醜形妄想・自己
臭妄想・感染妄想などがある. 通常, 精神科では
なく身体科を受診する.

治療

● 「統合失調症」の「治療」に準じる. ただし, とく
に以下の点で相違がある.
   ・ **統合失調症に比べてより強固な妄想**になりやすい.
   ・ **陰性症状がない分**, 感情や意欲があり, 妄想
   によって言動がエネルギッシュに左右されたり,
   感情的になりやすい.
   ・ **認知機能障害がない分**, 理路整然と妄想内容
   が正しいことを主張する.
   ・ **ほぼ全例において病識がない**.
● 以上より, 統合失調症に比べて妄想への心理社会
的介入が困難で, 薬物療法(生物学的治療)も拒
否されることが多い.

観察とケアのポイント

● 「統合失調症」の「妄想への対応」(p.448参照)と
原則は同じであるが, 以下の点に留意する.
   ・ 治療や介入は, 理路整然と拒否されることが一
   般的である. マニュアルに沿った小手先の介入
   も, すぐに見破られることが多い.

- 執拗な介入により，援助者が妄想に組み込まれてしまう場合がある．妄想について正面から取り扱おうとすると，感情的対立が起こり敵対関係になりやすい．その結果，妄想がより強まったり，援助者が妄想内容の一部になってしまうことがある．

- **妄想の減弱より，社会生活適応力の向上**を目指す．統合失調症と同じ考え方であり，この方法が有用であることが多い．

- 信頼関係の構築を最優先にする．統合失調症と同じ考え方であり，この方法が有用であることが多い．

- 「社会的不利」をキーワードに介入するのも一手．認知機能障害がないことから，「損得」「苦楽」の話（p.451参照）は納得を得られやすい．隣人に対して被害妄想のある患者を例にとれば，「隣に仕返しをすると，○○さんが警察に捕まってしまって不利じゃないですか？」「何度も警察を呼んだりすると，かえって○○さんが変な人と思われて損じゃないですか？」「いろいろ腹が立つことがあるかもしれませんが，無視する方が得策じゃないですか？」などの介入が有効なことがある．

- 薬物療法や入院治療に過大な期待をかけない．「薬さえ飲んでもらえば」「入院にさえつなげれば」と躍起になっても治療反応性が乏しいこともあり，強引なことをすると感情的しこりだけが残ることが多く注意が必要である．

引用・参考文献

1) 日本精神神経学会（日本語版用語監修），髙橋 三郎・大野 裕（監訳）：DSM-5-TR 精神疾患の診断・統計マニュアル．p.102-105, 医学書院, 2023

3. 気分（感情）障害
うつ病

疾患の概要

● うつ病は，おもに脳の機能異常が原因で，憂うつな気分が持続し，日常生活に支障をきたす疾患である．

● 健常人でも憂うつになることがあるが，その気分変動には必ず誘因がある．しかし，うつ病では**明らかな誘因のない気分変動も少なからずみられる**．

● 健常人に比べて，うつ病のほうがより抑うつ症状の程度が強く，より持続時間が長く，より日常生活の支障が大きい．

● 原因として，脳内の神経伝達物質の機能異常（おもにセロトニン活動の低下）が想定されているが，詳細は不明である．

● うつ病の発病モデルとしては，**図1**のように考えると理解しやすい．

● 人には**ストレスの限界（「心の器」の大きさの限界）**があり，そのストレスの限界を超えるようなストレスがかかると，脳内の神経伝達物質のバランスが崩れてしまい（**水道の蛇口が動かなくなる**），認知や行動のコントロールがままならなくなり，抑うつ気分が持続する．つまり，「脳の疲弊」といえるため，「脳の疲労骨折」「脳の充電切れ」「脳のガソリン切れ」と例えるとわかりやすい．

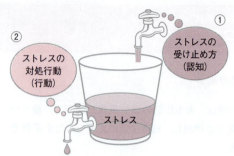

人は生きているかぎり毎日環境の変化に適応しなければならない。そのため、①の蛇口からストレスが入ってくる。ただし、同じ出来事（事実）でもストレスの受け止め方・考え方（これを「認知」という）によってストレスの入る程度は変わってくる。また、そのままではストレスがたまる一方なので、②の蛇口からストレスを出せるようになっている。これも、ストレスの発散の仕方（「対処行動」または単に「行動」という）によって出る程度は変わってくる。つまり、私たちは日ごろから「心の器」があふれないように、認知や行動をコントロールしているのである。この蛇口のコントロールの仕方を工夫する方法として、認知行動療法（p.371参照）がある。

図1-a 》》心の器　健康なときの「心の器」

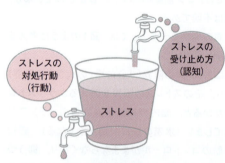

健常人でも、なんらかのストレスが連続する場合に落ち込むことはあるが、「心の器」はあふれていない。つまり、水道の蛇口は動かせるので、普段のストレス対処、例えば友人と相談して「認知」を変えたり、愚痴を言ったりという「行動」によってストレスを軽減することができている。

図1-b 》》心の器　「ストレス」がたまると「落ち込み」へ

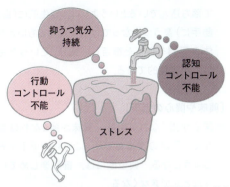

なんらかのストレスが連続する場合や認知や行動でうまく対処できない場合に,「心の器」があふれてしまうことがある. あふれると水道の蛇口は動かなくなる, つまり認知や行動の工夫ができなくなる. 具体的には, ふさぎ込んでしまって何も考えられなくなったり, 同じことばかり考えてしまう状態になり, 気分転換などの行動もできない.

図1-c 》 心の器　「心の器」があふれると「うつ病」へ

診断

- 抑うつ気分, 興味や関心の低下, 睡眠障害, 食欲障害, 精神運動制止, 希死念慮, 日内変動などが, ほとんど毎日, 長期間にわたり持続し, 日常生活に支障をきたしている場合に診断される.
「日常生活の支障」とは, 会社員であれば仕事ができなくなる, 学生であれば学校に行けなくなる, 主婦であれば家事ができずに実家に帰らざるを得なくなるなどである. 程度がひどくなれば, 自分の身の回りのこともままならなくなる.

[抑うつ気分]

- ここでいう「抑うつ気分」とは, **健常人の憂うつ感とは質的に異なる**. つまり, 何か嫌なことがあっ

て落ち込んでいるというよりは，自生的に（自然に，勝手に）憂うつになっており，「なんともいえない身体の不調を伴った重苦しい気分」といった主旨の訴えが典型的である．

[興味や関心の低下]

● 関心が強くなれば興味，興味が強くなれば趣味となる．程度の差はあるが，これらの低下がみられるようになる．典型的には，普段楽しめていた趣味などができなくなる．

[睡眠障害]

● 早朝覚醒（健常時よりもおおむね2時間以上早く覚醒しまうこと）が典型的であるが，入眠困難・中途覚醒・熟眠障害のいずれもみられうる．また，過眠になる場合もある．

[食欲障害]

● 典型的には，「食べる気がしない」といった食欲中枢障害，「砂をかんでいるみたい」といった味覚障害，「胸や胃のあたりがもたれている」といった消化器症状などのために食欲が出ない．睡眠障害と同様に逆のパターンもあり，**過食になる場合がある**．

[精神運動制止]

● 「精神」は「思考」を，「運動」は「身体の動き」を，「制止」は「ブレーキがかかること」を意味している．よって，「精神運動制止」とは，思考にも身体の動きにもブレーキがかかって遅くなっていることをいう．**思考は発語の速さによってわかるので**，精神運動

462 ｜ 3. 気分（感情）障害

制止は本人の発語や体の動きのスピードによって
観察・評価することができる．これも，睡眠・食
欲と同様に逆のパターンがあり，強い焦燥感のた
めに黙っていられなくなったり，じっとしていられ
ないという「精神運動焦燥」がみられる場合がある．

[希死念慮]
● 「苦しい状況から一刻も早く抜け出したい」といっ
た願望，うつ病の症状である自責感からくる「これ
以上，他人に迷惑をかけたくない」といった思考，
うつ病の症状である過去肥大・未来縮小（過去の
後悔と未来の不安ばかりが頭のなかを占める）や
心理的視野狭窄などにより自殺のことばかり考え
るようになる．

[日内変動]
● 「日内変動」とは1日のうちで抑うつ症状の程度が
変動することである．夕方より朝のほうが調子が
悪いことが多い．この場合，病状が改善するにつ
れて調子が良くなる時間帯が前倒しになる．「脳の
エンジンがかかる時間が早くなってくる」と考える
とわかりやすい．

Memo

治療

● うつ病は，「脳の疲弊」による「脳の機能異常」が主な原因と想定されているため，「脳の疲弊」に対しては脳の休息，「脳の機能異常」に対しては脳の機能を正常化する薬剤（抗うつ薬）が治療の中心となる．**「身体」の休息ではなく，「脳」の休息であることがポイント**である．

　・例えば，主婦がうつ病になった場合，自宅で休息していても「家事をできなくて申し訳ない」など頭のなかでいろいろ考えてしまう状況では，「身体」は休めても「心（脳）」はまったく休めていないので脳の疲弊が回復せずなかなか治らない．この場合は，実家に帰省したり入院することにより，家事が気になるような自宅から離れて，「心（脳）」を休めることが必要となる．

● しかし，抑うつ状態の原因のすべてが脳の異常ということではない．患者を全人的にとらえるためには，「生物・心理・社会モデル」（**図2**）でアセスメントや治療・介入をすることが有用である．それぞれの英語の一部をとって「バイオ・サイコ・ソーシャルモデル」ともいう（生物：biological（バイオロジカル），心理：psychological（サイコロジカル），社会：social（ソーシャル））．

● 「生物・心理・社会モデル」でさらに深くアセスメントする場合には，**図3**でアセスメントする．

● うつ病は再燃・再発しやすい疾患であるため，寛解してもおおむね6か月以上は急性期と同じ用量で薬物療法を継続することが必要である．

　※「寛解」とは表面的には症状がなくなった状態．降圧薬を服用していて血圧が正常，血糖降下薬

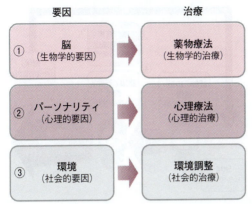

「生物・心理・社会モデル」を理解するうえで,例えば目の前にいる人が憂うつになっていたとする.その場合,原因と治療は以下の3パターン[*1]が考えられる.

① セロトニン機能の低下など脳に機能異常あり,憂うつになっている(生物学的要因による憂うつ).この場合の治療は,脳の機能異常を正常化する薬を服用するという薬物療法,つまり生物学的治療を行うことになる.
② パーソナリティ(性格または認知・行動・感情パターンとも言い換えられる)に偏りがあり,どんな出来事でもマイナスに受け取る(認知),引きこもる(行動)などにより憂うつになっている(心理的要因による憂うつ).この場合の治療は,パーソナリティ(認知・行動パターン)を変えるという認知行動療法などの心理療法,つまり心理的治療を行うことになる.
③ 同居している姑との関係が悪いなどの環境で,憂うつになっている(社会的要因による憂うつ).この場合の治療は,別居するなどの環境調整,つまり社会的治療を行うことになる.

*1:実際は,単純には分けきれない.例えば,パーソナリティ(心理的要因)は,脳(生物学的要因)や環境(社会的要因)によって規定されるなど,これらの3要因は複雑に絡み合っている.

図2 》生物・心理・社会モデル(基本)

を服用していて血糖値が正常などの場合も「寛解」という.肺炎などの場合は抗菌薬で治療した後に,X線や血液検査などを行うと完全に治ったことがわかる.この場合は「治癒」というが,精神科では治ったことを証明できる検査がないため「治癒」という言葉はあまり使われない.

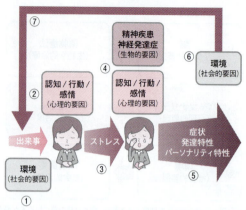

このモデルはすべての精神疾患・神経発達症、ひいては健常者にも適応できる。ある環境で出来事が起こったとき（①）、本人はそのパーソナリティに応じて特有の認知行動パターンをとる（②）。そのパターンによってストレスの大きさは変わってくる（③）。人はストレスがかかると、生物学的特性、つまり精神疾患ではその症状（統合失調症なら幻覚や妄想、うつ病なら抑うつ症状など）、神経発達症ではその特性（こだわり、多動、衝動性など）が顕在化する（④）。また、生物学的特性がなくても心理的特性つまりパーソナリティ特性（認知・行動・感情パターン）*1 が顕在化する（④）。その症状・特性が顕在化する場合、本人の良い部分よりは悪い部分が顕在化する（⑤）。そのため、周囲の人（環境）との関係が悪化し（⑥）、それをまた本人がストレスに感じてより症状・特性が顕在化するという悪循環となる（⑦）。

治療・介入するには、この状況を把握し、環境である家族に現状を説明して理解を得て環境調整を行ったり（社会的治療）（⑥）、症状や特性が出にくいように薬物療法を行ったり（生物学的治療）（④）、出来事に対処するための認知行動療法を行う（心理的治療）（②）といった視点が有用である。

*1：普段は前向きに頑張っている人でも本来のマイナス思考（認知）が顕在化したり、外交的にふるまっていた人でも本来の内向性（行動）が顕在化したり、冷静にふるまっていた人でも本来の短気（感情）が顕在化したりする。

図3 》 生物・心理・社会モデル（実践）

- 再発したことがあるうつ病の患者にはおおむね2年以上の薬物療法の継続が推奨されている。
- 再発すればするほど再発しやすくなる（**再発がクセになる**）ことを心理教育する必要がある。
  ※肩などの「脱臼」と同様に考えるとわかりやすい。

「脱臼」は関節がはずれればはずれるほどはずれやすくなる. また, 脱臼の場合, 最初は重いものをもたないかぎりは脱臼しなかったのが, 脱臼癖がつくと次第に軽いものをもっただけでも脱臼するようになる. これはうつ病も同様に考えることができる. つまり, 最初はかなりのストレスがかからないと発病しなかったのが, 次第にちょっとしたストレスで再燃・再発しやすくなる.

観察とケアのポイント

● 以下のような「生物・心理・社会モデル」で観察することが有用である.

生物学的要因

● 生物学的には, 脳の機能異常が想定されるうつ病症状を観察する. 「睡眠」「食欲」「性欲」「生存」は本能である. 本能は脳によって規定されている (DNAに埋め込まれているといってもよい). これらが障害される「うつ病」は, やはり**「脳の病気」**と考えられる.

[睡眠障害]

● 睡眠時間や熟睡感などを観察・評価する. とくに熟眠感は主観的な症状なので, たとえ客観的に眠れているように見えても, まずは「ぐっすり眠れた感じがしなくておつらいんですね」と共感したうえで, 「寝息を立てて眠っておられましたよ」といった**客観的事実をそっと添える程度**にとどめたほうが良い.

患者との会話は必ず以下の原則を知ったうえで行う. つまり, 患者の発言(特に感情に関する発言)は, 主観的には必ず事実であるから, まずはその感情に共感するところから始める. その後, 客観的事実についても検討する. 場合によっては, その後もう一度共感に戻るという**サンドウィッチ方式**をとる.
- 規則正しい生活・午前中に太陽の光を浴びる・適度な運動・夕方以降のカフェイン摂取を控えるなどの睡眠衛生指導も, 本人の負担のない範囲でしっかり行うことが大切である.

[食欲障害]
- 食事量や体重などを観察・評価する. お粥などへの変更や栄養補助食品なども考慮する. うつ病では症状や運動不足・薬剤の副作用のために便秘をきたしていることが多く, そのためにさらに食欲が落ちている場合があるので注意する.
- 睡眠同様に食事も摂らなければ健康な人でも衰弱していく旨を説明し, 場合によっては「食べられないお気持ちはよくわかりますが, 食事も元気になるためのお薬ですよ」との声かけも行う.

[精神運動制止]
- 午前中は調子が悪く, 夕方に近づくにつれ次第に調子が良くなる日内変動がみられることが多い. 話や動きのスピードを観察する. **改善するにつれ, 調子が良くなる時間帯が早まる**.
- 病状が良くないときは, 「『脳のエンジン』がかからないときは心も身体もしんどいですね. その間は無理をせず過ごしましょう. 焦って何かをしよう

としても空回りしてしまっていつまでもエネルギーがたまらないので余計に焦ってしまって悪循環になります」といった声かけを，調子が改善してきたら「『脳のエンジン』がかかり始める時間が早くなってきましたね」などの声かけで改善してきていることを実感してもらう．

［希死念慮］

● 「本人の発言」と「希死念慮の程度」が必ずしも比例しないことがアセスメントを難しくしている．心理的視野狭窄のため，「自殺が怖い」「家族が悲しむ」などの考えにはいたらず，**あっという間に自殺を完遂**するため一時も油断できない．

● 自殺の危険因子としては，高齢・身体合併症・単身など未来に希望をもてないこと，自殺未遂歴や近親者に自殺者がいることなど**死への閾値が低い（生死の境が薄い）**こと，アルコールなどの物質依存があることなどが挙げられる．

● 対応法を一概に述べるのは難しいが，なによりも「死にたい気持ちを正直に話してもいい」と思える雰囲気づくりが大切である．「死にたいということは恥だ」「言っても戒められる」「言っても無駄」「言ったら入院させられる」「言ったら保護室に入れられる」と思われてしまうようではとても本音を話してもらえない．

● もし患者から「死にたい」と打ち明けられたら，生と死の間で激しく揺れ動いている心を理解し，時間をかけてゆっくり傾聴し，悩みを理解しようとする態度を示す．沈黙を共有しても良いが，決してスタッフから話を逸らすようなことをしてはいけない．

心理的要因

● 心理的には，病期によって対応を変える．心理的
介入の際は，時と場合に応じて，**「心」「神経」「脳」**
などの言葉を使い分けることが望ましい．「心が疲
れている」「神経が高ぶっている」「脳の働きがうま
くいっていない」などである．「精神」という言葉を
使うと，「精神病」や「精神力がない」という誤解や
ネガティブなイメージを持たれる場合があることに
注意が必要である．

[極期]

● 「神経が疲れ切っていて思うように心や身体がついてこない」といった気持ちに寄り添う．

● 「神経の疲れを取るためには，神経を休めるための睡眠と神経を元気にするための栄養が大切です」といった声かけをして，睡眠や食事の確保状況にとくに注意を払う．

● 「何もかもがうまくいかない」と感じることから，「今のつらい状態がずっと続くくらいなら死んだほうがましだ」と思うことが多い．そのため，「お薬が効いてくるまでにすこし時間がかかりますが，焦らずに待ちましょう」といった**見通しを伝える**ことが大切である．

[回復期]

● 一直線に改善するのではなく波打ちながら改善していく．患者は，調子のよい日は喜び，調子が悪い日は落ち込むなど一喜一憂しがちである．そのため，**図4**のような心理教育が有効である．

470 │ 3. 気分(感情)障害

- 極期には調子に波がなくずっと調子が悪いが，回復期は波打つことを説明する．例えば，「日によって調子が変わるということは回復に向かっている証拠です．冬から急に春になるのではなく，徐々に暖かい日が出てきても『寒の戻り』がありながらやがて春になります．うつ病もそうやって春が来る（治る）んですよ」といった「三寒四温」に例えての心理教育も有効である．
- 患者は常に治っていない症状（残遺症状）に目が行きがちで，そのため「まだまだ治らない」と自分を追い詰めがちである．その際，まずは「まだ熟睡感がなくておつらいんですね」と共感した後で，「ただ，食事量は少し増えたように思いますよ」とやんわり改善症状を具体的に指摘してポジティブフィードバックを行うことが大切である．先に改善

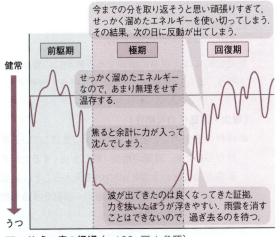

図4 》 うつ病の経過（p.480・図4参照）

点を指摘してしまうと患者は自分のつらさを理解してもらえないと感じてしまう(**図5**).

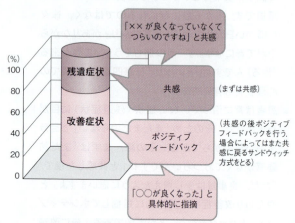

図5 》改善症状・残遺症状

社会的要因

- 社会的には，患者の環境である家族に心理教育を行う．また，看護師はそのような視点で観察する．

[難治・遷延化の可能性]
- 精神の病気のことをよくわからずに受診している家族が多いため，治療可能性(病気を良くするための手段があるということ)について伝えることは必須である．一方で，約30%は難治・遷延化する可能性を伝えておく必要がある．

[重症化する可能性]

● 病気には勢いがある．治療が開始されてもしばらくは悪化するのが通常である．入院した場合，一時的に本人がショックを受けて悪化する場合もある．

● 薬物療法についても，抗うつ薬が効いてくるまでに最短でも2週間はかかる．これらを伝えておかないと，家族はなかなかよくならない焦りから，患者や医療スタッフに強くあたってしまう場合がある．

[自殺の可能性]

● うつ病患者はほとんどの場合，程度の差はあれ希死念慮がある．そのためスタッフは常に最大限その可能性について考えておかなければならない．家族も命だけは守りたいと思っている．

● 自殺をほぼ確実に防ぐためには，自宅では24時間家族が見守る，入院では身体的拘束を行わなければならない．自殺を防ぐ場合はこのように**快適性をなくす方向**で対応しなければならないが，そのような**窮屈な環境では本人の気分の改善は見込めない**．かといって，本人の快適性を高めると自由度は増し，自殺企図の機会が増えてしまう．このジレンマのなかで患者を見守らなければならないということを**共通認識**とする．

[躁転の可能性]

● 「双極症による抑うつ状態」を「うつ病による抑うつ状態」と判断して，抗うつ薬による治療を行っている場合は，躁転してしまう可能性がある．

● 抑うつ状態のときには，うつ病によるものか，双極症によるものなのか見分けがつかない．双極

うつ病

症は，軽躁または躁状態を問診または目前で確認できない場合，診断はほとんど不可能であり，抑うつ状態の患者に対し，どうしても「うつ病による抑うつ状態」として治療を始めざるを得ないことが多い.

● 躁転がみられたときに，家族は「薬を飲んだから双極症になってしまった」と考えてしまいがちである．そのため事前に説明しておく.

● 看護師は，躁転の可能性を常に意識しながら観察する．躁症状の観察は当然のことながら，早すぎる治療反応性（入院して10日以内に抑うつ症状が急速に改善する）などにも注意を払う.

［認知症の始まりである可能性（高齢者の場合）］

● 認知症は脳機能の低下で起きるため，その際，意欲低下またはアパシー（無気力）がみられることがある．これをうつ病と誤診する場合や，また認知症とうつ病が併存する場合もある.

● 認知症をうつ病と誤診した場合は，うつ病の治療をしても良くならず次第に認知症が顕在化したり，併存している場合は，うつ病が良くなったと思ったら認知症だけが残るという事態が起きる．これらの可能性を家族に説明しておく.

● **看護師は常に認知症症状を見逃さないように観察**を行う.

● うつ病による精神運動制止のため，物忘れや仕事・家事などのミスが目立つようになると，認知症のように見えることから「仮性認知症」といわれることがある．しかし，もともとの認知機能が高ければ，多少の精神運動制止では仮性認知症にならない.

つまり，仮性認知症になる患者はある程度認知機能が低下し，後々認知症になる可能性があることを認識する必要がある．

[ほかの精神疾患の併存である可能性]

● それ以外にもパニック症や統合失調症などの併存症がうつ病症状に隠れている可能性があるため，あらゆる精神疾患の症状を想定して観察しなければならない．

● うつ病になった経緯が神経発達症やパーソナリティ症による生きづらさからの場合もあるため，それらの特性を見逃さないようにする．

[発病には多様な因子が絡んでいるということ]

● 家族は，うつ病を薬で治す病気と思っていたり（極端な生物学的モデル），カウンセリングのみで治す病気と思っていたり（極端な心理的モデル），会社の責任でうつ病になったと思ったり（極端な社会的モデル）していることがある．生物・心理・社会モデルで発病には多様な因子がからんでいることをしっかり理解してもらう．

考えられる極端な生物学的・心理学的・社会的モデルを記載

うつ病

3. 気分（感情）障害
双極症

疾患の概要

- 双極症は脳の機能異常が原因で，躁状態とうつ状態を繰り返し，日常生活に支障をきたす疾患である.

- 健常人でも，気分が高揚したり憂うつになったりすることはあるが，その気分変動には必ず誘因がある．しかし，双極症では**明らかな誘因のない気分変動も少なからずみられる**.

- 健常人に比べて，双極症のほうがより気分変動の程度が強く，より変動の頻度が多く，より持続時間が長く，より日常生活の支障が大きい.

- 原因として，脳の機能異常が想定されているが，詳細は不明である.

- 「双極症」も「うつ病」も気分の異常である点では一致しているため，まとめて「気分障害」ということもある．しかし脳の機能異常の機序（脳病態）はまったく別のものが想定されている．つまり，気分という点で症状は似ているが，まったく別の疾患と考えられている.

- 概念的には**図1**のように「うつ病」「双極症」「健常」とに分けられるが，臨床的には**図2**のように見分けがつきにくいこともある.

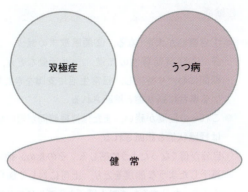

図1 》(概念的)気分障害の概念

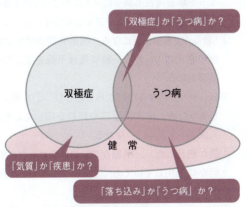

図2 》(臨床的)気分障害の概念

診断

- ①自尊心が大きくなる，②睡眠欲求の減少，③多弁，④注意転導性の亢進，⑤過活動などが，長期間にわたり持続し，日常生活に支障をきたしている場合に躁状態と診断される．
- これらの程度が軽い，または持続時間が短い場合は軽躁状態と診断される．

①自分が偉くなったように感じる．そのため，他人を見下したような態度をとり，上司に対して横柄にふるまったりするため対人関係トラブルになりやすい．また，「明日から総理大臣を目指す」など非現実的なことを言う．お金持ちになったような気分になって車を何台も買ったり人におごったりするなどして借金などの金銭トラブルにもつながる．

②「寝なくても平気」になる．睡眠時間の減少は躁状態の悪化につながり，躁状態は不眠を生むため悪循環となる．

③おしゃべりになるだけならまだしも，①も相まってしまうため，他人の悪口や軽口を叩いてしまい対人関係トラブルにつながる．

④話が脱線したり，話題がコロコロ変わったりする．何かに集中していても，なんらかの刺激（物音など）で注意がすぐにそちらに向く．

⑤じっとしていられなくなる．例えば「総理大臣になる」と言って国会議事堂に行こうとしたり，「お金はいくらでもあるから」と言って色々な店で買い物をしようとしたりする．

- 躁状態とうつ状態（p.461参照）を繰り返す疾患を「双極症Ⅰ型」，軽躁状態とうつ状態を繰り返す疾

患を「双極症II型」と診断する．

治療

- 双極症は，脳の機能異常が主な原因であるため，脳の機能を正常化する薬剤，つまり「気分安定薬」が治療の中心となる（**図3**）．
- **原則，うつ状態であっても抗うつ薬は使用しない**．とくに双極症I型ではほぼ禁忌である．躁転するなど病状をより不安定にさせてしまう．
- 双極症は非常に再燃・再発しやすい疾患であるため，一生涯にわたって服薬を継続しなければならないことが多い．

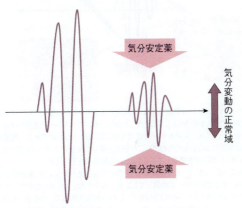

未治療の双極症患者

図3 》気分安定薬

観察とケアのポイント

- 気分安定薬を服薬していても,小さな気分変動はしばしばみられる.したがって**図4**のような心理教育が重要となる.大きな気分変動には「うつ状態への対応」「躁状態への対応」が必要となる.

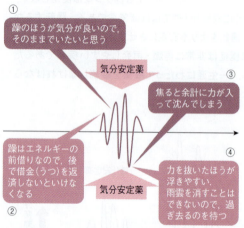

気分が上がっているときには気持ちが良いのでそのままでいたいと思うし(①),これまでできなかったことをやろうとしてしまう.しかし,そこでエネルギーを使いすぎると必ずうつがやってくる.エネルギーの前借りをしているようなものである.患者にとってうつは非常につらいものなので,この例えを使って気分が上がっているときでも活動量を減らして睡眠を確保してもらうように心理教育を行う(②).

気分が落ちているときには,いくら頑張ろうと思っても心身が思うように動かず空回りしてしまい,よりエネルギーが枯渇してしまう.水中で力を入れると余計に沈んでしまうのにも似ている(③).そのようなときには良い意味で諦めて,力を抜いたほうが浮きやすい.うつを天気に例えると雨が降っているようなもので,雨雲が過ぎ去るのを待つのが得策であるのと同じく,うつも過ぎ去るのを待つのが得策だと心理教育を行う(④).

図4 >> 気分安定薬＋心理教育

うつ状態への対応

● うつ状態への対応は「うつ病」とほぼ同じである.

躁状態への対応

[あしらうのではなく，相手を立てる]

● 誇大的になって「俺は総理大臣になる」と主張している患者を例にとれば，「そんなのなれるわけないじゃないですか」とあしらうのではなく，「確かに〇〇さんは政治に詳しいし，お話しするのも上手ですものね」と相手を立てる.

[議論するのではなく，患者の健康な部分を引き出すようにする]

●「まず国会議員にならないと総理大臣になれませんよ」などと議論するのではなく，「〇〇さんは普段あれだけ子煩悩なのに，子どもさんをおいて東京に行っちゃうんですか」「忙しくなりすぎると子どもさんが寂しがりませんか」など，患者が普段大切にしている価値観などを引き出す.

[あまりにしつこい場合は話をそらす]

● 同じ話を続けると，医療者はどうしても説得調になり，患者を否定しているようにみえ，患者は不機嫌になりやすい. そこで，注意を持続できない「注意転導性の亢進」という症状を利用して，話を趣味などの話題に変えるとその話に乗ってくれやすい.

双極症

[「説得」よりも「納得」を優先する]

- 「いかに総理大臣になれないか」を説得するのではなく,「確かに今は子どものほうが大切だ」と納得してもらえるように話をもっていく.

[声の大きさ・トーン・テンポに注意する]

- 躁状態の患者は声が大きくトーンが高くテンポが速い.医療者がそれに**つられて同じ調子になる**と,患者はより声が大きくトーンが高くテンポが速くなりやすくなり,そのことがより気分を高揚させてしまう.

[興奮が激しい場合は,その場を離れる]

- 躁状態の患者は人と接するとより気分が高ぶってしまうことが多いため,興奮が高まってくる場合は,患者が納得しやすい理由をつけていったんその場を離れるほうが良い.

躁状態への対応ポイントを記載

再燃・再発の防止

● 双極症は再燃・再発率が高く，慢性の経過をとることが多いため，**「再燃・再発防止」が最大の治療目標**となる．よって，患者・家族に対する「再燃・再発防止」のため，以下のような心理教育を行う．

[再発の初期兆候を知る]

● 個人差はあるが，躁状態の初期兆候としては，睡眠時間が短くなる・外出時間が多くなる・電話の回数や時間が多くなるなどの兆候がみられる．そこで，時間や回数など基準が客観的でわかりやすいものをリストに挙げておく．

● リストは事前に患者としっかり話し合って合意したものにすることが大切で，医療者が一方的に決めても患者は納得せず使えない．リストの基準を超えた場合は，臨時受診や薬物調整などを行うことを約束しておく．

●「気分が高ぶる」などの主観的であいまいな基準では，いざ躁状態になった場合，医療者と患者でズレが生じてしまうことに注意する．

[再発すればするほど再発しやすくなる（再発がクセになる）]

● うつ病と同じ考え方（p.466 参照）だが，双極症のほうがより再発しやすい．

[自殺危険率が高く注意を要する]

● うつ病よりも自殺率は高い．躁状態とうつ状態が多かれ少なかれ混在している場合も多く，思考や

双極症

気分がうつでも**行動が躁的 (エネルギッシュ) な場合はとくに自殺に至りやすい**.

● 本人は躁状態を本来のあるべき姿と考えがちで，うつ状態での治療目標が高くなりすぎる点は注意を要する.

● 一度でも躁状態を経験した者はその高揚感が忘れられず，通常気分でも物足りなく感じて「うつ」だと訴えることが多い. 患者の訴えを傾聴することは大切だが，主観的気分を鵜呑みにせず睡眠時間・食事摂取量・日中の活動量などの客観的事実を慎重に評価するように心がける.

[社会リズムに注目する]

● 起床・入床・食事・服薬時間といった生活リズムだけでなく，人と初めて会う時間や人数なども日によって大きなズレがないように社会リズムを整える. とくに睡眠不足は躁転の強い危険因子であるため，睡眠リズムを崩さないよう注意する.

注目する生活リズム・社会リズムを記載

4. 神経症性障害
不安症

不安症

疾患の概要

● 不安とは，対象のない恐怖心であり，安全が確保されていないことを知らせる役割をもつ．

● 不安で生じる反応は生体が危機にさらされたときに脅威から逃げるため，あるいは脅威と闘って生き延びるためにもともと備わっている**基本的な生体防御機能であり，"闘争か逃避か（fight or flight）"と呼ばれる**．

● "闘争か逃避か"反応は目の前の脅威に対する反応であり，短時間で消失する．

● 不安をなだめたり回避しようとすると不安は持続するが，不安への曝露を続けることでその強さは下がっていく．

COLUMN

不安症

　突然ライオンが目の前に現れた状況をイメージしてみよう．ドキドキ動悸がして手足は震え，視野は極端に狭まって集中力が高まり，過呼吸になって口が乾く．この反応は長続きせず，ライオンが去ったら一気に脱力してへたり込むだろう．不安症を抱える患者さんはいわば脅威を感じとるセンサーの調子が悪く，ちょっとしたきっかけで不安におびえてライオン出現モードになっているととらえるとわかりやすい．

- 不安症にはパニック症のほかに広場恐怖症，社交不安症，全般不安症，限局性不安症などがあるが，ここではパニック症のみ取り上げる．

診断

- 不安は生命を維持するために必須の感情であるが，その状況に見合わない度を越した不安の場合に不安症と診断する．

治療

- 抗不安薬を用いて不安を軽減させるとともに，不安を生じるきっかけについて話し合ったり，不安をなだめるための行動を同定し，曝露について工夫していくことが治療の大枠となる．
- ごく短期的には抗不安薬を用いることも選択肢としてはありうるが，依存性があることや曝露を回避してしまうことから，長期的には良い選択とはなりにくい．

観察のポイント

- 治療の基盤は"食事・薬・睡眠"である．
  - ・とくに食事と睡眠はないがしろにされがちであるが，生物に必須の要素である．
  - ・睡眠については，睡眠薬の服用を促すだけでなく，ほかのかかわりも検討する（p.561「睡眠障害」参照）．

ケアのポイント

● 安心・安全を提供することがケアの大原則である.

● 不安を感じていることそれ自体を受け止めて共感する.

● 不安が募っているときは負担が強くなっているため，ゆっくり身体を休めて無理をしないよう勧めることも重要である.

● 不安が生じるきっかけとして，身体的負担や心理的なストレスが大きいときに生じることも多く，そのことに無自覚な人も多い.

● 不安とストレス負荷の関連について気づくことが治療において重要な第一歩であり，このことを助けられるようなかかわりを意識する.

● 負担やストレス，不安については共感して受容し，今後，どうしたら負担やストレスを軽減できるかを一緒に考え，可能な範囲で曝露を試みられるよう具体的な行動について工夫する.

● 本人の余裕がないときにアドバイスをすると，「言われたとおりにしなければいけない」「なのにできない」と余計な負担を増やすことになってしまう.

● そのため，余裕がなさそうなときには意識的に共感を増やしてアドバイスを減らすなどの工夫が必要であり，このあたりのさじ加減には常に留意する.

● 抗不安薬はあくまで補助的な役割であり，対処の仕方がわかってくると手放せるようになる場合も多い.

● 不安への曝露を促すという面では抗不安薬は逆効果ではあるのだが，実際には抗不安薬が不安を軽減させるための大切な対処法になっているため，すぐには手放せないことも多い.

不安症

- 抗不安薬はストレス対処が育っていくにつれていつしか手放せるようになると受け止め，見守って応援するかかわりも重要である．
- 頓服を使用したいとの訴えがあるときには，頓服プラスアルファの視点をもちつつかかわる（p.489参照）．

患者にかかわる際のポイント

食事を食べられないとき

[食べられない自分を責めていると理解する]

- 食事はもちろん治療の基盤なのだが，この重要性を強調するとかえって本人の負担が強まってしまう．このため本人の抵抗感の強さに応じてハードルを設定できるとよい．まずは「食べられる範囲でいいから」「好きなものだけでいいから」と促す．
- 食べることに対する抵抗感が強い場合，「死なない程度に」と伝えるのもよい．下膳の際，きわめて少ない量しか食べられなかった場合でも，「がんばったね」と認める．

不安であると言われたとき

[まずは不安を受け止める]

- 不安に駆られている人にその不合理さを説明しても不安は収まらない．そのうえ「こんなことで不安に感じている自分はやっぱりダメだ」などと感じて，さらに不安が増強してしまう．このため「○○を不安だと感じているんですね」と不安を感じているこ

と自体を受け止めて共感する.

- 次に「最近ご無理をなさっているのではないですか」などとねぎらい，ゆっくり過ごして身体を休めることを促す.
- 本人に余裕がありそうな場合は「何かきっかけはありますか」などと問いかけて一緒に振り返る．本人があまり語りたくなさそうな場合は，本人に余裕がない可能性やこちらが安心・安全感を提供できていない可能性を考え，くれぐれも患者に無理のないようにかかわる.

不安時の頓服がほしいと言われたとき

[かかわり時であると心得る]

- 通常の不調は薬を飲まずに乗り切っており，今，頓服を飲まざるを得ないぐらい調子が悪いととらえる．「頓服を飲まなければいけないくらい不安が強いんですね」「もしよければ何があったか話してもらえませんか」などの声かけは本人が話すきっかけになり，話せるとそれだけで楽になることも多い.
- また，「温かい飲み物を飲んでお部屋でゆっくり休んでから頓服を飲むかどうか決めませんか」などの声かけができると対処が広がるきっかけになる.
- 不調なときはかかわり時である．患者は不調なときに受けた心遣いを心の支えとして後々まで覚えている.

不安が過ぎた後に

**[出来事の前後での不安の大きさを比べるチャンスと
とらえる]**

- 不安はその性質上，**未来の出来事を現実よりも大
  きく見積もってしまう**部分がある．
- 不安が強い出来事が終わった後に，「今にしてみれ
  ばそこまで怖くなかったのでは？」「お化け屋敷と
  一緒で，入る前が一番不安ですよね」などと振り
  返り，現実感を失いやすいことを共有できるとよ
  い．なお，このときあまりに強調しすぎるとわかっ
  てもらえない感覚を与えやすい．あくまでも患者に
  余裕が出たときにふとにおわす程度に伝える事柄
  と心得たい．

患者との振り返りのポイントを記載

パニック症

疾患の概要

- 強い恐怖・不安感が急激に（数分間で）生じ，しばらくして軽快するという経過が診断の必須条件となる．
- 強い恐怖・不安感に，**表1**の①〜⑬の症状のうち4つ以上を伴うパニック発作が生じる．
- パニック発作の多くは20〜30分，長くても1時間以内に自然と収まる．
- パニック発作を誘発しやすい物質として，タバコやカフェイン，アルコールなどがあり，低血糖もパニック発作の引き金になる．

診断

- パニック症の鑑別診断については，**表1**を参照のこと．
- DSM-5-TRにおけるパニック症の診断基準を**表2**に示す．

表1 》 パニック発作

胸部症状	①動悸，②息切れ，③胸痛・胸苦
腹部症状	④嘔気・腹部の不快感
自律神経症状	⑤発汗，⑥ふるえ，⑦めまい，⑧寒気・ほてり
精神症状	⑨離人感，⑩どうにかなってしまう恐怖，⑪死の恐怖
その他	⑫窒息感，⑬異常感覚

表2 ≫ DSM-5-TR　パニック症診断基準

A. 繰り返される予期しないパニック発作.
B. 発作のうちの少なくとも 1 つは, 以下に述べる 1 つまたは両者が 1 か月 (または それ以上) 続いている.
　1. さらなるパニック発作またはその結果について持続的な懸念または心配.
　2. 発作に関連した行動の意味のある不適応的変化 (例: 運動や不慣れな状況を回避するといった, パニック発作を避けるような行動).
C. その障害は, 物質の生理学的作用, または他の医学的状態によるものではない.
D. その障害は, 他の精神疾患によってうまく説明されない.

文献 1), p.227-228 より作成

治療

● 「不安症」 (p.486) を参照.

観察のポイント

● 身体症状が出現した場合は, バイタルサインの測定や身体診察によって身体的問題がないことを確認する.

ケアのポイント

● 不安に対して共感的に接するとともに, 死ぬことはないと保証する.
● 過換気の際に患者は「息が吸えない」との不安から息を吸おうとして悪循環に至っていることが多い. そのため, 吐く息を意識してゆっくり呼吸するよう声かけをするとよい. 一緒に細く長く息を吐きながらそばで見守りつつ, 時間が経てば収まる体験を共有する.
● 過換気には手足や口の周りのしびれを伴うことが

あるが，これは過換気により呼気中の二酸化炭素が放出されすぎたことにより，血液がアルカリ性に傾く呼吸性アルカローシスを生じ，血中のカルシウムイオンが低下したことによるものである.

● 過換気の際には紙袋をかぶって呼吸し，二酸化炭素の取り込みを促進するというペーパーバッグ法が提唱されたこともあったが，過換気後低呼吸による失神や死亡のリスクがあるため，現在は推奨されない.

患者にかかわる際のポイント

パニック発作のとき

[死の恐怖におびえていると理解する]

● 「死んでしまうのではないか」と死の恐怖におびえていることが多い. まずは「どうなってしまうのか怖いですよね」と共感的に接するとともに，バイタルサインを取るなどして身体疾患である可能性を除外する. 次に「死ぬことはないので大丈夫ですよ」と保証して安心・安全感を提供する.

過換気発作のとき

[息ができない恐怖におびえていると理解する]

● 「息が吸えない」との不安から息を吸おうとしてさらなる過換気になり，悪循環に至っている. このため，「息は十分吸えているから大丈夫」「むしろ息を吸いすぎてしんどくなっている状態です」「吐く息を意識してゆっくり呼吸しましょう」などと声か

けをするとよい．一緒に細く長く息を吐きながらそばで見守りつつ，時間がたてば収まる体験を共有する．

手足の先や口の周りがしびれるとき

[過換気に伴う症状であると説明する]

● 二酸化炭素が放出されたことにより，血液がアルカリ性に傾きカルシウムイオンが低下したことによるもの．

「息の吸いすぎで出ている症状です」「おさまりますから大丈夫」「吐く息を意識しながらゆっくり息をしましょう」などと声をかけて安心感を提供する．

患者にかかわる際のポイントを記載

引用・参考文献

1)　日本精神神経学会（日本語版用語監修），髙橋三郎・大野裕（監訳）：DSM-5-TR 精神疾患の診断・統計マニュアル，医学書院，2023

4. 神経症性障害

強迫症

疾患の概要

● 強迫症は，強迫観念または強迫行為，あるいは両方の症状が存在し，反復することで生活するうえでの苦痛や妨げの原因となる疾患である.

● 強迫観念とは，「反復的で侵入的な思考，衝動，イメージ」ともいわれ，つまり「なんらかの思考が繰り返して浮かんできて，その内容で頭が占められてしまう」という精神的な事象である.

● 強迫行為とは，「本人が強迫観念を意識することで生じる，場面によりパターン化された繰り返してしまう行動」で，強迫観念と関連した不安を中和しようとして行われることが多い.

● 強迫症を抱える患者とかかわるうえで重要なポイントは，「本当は不合理を認識して望まない行為であるが，やらざるをえない」という点に共感し，**自分が症状について考えないで過ごしていることを認め**，見守ることである.

診断

強迫観念

● 強迫症の症状は強迫観念と強迫行為の2つからなる.

● 強迫観念とは，「繰り返される持続的な思考，衝動，イメージ」であり，「本人の意に反して意識の

なかに侵入してくる観念」である.

● 本人にとって奇妙または無意味に感じたり，馬鹿
馬鹿しく思いながらも繰り返し考えてしまう．その
ため，さらなる不安や苦痛そのものとなる.

● 一般的に認められる強迫観念の例を，世界中で
使用されているYale-Brown Obsessive Com-
pulsive Scale（Y-BOCS）症状評価テストに基づ
いて**表1**に示す.

表1 》強迫観念の例

・自分や他人を傷つけてしまうかもしれないというおそれ
・不注意から人に危害を与えるのではないかというおそれ
・ものを盗むのではないかというおそれ
・火事や強盗など，おそろしいことが起きると自分の責任ではないかというお
それ
・あらゆるものに関する汚染への過剰な心配や嫌悪
　→唾液やくしゃみ，放射線，洗剤，動物や昆虫
・汚染されたものを周囲に出して他人を病気にするのではないか
・なんでも知って覚えておかなければならないという考え
・ものを数えなければ気がすまない
　→階段を上がるときに段を数える，ホールでテーブルや椅子の数を数える等

強迫行為

● 強迫行為は強迫観念に基づき，馬鹿馬鹿しいと思
いながらも不安を中和しようとする行動を示す.

● 強迫行為には大きく2種類あり，強迫観念をその
まま表現する行為と，観念に基づいて本人の身を
守ろうとする行為がある.

● 重要な点は，本人は意識的に努力するにもかかわ
らず，避けることができず繰り返し行ってしまう行
為という点である.

● 頻度が高い行為は，施錠などを確認してしまう「確

496 ｜ 4. 神経症性障害

認行為」と，汚れから身を守るための「洗浄行為」である．

● 一般的に認められる強迫行為の1例を，世界中で使用されているY-BOCS症状評価テストより抜粋したものを**表2**に示す.

● 強迫症の初発年齢は多くは10歳代であり，**初期症状の重症度が予後に影響している**.

● 本人だけではなく，親など生活をともにする人から初発症状の程度や元々の性格，生活上みられていた本人のこだわりやルールがなかったかについて聴取できるとよい.

● 発症前における本人の性格や対人関係の苦手さなどから，発達障害や強迫性パーソナリティ症が合併していないか疑う.

● 例えば，本人の所有物と他者の所有物の境界線が曖昧だったり，感情の表出が苦手だったり，言葉

表2 》強迫行為の例

<確認行為>
・戸締まりやスイッチ，コンセントなどを何度も過剰に確認する.
・本人自身や他者を傷つけていないかを何度も過剰に確認する.
・さまざまなことについて，間違えていないかを何度も過剰に確認する.
<洗浄行為>
・歯磨き，手洗い，入浴，トイレなどを何度も行い，過度に時間がかかる.
・水道，せっけん，洗剤，ティッシュペーパーを過剰に消費する.
・服や家具などを過剰に綺麗にしようとする.
・洗い方が儀式的であり，それに沿っていなければならない.
・本人の持ち物に触れることを過度に嫌がる.
<その他>
・物を捨てることができずに，異常に溜め込む.
・物の位置や置き方に異常にこだわり，本人の儀式的なルールに沿って何度も直したり確かめたりする.
・手洗いの回数など数に対する異常なこだわりがあり，生活のさまざまなことに儀式的な決まりがある.
　→階段を上がるときに段の数を数える，食堂で椅子とテーブルの数を数えるなど

どおりに受け止めやすかったりといった発達障害の特性がないかという点である.
- 臨床的経過には，本人が本人だけで強迫行為を用いて安心しようとする段階がある．重症化すると，本人だけではなく他者にも強迫行為の実行を頼む場合も出てくる.

DSM-5-TR の診断基準

- 米国精神医学会が作成する診断基準DSM-5-TRでは，強迫症および関連症群として分類されている（表3）．関連症群は，強迫性症状と似た症状をもつ疾患をまとめた分類の一部である.

表3 》DSM-5-TR　強迫症診断基準

A. 強迫観念，強迫行為，またはその両方の存在
   強迫観念は以下の（1）と（2）によって定義される:
   （1）繰り返される持続的な思考，衝動，またはイメージで，それは障害中の一時期には侵入的で不適切なものとして体験されており，たいていの人においてそれは強い不安や苦痛の原因となる.
   （2）その人はその思考，衝動，またはイメージを無視したり抑えこもうとしたり，または何か他の思考や行動によって中和しようと試みる
   強迫行為は以下の（1）と（2）によって定義される:
   （1）繰り返しの行動または心の中の行為であり，その人は強迫観念に対応して，または厳密に適用しなくてはいけないある決まりに従ってそれらの行為を行うよう駆り立てられているように感じている
   （2）その行動または心の中の行為は，不安または苦痛を避けるかまたは緩和すること，または何か恐ろしい出来事や状況を避けることを目的としている.
B. 強迫観念または強迫行為は時間を浪費させる（1日1時間以上かける），または臨床的に意味のある苦痛，または社会的，職業的，または他の重要な領域における機能の障害を引き起こしている.
C. その障害は，物質または他の医学的状態の直接的な生理学作用によるものではない.
D. その障害は他の精神疾患の症状ではうまく説明できない

文献1），p.256 より作成

治療

- 薬物療法は，選択的セロトニン再取込み阻害薬であるフルボキサミンマイレン酸塩やパロキセチン塩酸塩水和物，およびクロミプラミン塩酸塩が第一選択薬となっている．
- 薬剤の効果が出るまでに最大6か月ほどかかるため，気長に待つことが必要である．また症状が改善してからも1年は内服を続けることが望ましい．
- 治療では，本人の周囲の環境を把握し手助けすることも必要である．例えば家庭，学校，そして職場といった周囲の社会的環境について聞き，困りごとがないか聴取する．
- 強迫症における精神療法は，本人が馬鹿馬鹿しさを感じているにもかかわらずせざるをえないという苦痛に共感する．
- 具体的には，症状にかかわらず図1のように時間経過で不安が減少するまで，一緒に対策を考えていくことで関係を築く．

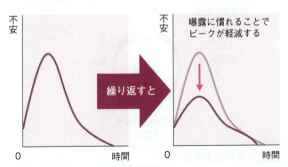

図1 》時間とともに経過する関係性

- 関係性を築いたうえで，**強迫観念または強迫行為が原因で本人が困っている部分にかかわり**，強迫行為をせずに一緒に過ごし方を考えていく．
- これらの精神療法の一部を認知行動療法とよび，本人の考え方や行動に働きかける治療である．なかでも，強迫性症状における苦痛に慣れることに取り組んでいく認知行動療法は，「曝露反応妨害法」とよばれる．
- 確認行為を行うことは，**図2**のように確認行為がエスカレートし，悪循環となる．一緒に確認するのではなく，確認を行わなくても時間とともに苦痛や恐怖は減っていくことを伝える．

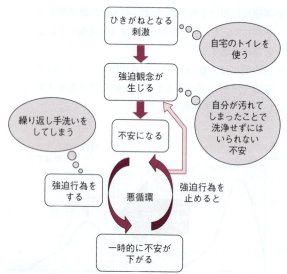

図2 》》 **洗浄強迫の例**

観察のポイント

● 本人にとって，いつ，どのような場面でどんな症状が起きているかを聞き，本人自身が症状についてどのように考えているかを聴取できるとよい．

● 本人が自覚していない強迫性症状を起こしうる要因について，起きたシチュエーション（いつ，どこで，誰が，何を，どのような状況下で起こっているか等）に着目する．ただし，**要因に対して直接的に指摘するのではなく**，本人が自覚できるようにサポートする．

● 薬物療法において，初めて内服する際の開始時の数日間は吐き気や気持ち悪さを生じることが多い．数日経つと，次第に減少していくことも伝え，本人の安心感につなげるとなお望ましい．

● 発達障害を合併している場合，初期症状のときに感じていた強迫行為に対する馬鹿らしさが，妥当であるという感覚へ変化してしまうケースがある．逆に，妥当に感じていた行為を繰り返すなかで，疲弊し馬鹿馬鹿しくなるケースもある．可能な範囲で，本人が今までにどのように症状に付き合い，考えてきたのかを聴取できるとよい．

● 一緒に確認行為を行うことは，**図2**のとおり本人の症状の増悪を手伝うことになるため行わない．また，病棟内の看護師や家族においても手伝わないという態度を統一することが望ましい．

● 確認を行わなくても時間とともに苦痛や恐怖は減っていくことを伝え，一緒に確認せずに過ごすための方法を考えるとよい．

● 発症のきっかけには，**学業成績，進学，結婚，出産などの人生におけるイベントや，今まで育ってきた環境が影響**することがある．本人が家族や友人など周囲の人といるときの表情や言動を観察し，根底にある心理的な困難について聴くヒントにする．

ケアのポイント

● 本人の「本当は馬鹿馬鹿しく，やりたくないけれど不安でやってしまう」という根幹の感情に共感しつつ，確認行為は頼まれても手伝わないようにして関係性を構築するという難しさがある．

● 自分だけでは，感情や行為をコントロールできないことに共感し，認知行動療法を開始しているならば，そのなかで本人ができている部分を認め，自己効力感が生じることを手伝う．

● 本人が行う確認行為について1回のみなどと制限し，確認行為を行わないようにどう時間を過ごしたか，部分的にでも今できている点を言語化して，本人に伝えていく．

● 治療の過程において，「これだけはしたくない」「今日は○○だからできない」と本人が例外をつくろうとすることもあるが，例外をつくることは悪化の要因となる．一方で，周囲の人の意見にNoと言いにくく自分の意見を話しにくいタイプであるかどうかを考慮しつつ，その際には**とくに本人が実現可能なレベルの挑戦を医師と相談する習慣**が存在することが望ましい．

- 本人のなかに存在するあいまいで抽象的な観念や不安から，強迫的に行ってしまう行為であることを，本人および周囲も認め見守っていくことが重要である．
- 本人が好きで続けた趣味や自信をもったエピソードを聴取できると，本人が治療の継続に苦しさを感じている時に応援する切り札となる．

  例：「○○をやり続けることができた◇◇さんは，素晴らしいと思います」

  「○○し続けられたのは，◇◇さん自身の力だと思います．治療もあとひと息のところです」

家族支援

- 巻き込み型である場合，本人の確認行為を手伝って疲弊しているケースがあるため，まずは家族自身も休養することが重要である．
- 家族に余裕が出てきたら，今後は，馬鹿馬鹿しさや不安な気持ちには共感しつつ，本人の確認行為を手伝わないことをアドバイスしていく．
- これまでの家庭環境について言及するのではなく，強迫症の発症後において，とくに同居する家族との関係が非常に大きな影響を与えることを伝える．
- 本人にとって周囲の人が批判ばかりしたり，逆に本人の代わりにあらゆることをしてしまったりすると本人の自信が育ちにくくなってしまう．

- 強迫観念に基づいた本人のルールを最初に確認し，家族が妥当な範囲でどの程度までかかわるのかを話し合い決めておくことが望ましい．例えば，本人の部屋に入らない，服の洗濯は1回までは手伝うなどである．

- 強迫行為中に，「1つのことにいつまでかかっているの」などと本人の回復をせかすような声かけはせず，「自分のペースでいい」「すこしずつ取り組んでいる」ことを認め，医療スタッフ同様に本人への接し方を統一しつつ行うことが望ましい．

COLUMN

自我違和的思考と自我親和的思考

本人の思考について，本人が馬鹿馬鹿しく感じている思考を「自我違和的」思考といい，逆に本人が妥当に感じているならば「自我親和的」思考という（表）．

強迫症のなかには，もともと自閉スペクトラム症傾向をもつ人が当初は妥当であると考えていた思考や行動が，繰り返すうちに馬鹿馬鹿しくなるという経過をたどる場合がある．

表 》強迫症と自閉スペクトラム症の思考

診断名	強迫症	自閉スペクトラム症（p.594参照）
		自閉性障害，アルペルガー障害，広汎性発達障害
思考	自我違和的	自我親和的
妥当性	妥当ではない，馬鹿馬鹿しく感じる	妥当
	本人は苦痛を伴いつつもしてしまう	本人が楽しくしたいと思い，している
こだわり	症状以外にはとくにこだわりはない	あらゆる場面でも本人なりのルールが多い

曝露反応妨害法

曝露反応妨害法とは，本人の感じている不安や苦痛に曝露し，慣れることで不安や苦痛が軽減していく過程を促していく治療法である．生理的な不安は，**図1**（p.499）に示すように，時間とともに減っていき，必ず減少する．不安を起こす状況を繰り返し経験すると，初めてのときよりも慣れて，不安のピークが減少し楽になっていく．これを「馴化（じゅんか）」という．

曝露反応妨害法では，本人がどんなときに症状が出ているのかを知り，どんな気持ちや考えが浮かんでくるのか，そしてその症状の程度を本人が自覚していく．

図2（p.500）のようなサイクルで不安が生じているため，本人が具体的に何をきっかけにしているのかを自覚することを考えていただくことが第一歩である．

症状の程度は「主観的不安または苦痛の尺度＝SUD」とよばれる数値を用いることが多い．症状が起きたときの苦痛や不安をSUDで数値化し，本人が0〜100の間の幅で決定する．

階層として表を作成し，曝露を受けた後の気持ちや行動と，SUDにより数値化して表す．例えば，自分が汚れているのではないかという強迫観念をもち，洗浄行為を行ってしまう症例を例に挙げて**下図**に階層を示す．

不安階層表

100：最も不安や不快感が起こる刺激
0：全く不安や不快感が怒らない刺激

100	100：電車の座席に座る
	90：電車のつりかわに触る
80	80：お金を払う
	70：外のゴミ箱にゴミを捨てる
60	60：外のトイレを使う
40	40：自宅のトイレを使う
	30：自宅でゴミ箱にゴミを捨てる
20	
0	

目標：自宅のトイレを使い，手洗い1回とする

経過時間	SUD	曝露する事柄
13：00	90	自宅のトイレを使う
15分後	90	自宅から出て，公園に行く
30分後	80	公園で散歩する
1時間後	60	自分の音楽プレイヤーを使う
2時間後	30	気持ちが落ち着いたので，帰宅した

図 》ある患者の例：階層表

強迫症

治療におけるポイントは，達成しやすい目標を設定することである．例えば，今の自分が90%の確率でできる目標を決め，本人が成功するという体験を経て，その後も能動的に本人が対応できるようになることが真の支援目標となる．

引用・参考文献

1) 日本精神神経学会（日本語版用語監修），髙橋 三郎・大野 裕（監訳）：DSM-5-TR 精神疾患の診断・統計マニュアル．医学書院，2023

Memo

4. 神経症性障害
解離症

疾患の概要

- 解離とは,「本人のキャパシティで耐えられないことが起こり, 意識から別の意識状態が分離して自分に知らない活動を生じる状態」である.
- 解離が深刻になり, 解離した意識それぞれが人格を認めるようになり生活に障害が生じることを「解離性同一症」という.
- ポイントは, 患者本人が感じている「自分の知らないところでいろいろなことが起こる怖さ, コントロールできない気持ち悪さ」を抱えていることを理解・共感し, 安心・安全を感じてもらい思考や感情を言語化できるようにかかわることである.

診断

- 「意識」とは,「自分や周囲の状態をよく知っている, はっきりとわかっている状態」と定義される. 臨床現場では「意識」を, 見当識, 記憶, そして計算能力などで問診し判断することが一般的である.
- 意識障害に出会ったら, ジャパン・コーマ・スケール (JCS) とグラスゴー・コーマ・スケール (GCS) (**表1**) で評価し, 救急処置にしたがって気道を確保し呼吸と循環動態を確保する.
- 意識障害を疑った場合に考えられる内科疾患を**表2**に示す. **「AIUEO TIPS」と略し,「アイウエオチップス」と覚えるとよい**. これらのような器

解離症

質的原因がない場合に，精神疾患による意識障害が生じていると判断する．

表1 》意識レベルの評価

JCS

Ⅲ 刺激をしても覚醒しない状態（3桁の点数で表現）
300. 痛み刺激にまったく反応しない
200. 痛み刺激ですこし手足を動かしたり顔をしかめる
100. 痛み刺激に対し，払いのけるような動作をする

Ⅱ 刺激すると覚醒する状態（2桁の点数で表現）
30. 痛み刺激を加えつつ呼びかけを繰り返すとかろうじて開眼する
20. 大きな声または体を揺さぶることにより開眼する
10. 普通の呼びかけで容易に開眼する

Ⅰ 刺激しないでも覚醒している状態（1桁の点数で表現）
3. 自分の名前，生年月日が言えない
2. 見当識障害がある
1. 意識清明とはいえない

GCS

1 開眼（eye opening, E）	E
自発的に開眼	4
呼びかけにより開眼	3
痛み刺激により開眼	2
なし	1

2 最良言語反応（best verbal response, V）	V
見当識あり	5
混乱した会話	4
不適当は発話	3
理解不明の音声	2
なし	1

3 最良運動反応（best motor response, M）	M
命令に応じて可	6
疼痛部へ	5
逃避反応として	4
異常な屈曲運動	3
伸展反応（除脳姿勢）	2
なし	1

表2 》意識障害の鑑別「AIUEO TIPS」

	項目	内容
A ア	Alcohol	急性アルコール中毒
I イ	Insulin	高 or 低血糖, 耐糖能異常（代謝性アシドーシス）
U ウ	Uremia	尿毒症
E エ	Electrolytes	内分泌疾患, 電解質異常
O オ	Oxygen	低酸素血症
T チ	Trauma, Temperature	外傷, 高 or 低体温
I ッ	Infection	感染
P プ	Psychiatric	精神疾患
S ス	Shock, Stroke	ショック, 脳血管障害

- 地域によっては「解離」の状態を, **文化的に「憑依」「トランス」という状態**として含むことがある. 例えば, 生ライブでの興奮状態はある種のトランス状態である.

解離

- 「解離」とは, 健康な人にも起きうる意識状態で, 大きくは「没頭」「健忘」が含まれる. 例えば, 集中して読書をしているときに話しかけられても気づかず覚えていないような状態である.
- ストレスが発散できずに溜まりすぎると身体に負担がかかり, 段階的にさまざまな症状が身体的に生じる. **歴史的には,「転換」「ヒステリー」とよばれる**こともある（**図1**）.
- ストレス負担により起きる症状が重症化すると解離となり, 意識障害にまでいたるため, 解離があることで解離性同一症と診断されるわけではない.

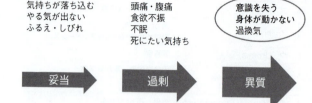

図1 》 ストレス負担によって生じる身体症状の段階

解離性同一症

- 人格とは,「身体・心理・社会のいずれの面においてもほかに置き換えられない個性として表れる人となり」である.
- 解離性同一症とは,「1つの主体性/同一性をもった人格が破綻していること」である. つまり, 1人のなかに複数の人格を認める.
- 人格は, さまざまな状況や場面に応じて生じるが, とくに本人のキャパシティで耐えがたい心因的な体験を受けたときに, 別の人格が形成されるといわれる. これは, 1人の人間として耐えがたいことを, 新たに人格をつくることで対処していることと解釈するとよい.
- 複数の人格は, さまざまな状況や場面に応じて変わることがあり, 人格間で記憶や感覚の共有が行われる場合もあるが, 行われない場合もある. ただし, 本人は物忘れで説明できないほどの言動に恐怖や気持ち悪さを感じていることが多い.

- それぞれの人格は，**あくまでも1人の人間の心の一部であると考えることが望ましい**．例えば，子どもっぽい部分，男っぽい部分，女っぽい部分，など1人の人間において認めるさまざまな側面・モードと考え，それらが統一されていないものというイメージである（**図2**）．
- DSM-5-TRを用いて解離性同一症の診断基準を**表3**に示す．

治療

- 治療の中心は，人格の違いや変化，そして状態像にかかわらず，**本人を1人の人間として尊重**し接することである．
- 日常生活において不安や恐怖を強いられることなく，安心して生活できることが第一の目標である．そのために，おもに精神療法・心理療法を用いて，補助的に薬物療法や社会的な環境調整を行う．
- 薬物療法は，心因となったストレスそのものや解離が生じることに対する不安・抑うつ気分・不眠などの症状への対症療法として用いられることが多い．ただし，**ベンゾジアゼピン系の薬剤は，解離を増悪させるため使用は可能なかぎり避ける**．
- 環境調整としてまず，本人にとって負担となっている虐待やいじめ，家庭内のストレスや刺激等から距離をとるなど，安全で保護的な環境を確保することが重要である．
- 入院している場合であれば，患者本人が退院先である住居・学校，そして職場などの場面において困っている状況を把握して，不安を軽減する工夫

解離症

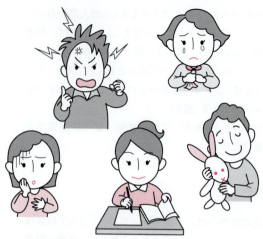

図2 》 解離症のイメージ

表3 》 DSM-5-TR 解離性同一症診断基準

A：2つまたはそれ以上の，他とははっきりと区別されるパーソナリティ状態によって特徴づけられた同一性の破綻で，文化によっては，憑依体験と記述されうる．同一性の破綻とは，自己感覚や主体性感覚の明らかな不連続を意味し，感情，行動，意識，記憶，知覚，認知，および/または感覚運動機能の変容を伴う．

B：日々の出来事，重要な個人的情報，および/または心的外傷的な出来事の想起についての空白の繰り返しであり，それらは通常の物忘れでは説明がつかない．

C：その症状は，臨床的に意味のある苦痛，または社会的，職業的，または他の重要な領域における機能の障害を引き起こしている．

D：その障害は，広く受け入れられた文化的または宗教的な慣習の正常な部分とはいえない．

注：児童の場合，その症状は想像上の遊び友達または他の空想的遊びとしてうまく説明されるものではない．

E：その症状は物質（例：アルコール中毒時のブラックアウトまたは混乱した行動）や他の医学的疾患（例：焦点減損）の生理学的作用によるものではない．

文献1), p.320 より作成

を可能なかぎり準備しておくとよい.

● 未成年の場合，家族だけでなく，友人や学校精神保健担当者とも連携し，具体的に本人が困ってしまう場面において，手助けになる環境を整備する．例えば，休息できる部屋を用意する，放課後に本人と相談する時間を設けるなど，本人の希望を聞いて安全な空間を提供するなどである.

観察のポイント

● 解離の有無にかかわらず，本人を1人の人間として接し，何に安心を得て，どんなことに不安を感じるのか把握することが望ましい.

● 現在の困りごとについて，**どの程度言語で表出できているか確認し，一方で症状や行動に表れている面を把握する**.

● 入院生活で困っていることがないか聴取しながら関係性をつくり，次第に普段の生活ではどのように困ったことを解決しているのか，どんな人に相談できているのか確認できることが望ましい.

● 本人にとって負担がかかる状況では解離が生じるため，解離が起こった状況を可能な範囲で把握する．さらに本人が自覚しにくい表情や言動など些細な変化に目を向ける．時間・場所・周囲の人を把握して分析できるとよいが，無理をしない．ただし，本人を監視することはくれぐれもないようにする.

● 感情表出や言語化が苦手であるだけでなく，もともとコミュニケーションや社会的な対応が苦手かについて把握できるとよい．**発達障害や知的障害**

解離症

513

の併存を疑うきっかけとなりうる.

● 観察のなかで, 家族を含め医療スタッフなど他者に対して過剰に配慮しているか確認する.

ケアのポイント

● 解離性同一症に対する看護のポイントを**表4**に示す.

● ①安全を第一にしつつ, まず生活のなかで本人がさまざまなことを決定していくことを応援する.

● ②解離の要因となったトラウマや解決できない問題について, 問題 (いじめ, 虐待, 性的被害など) を言葉にすること自体が, 本人にとって耐えがたい負担であることもある. 本人には無理に話そうとしなくていいことも伝えていく.

● ③本人が解離の症状について覚えていなかったり, 記憶にない間に何かしてしまうのではないかという恐怖や気持ち悪さを感じている場合がある. 記憶の共有がない場合には, 1日にあった出来事などをノートやカレンダーに記入し, 人格間で共有することを勧めてもよい.

● ④本人のなかには, 自分の感情や思いを言葉にすることが苦手で, 適切な表現ができずうまく相手

表4 》解離性同一症に対する看護のポイント

①患者本人にとって安全な環境で, 本人が安心を感じること
②心的外傷を無理に思い出したり考えたり, 話さなくていいことを伝える
③人格の確認や統合にこだわらない
④本人の隠れた葛藤について触れる機会を待つ
⑤支持的に接し, 生活での困りごとについて具体的にかかわる
⑥破壊的行為や自傷行為は安全を第一にしながら見守る
⑦症状はあくまで自己防衛本能のような働きであり, 良くなることを伝える

文献 2), p.191 を参考に作成

に伝えられない経験をしていたり，逆に相手に配慮しすぎて自分を犠牲にしていることが多い．言語化を急がずに，すこしずつ本人が悩むことができていることを伝え，本人の自信が育つサポートを行うとよい．

- ⑤本人の意見ではなく他者配慮の傾向が強い場合には，生活上のあらゆる場面で本人に関連する事柄を本人が自己決定する頻度を増やすとよい．例えば，食べたいお菓子や飲み物などの初歩的なことから，入院中の過ごし方についてなど本人の意見や考えを尊重し，本人が決めるということである．

- ⑥衝動行為や自傷他害のリスクが高い場合には行動制限を設けたり，本人および周囲の人が危険な場合には，警察へ相談することも考慮する．

- ⑦症状はあくまで自分の体を守る防衛本能として働いており，状態が良くなると症状も良くなっていくことを伝え，大丈夫という安心感を感じてもらえるようにかかわる．

  例：「〜ということがあっても〇〇さんが今無事でいてくださって，私はうれしいです」「〜があった部分も，〇〇さんのなかにある大切な部分ですよ」

  「言葉の代わりに〜によって教えていただいたんですね」「これから言葉にしていく練習でお手伝いができればうれしいです」

家族支援

● まずは家族をはじめ周囲の人が感じている不安や思いに共感し，受診までの本人を支え力になってきたことへの感謝を伝える．

● 周囲の人が，本人のなかで交代する人格を確認する必要はない．日常場面で本人のストレスを軽減することが重要であることを伝える．

● 今後，本人と周囲の人がお互いに無理せず，できる範囲でより具体的な手助けをお願いする．

　例：「本人がつらいとき，可能な範囲で本人とゆっくり話をする時間を設ける」「回復を焦らせる言動よりも，本人が好きなことや安心することに対して無理のない範囲で一緒に取り組む」など

家族支援のポイントを記載

引用・参考文献

1) 日本精神神経学会 (日本語版用語監修), 髙橋 三郎・大野 裕 (監訳)：DSM-5-TR 精神疾患の診断・統計マニュアル. 医学書院, 2023
2) 柴山雅俊：解離性障害. ちくま新書, 2007

5. ストレス反応および適応反応症
身体症状症

疾患の概要

- 身体疾患がないにもかかわらず自覚的な身体症状がある，またはなんらかの身体疾患があるにせよ，その身体疾患によって身体症状を説明できない．
- にもかかわらず重篤な病気にかかっているという思いは払拭されず，自分の苦痛と医師の見解との違いに苛立ち，孤立感を深める（図1）．
- 症状は長期間持続しており，医療機関を渡り歩いてなんとか病気を見つけてもらおうとすることも多く，精神科にたどり着くまでに長い時間を要することも多い．
- 身体表現性障害には身体症状症，病気不安症，機能性神経症状症があるが，ここでは身体症状症のみを取り上げる．

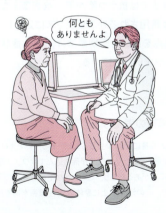

図1 》医師の見解との違いへの苛立ち

診断

● DSM-5-TRにおける身体症状症の診断基準を**表1**に示す.

表1 》DSM-5-TR 身体症状症診断基準

A. 1つまたはそれ以上の,苦痛を伴う,または日常生活に意味のある混乱を引き起こす身体症状.
B. 身体症状,またはそれに伴う健康への懸念に関連した過度な思考,感情,または行動で,以下のうち少なくとも1つによって顕在化する.
 1. 自分の症状の深刻さについての不釣り合いかつ持続する思考
 2. 健康または症状についての持続する強い不安
 3. これらの症状または健康への懸念に費やされる過度の時間と労力
C. 身体症状はどれひとつとして持続的に存在していないかもしれないが,症状のある状態は持続している(典型的には6か月以上).

文献1),p.341より作成

治療

● 治療においては心理的要素や環境調整が重要となり,薬物療法はあくまでも補助的な位置づけである.
● 薬物療法では抗うつ薬が第一選択薬となり,抗不安薬は頻用されるがエビデンスに乏しい.身体症状に焦点を置いた薬物療法は,身体症状を強めてしまいやすいため控える.

COLUMN

身体表現性障害の考え方

　負担が強まると心身に症状が生じることがある.たとえば試験が近づくとおなかが痛くなったり,気分が落ち込んでソワソワ落ち着かなくなったりすることがあるだろう.このような不調は誰にでも起こりうる妥当なもので,この延長線上に身体表現性障害があると考えるとわかりやすい.

観察のポイント

- その症状が生じるような身体疾患がないかを十分に精査したうえで診断されるが，その後の経過で新たに身体疾患が生じている可能性を常に念頭に置く．
- とくに，今までにない症状が出現した場合はまず身体疾患を疑い，適切な科への受診を促す．
- 治療の基盤は，"食事・薬・睡眠"である．
  - とくに食事と睡眠はないがしろにされがちであるが，生物に必須の要素である．
  - 睡眠については，睡眠薬の服用を促すだけでなく，ほかのかかわりも検討する（p.561参照）．

ケアのポイント

- 安心・安全を提供することがケアの大原則である．
- 検査で異常は発見できないにしても，本人にとってその症状はまぎれもなく存在しており，本人が感じている身体症状のつらさを受け止めて共感する．
- 身体症状が強くなっているときは負担が強くなっているととらえ，ゆっくり身体を休め無理をしないよう勧めることや，身体症状に注目しすぎずに行動で対処することを勧めることも重要である．
- 身体症状が生じるきっかけとして，身体的負担や心理的なストレスが大きいときに症状が生じることも多く，そのことに無自覚な人も多い．
- 身体症状とストレス負荷の関連について気づくことが治療において重要な第一歩であり，これを助けられるようなかかわりを意識する．

- 身体症状は患者が抱えきれない苦悩や葛藤の"置き換え"として出現しているととらえる.
- 苦悩や葛藤を直面化させることは患者を追い詰めてしまうため控える. 患者自身が苦悩や葛藤に気づきだしたときに支えられるようなかかわりを意識する.
- 薬物療法はあくまで補助的なものであるが, 患者の薬物療法への期待は極めて高いことが多い. 薬物療法には限界があることを伝えたうえで, やりたいことやできることを少しずつ行動に移していくこと, 無理をせずゆっくり過ごすことなど, 行動上の工夫について話し合う.

患者にかかわる際のポイント

症状の訴えがあったとき（基本編）

[症状のつらさを認めてかかわる]

- 本人にとって思いを言語化したり, 人に対してSOSを出したりすることのハードルは非常に高いことを知っておこう. 「教えてくださってありがとうございます」などの言葉をかける.
- 次に「それは大変ですね」「そんな症状があるとつらいですね」などと共感を表す言葉を投げかけ, 苦しみを共感して受け止める. このプロセスは省略されがちだが, かかわりにおいて最も大切な部分であり, わかってくれる人がいること自体で楽になれるという人は多い.
- 最後に「そんなときはいつもどうしているのですか」などと質問し, 本人の工夫について共有する. 工夫する余裕がなかった場合は, 無理せず過ごせたこ

とを認める．工夫ができていた場合はうまくいった
かどうかにかかわらず，工夫したこと自体を認める．

症状の訴えがあったとき（応用編）

[具体的な行動を一緒に考える]

● 本人に余裕がある場合は具体的な行動を一緒に考
えてみる．たとえば深呼吸をしたり，好きな飲み物
を香りや味，温度にいたるまでこと細かく感じなが
ら飲んでみたり，散歩に行ったりなど，実際に行動
に移せそうなハードルの低い行動を一緒に考える．

● このとき，実用性の高い行動を考えられるに越し
たことはないが，最も大切なことは「私にとってあ
なたは大切な存在である」「私はあなたに楽になっ
てもらいたいと思っている」というメッセージであ
り，一緒に考えるという姿勢である．言葉がなくと
もそこに一緒にいるだけで意味があるともいえる．

症状の訴えがあったとき（その他）

[患者の負担を強めていないか意識する]

● さまざまな行動を考えることは大切だが，これら
はあくまでも手持ちのカードの1枚として用意する
だけでよいことを伝える．あらかじめ用意しておく
ことが重要であり，がんばってやってみなくてよい
ことを伝えておく．本人は「せっかく考えてもらった
んだから」「期待に応えないといけない」「完璧に
しないと」などと考え，余裕がなくなることも多い．

● 具体的な言葉としては，「慣れないことをすると疲
れやすいので，無理しないでくださいね」「余裕が

身体症状症

あるときによかったら試してみてください」「手持ちのカードが増えたみたいな感覚でとらえてくださいね」などが伝わりやすい.

- 後日，本人から報告があった場合は，やってみようと意識したことや，新たな行動を試した勇気を称賛する．このときうまくいったかどうかはそれほど重要ではなく，結果ではなくプロセスを重視する.

頓服がほしいと言われたとき

[かかわり時であると心得る]

- 通常の不調は薬を飲まずに乗り切っており，頓服を飲まざるを得ないほど調子が悪いととらえる．「頓服を飲まないといけないほどつらいんですね」「何かあったんですか，もしよければ話してもらえませんか」などの声かけは本人が話すきっかけになり，話せるとそれだけで楽になることも多い.

- また，「温かい飲み物を飲んでお部屋でゆっくり休んでから頓服を飲むかどうか決めませんか」などの声かけができると対処が広がるきっかけになる.

- 不調なときはかかわり時である．本人は不調なときに受けた心遣いを心の支えとして後々まで覚えている.

患者とのかかわり時と思われるタイミングを記載

引用・参考文献

1) 日本精神神経学会（日本語版用語監修），髙橋 三郎・大野 裕（監訳）：DSM-5-TR 精神疾患の診断・統計マニュアル. 医学書院, 2023

5. ストレス反応および適応反応症
急性ストレス反応/急性ストレス症（ASD）

疾患の概要

● 生命にかかわるような，またはそれに匹敵するような非常に強烈な身体的・精神的外傷体験によって引き起こされる，急性一過性の精神障害である．

● 身体的・精神的外傷体験とは，震災，事故，暴力や犯罪被害などさまざまな出来事が外傷体験となり，その結果，身体症状や精神症状に情緒的混乱が伴い，強いストレスにさらされている場合は，自傷行為にいたる場合もある．

● 急性ストレス反応は，ストレスから離れた場合は**8時間以内に症状が沈静化**することが多い．また，ストレスから離れられない場合でも，**3日を経過する頃には症状が軽くなっている**ものをさす．

● 急性ストレス症は，心的外傷を伴う出来事を体験してから3日間以上経過しても有意な症状を呈しているが，**1か月以内**に改善するものをさす．

診断

● 診断分類には，ICD-10「急性ストレス反応」とDSM-5-TR「急性ストレス症（DSM-5では急性ストレス障害）」の2つがある．**表1**にDSM-5-TRの診断基準を示す．

● DSM-5-TRの診断基準を満たすためには，本人が**「心的外傷的出来事に直接的または間接的に曝露していること」**が前提となる．

- それに加えて，**侵入症状，否定的気分，解離症状，回避症状，覚醒症状**のいずれかに該当する症状が9つ以上あり，出来事を体験してから3日以上続き1か月以内に改善することが，診断基準となる（**表2**）．
- 有意な症状が1か月以上持続する場合は，心的外傷後ストレス症（PTSD）の診断を考慮すべきである（**図1**）．

表1 》DSM-5-TR　急性ストレス症診断基準

A. 実際にまたは危うく死ぬ，重症を負う，性的暴力を受ける出来事への，以下のいずれか1つ（またはそれ以上）の形による曝露
①心的外傷的できごとの直接体験，②他人に起こった出来事をじかに目撃する，③近親者または親しい友人に起こった出来事を耳にする，④心的外傷的出来事の強い不快感をいだく細部に，繰り返しまたは極端に曝露される体験をする．

B. 心的外傷的出来事の後に発現または悪化している，侵入症状（反復的・不随意的・侵入的で苦痛な記憶，反復的で苦痛な夢，フラッシュバック，強烈・遷延する心理的苦痛・顕著な生理的反応），否定的気分，解離症状，回避症状（苦痛な記憶・思考・感情を回避しようとする努力など），覚醒症状（睡眠障害，易刺激性の行動と激しい怒り，過度の警戒心など）の5領域のいずれかの症状の9つ（またはそれ以上）の存在

C. 障害（基準Bの症状）の持続は心的外傷への曝露後に3日～1か月

D. その障害は，臨床的に意味のある苦痛，または社会的，職業的，または他の重要な領域における機能の障害を引き起こしている．

E. その障害は，物質（例：医薬品またはアルコール）または他の医学的状態（例：軽度外傷性脳損傷）の生理学的作用によるものではなく，短期精神症ではうまく説明されない．

文献1)，p.303-309より作成

Memo

表2 》 急性ストレス症における症状（5カテゴリー）

侵入症状
①心的外傷的出来事の反復的，不随意的，および侵入的で**苦痛な記憶**
②心的外傷的出来事に関連している，反復的で**苦痛な夢**
③心的外傷的出来事が再び起こっているように感じる**解離症状（フラッシュバック）**
④心的外傷的出来事を思い出した時に生じる強い心理的苦痛または生理的反応

否定的気分
①愛情を感じられないなどの陽性の情動を経験できない状態にある

解離症状
①周囲または自分自身の**現実が変容した感覚**
②心的外傷的出来事の重要な部分を想起できない

回避症状
①心的外傷的出来事に関する苦痛な**記憶，思考，感情を回避**しようとする努力
②心的外傷的出来事を想起させることに結びつくものを回避しようとする努力

覚醒症状
①睡眠障害
②易刺激性の行動と激しい怒り
③過度の警戒心
④集中困難
⑤過剰な驚愕反応

文献1), p.304 より作成

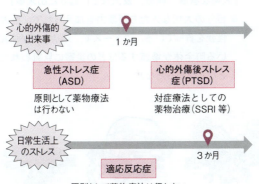

図1 》 症状が出現する期間

心的外傷的出来事

- 心に傷（トラウマ）を残すような大きな出来事であり，本人が主観的に直接体験する以外に，他者に起きたことを目撃する，大切な人に起きた出来事を知るといった間接的な体験でも生じる．

[本人が直接体験したこと]
- 自分が自然災害，暴力を受ける（虐待含む），交通事故に遭う，その他心身の外傷を伴うような出来事に見舞われるなど．

[本人が目撃した出来事]
- 他人が交通事故を起こして大怪我をしている現場に直面した，地震災害によって家屋が倒壊している状況を目のあたりにしたなど．

[大切な家族，親戚，友人などに起きた出来事]
- 自分の大切な人たちが暴力を加えられて，重大な怪我を負っている，ニュースで，知り合いが住んでいる町全体が壊滅するほどの災害に見舞われたことなどを知ったなど．

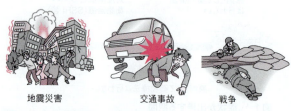

地震災害　　　　交通事故　　　　戦争

図2 》心的外傷的出来事の例

治療

● 初期では，とくに**本人の安全，安心を保証し（人道的対応）**，過度な刺激や強いストレスを生じさせない環境整備に努める．

● 本人の話したいこと，話したくないことを本人自身が自由に判断できる環境を設定し，支持的にかかわる．

● 一般的に予後は良好で自然回復が見込める状態であるため，WHOにおいても薬物療法は推奨されていない．

● 不安に対する**支持的精神療法**はもとより，心的外傷的出来事に焦点をあてた治療を行う場合は，**認知行動療法**の訓練を十分に受けた治療者による**持続エクスポージャー療法（PE）**を用いる場合がある．

観察のポイント

● 基本的には，診断基準および症状の特徴の有無や程度について観察することが必要となる．

● 現実を受け入れられない感覚やフラッシュバックが起きたときの反応や対処の仕方（他者に助けを求めることを含む）などからも，回復過程が確認できる．

● 心的外傷的出来事の曝露後に生じているセルフケア活動の変化（食事・排泄・個人衛生・活動や休息など），心身の刺激に伴う反応の仕方を注意深く観察する．

- 感情面では，将来起こりうる出来事を想定して否定的な感情が生じていないか，ストレスをうまくコントロールできなかったことに罪悪感を抱いていないかなど，本人との話のなかからくみ取っていく．

- 一時的ではあるが，社会的活動に障害を伴うこともある．家族に対する本人自身の役割，仕事や学校といった社会的な役割などの遂行に問題が生じていないかを観察して支援することが，その後の健康回復に大きな影響を与える．

ケアのポイント

- 心的外傷的出来事を受けた環境から離れ，安全で安心できる環境を設定する．

- さまざまな症状が出現している間や回復しはじめた後に，セルフケア活動の低下が認められるケースも少なくない．重要なことは，発症前のセルフケア活動や生活リズムを回復することであり，健康的な食事，睡眠，適度な運動などを促すことは，非常に重要なケアである．

- 常に**支持的に接すること**が重要であり，治療者とも安心感を育みながら，本人の話を否定せずにありのままを受け止め，安全に感情を表現できる状況を整える（支持的精神療法）．

- 急性ストレス症の症状は，自己否定的で感情的な反応が目立つことも少なくない．本人の言動や反応を看護師個人の主観で判断することなく，本人が感じていることに対して**理解を示す姿勢**が必要となる．

● 本人が現実とは違う事象を，現実のように認識している場合は，「そのようなことは起きていませんよ」などと否定するのではなく，「ご心配されているのですね」と気持ちに寄り添った言葉をかける．

● 本人自身で問題を解決して，ストレスに対する耐性力を身につけるためには，どうすれば本人のもっている力を発揮できるかを考えて支援することが必要である（**エンパワメント**）．

● 心的外傷的出来事を体験した人が，その後の生活環境下で経験するストレスや刺激にうまく適応することが望まれる．そのような適応力を身につける方法として，**マインドフルネス**や**リラクゼーション法（呼吸法）**なども効果が期待できる．

家族や周囲の人が心がけること

● 発症前の本人のパーソナリティを知っているだけに，日頃みられない反応や感情の変化に戸惑うことも少なくない．まずは，急性ストレス症についての正しい知識を身につけ，干渉しすぎたり，無理強いはしないことが本人の回復につながることを理解しておく．

● 発症初期では，自分で症状をコントロールできず，自分の置かれている状態を認識することもままならない．本人のつらい状態を否定せずに，理解を示す姿勢が求められる．

● 家族が客観的に見て良い選択だと思うことを本人に押しつけてしまうと自尊心が傷つけられ，ストレスを助長させてしまうことがあるため，本人の考えや決定を尊重することが接し方の基本となる．

- 家族は本人の大切な理解者であり，安心できる存在である．心配のあまり日頃と異なった判断や行動をとるよりも，なるべく特別なことはせずに，本人が安心できる環境を維持することに努める．
- 本人から心的外傷的出来事についての話題が聞かれても，原則的に受容と共感の姿勢でかかわることが大切である．
- 家族や周囲の人が本人を心配するあまり，自身の健康状態の変化に気づけないことがある．家族や周囲の人は，本人にとって大切な存在であり，本人ができることは見守りながら，できる範囲でサポートするように心がける．

引用・参考文献

1) 日本精神神経学会（日本語版用語監修），髙橋 三郎・大野 裕（監訳）：DSM-5-TR 精神疾患の診断・統計マニュアル．医学書院，2023

Memo

5. ストレス反応および適応反応症
心的外傷後ストレス症（PTSD）

疾患の概要

● 生死にかかわるような心的外傷的出来事や重篤なけがなどの**トラウマとなる圧倒的な出来事への曝露後に生じる一連の精神障害である**．DSM-5-TR[1]より，心的外傷後ストレス障害から心的外傷後ストレス症に病名が変更された．

● 症状は，心的外傷的出来事を体験してから1か月以上続くが，急性ストレス症（p.523参照）から移行して発症する場合もあれば，最長6か月を経過してから発症する場合もある（**遅延顕症，かつては発症遅延**）．

● PTSDの症状に伴い，学業・仕事・家事・育児・対人交流などといった社会的，職業的，対人的な機能障害をきたし，**社会から孤立してしまう可能性**がある．

● 世界精神保健調査のデータによれば，日本で一生のあいだに生死にかかわる体験（トラウマ体験）をする率は約60％であり，PTSDの生涯有病率は1.3％である[2]．

● 女性は，男性に比べてPTSDの発症リスクが高い傾向にある．

● 日本では，1995年の阪神淡路大震災を1つの契機として広く知られるようになった．

表1 》DSM-5-TR　心的外傷後ストレス症診断基準

（6歳超における心的外傷後ストレス症）

A. 実際にまたは危うく死ぬ，重症を負う，性的暴力を受ける出来事への，以下のいずれか1つ（またはそれ以上）の形による曝露
  （1）心的外傷的出来事を直接体験する
  （2）他人に起こった出来事を直に目撃する
  （3）近親者または親しい友人に起こった心的外傷的出来事を耳にする．家族または友人が実際に死んだ出来事または危うく死にそうになった出来事の場合，それは暴力的なものまたは偶発的なものでなくてはならない
  （4）心的外傷的出来事の強い不快感をいだく細部に，繰り返しまたは極端に曝露される体験をする

B. 心的外傷的出来事の後に始まる，その心的外傷的出来事に関連した，以下のいずれか1つ（またはそれ以上）の侵入症状の存在
  （1）心的外傷的出来事の反復的，不随意的，および侵入的で苦痛な記憶
  （2）夢の内容と情動またはそのいずれかが心的外傷的出来事に関連している，反復的で苦痛な夢
  （3）心的外傷的出来事が再び起こっているように感じる，またはそのように行動する解離反応
  （4）心的外傷的出来事の側面を象徴するまたはそれに類似する，内的または外的なきっかけに曝露された際の強烈なまたは遷延する心理的苦痛
  （5）心的外傷的出来事の側面を象徴するまたはそれに類似する，内的または外的なきっかけに対する顕著な生理学的反応

C. 心的外傷的出来事に関連する刺激の持続的回避，心的外傷的出来事の後に始まり，以下のいずれか1つまたは両方で示される．
  （1）心的外傷的出来事についての，または密接に関連する苦痛な記憶，思考，または感情の回避，または回避しようとする努力
  （2）心的外傷的出来事についての，または密接に関連する苦痛な記憶，思考，または感情を呼び起こすことに結びつくもの（人，場所，会話，行動，物，状況）の回避または回避しようとする努力

D. 心的外傷的出来事に関連した認知と気分の陰性の変化，心的外傷的出来事の後に発現または悪化し，以下のいずれか2つ（またはそれ以上）で示される．
  （1）心的外傷的出来事の重要な側面の想起不能
  （2）自分自身や他者，世界に対する持続的で過剰に否定的な信念や予想
  （3）自分自身や他者への非難につながる，心的外傷的出来事の原因や結果についての持続的でゆがんだ認識
  （4）持続的な陰性の感情状態
  （5）重要な活動への関心または参加の著しい減退
  （6）他者から離隔している，または疎遠になっている感覚
  （7）陽性の情動を体験することが持続的にできないこと

表1つづき

E. 心的外傷的出来事と関連した，覚醒度と反応性の著しい変化．心的外傷的出来事の後に発現または悪化し，以下のいずれか2つ（またはそれ以上）で示される．
　(1) 人や物に対する言語的または身体的な攻撃性で通常示される，（ほとんど挑発なしでの）易刺激性と激しい怒り
　(2) 無謀なまたは自己破壊的な行動
　(3) 過度の警戒心
　(4) 過剰な驚愕反応
　(5) 集中困難
　(6) 睡眠障害
F. 障害（基準B，C，DおよびE）の持続が1か月以上
G. その障害は，臨床的に意味のある苦痛，または社会的，職業的，または他の重要な領域における機能の障害を引き起こしている．
H. その障害は，物質（例：医薬品またはアルコール）または他の医学的状態の生理学的作用によるものではない．

文献1)，p.291-292より作成

心的外傷後ストレス症（PTSD）

診断

- 診断分類には，ICD-10とDSM-5-TRの2つがある．**表1**にDSM-5-TRの診断基準を示す．
- DSM-5-TRの診断基準を満たすためには，本人が「心理的外傷的出来事に直接的または間接的に曝露していること」が前提となる．
- それに加えて，侵入症状，否定的気分，解離症状，回避症状，覚醒症状のいずれかに該当する症状がいくつか認められることが診断基準となる（p.525参照）．
- 症状が心的外傷的出来事を体験してから**6か月以内に出現しており，1か月以上続いている**こと（**図1**）．
- ストレス障害の一種に適応反応症（適応障害）があるが，ASDやPTSDの原因が特異的な強烈な心的外傷的出来事であるのに対し，適応反応症は日

533

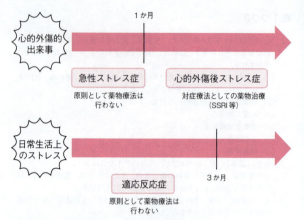

図1 》ストレス症の特徴と症状が出現する期間

常生活のさまざまなストレスが原因となることで区別される(p.543参照).

心的外傷的出来事の例

- 「急性ストレス反応/急性ストレス症」の「心的外傷的出来事」(p.526)を参照.

Memo

症状の具体例（図2）

- 「急性ストレス反応/急性ストレス症」の「表2 急性ストレス症における症状（5カテゴリー）」（p.525）を参照．

[侵入症状]

- 心的外傷的出来事の記憶が，自分の意思とは関係なく思い出される状態のことで，再体験しているかのように思い出すことを**フラッシュバック**という．

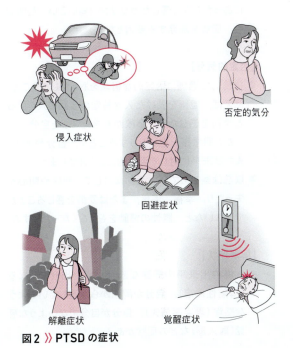

図2 》 PTSDの症状

- 睡眠中は悪夢として何度も同じ夢を見ることがある.
- 子ども（6歳以下）の侵入症状は，必ずしも苦痛として現れるわけではなく，侵入的な記憶が遊びのなかに表現されることも多い.
- 侵入症状は，日常生活の些細なきっかけによって過去の体験が想起されることもある．例えば，ちょっとした物音や振動，子どもや自動車といった対象物を知覚することがきっかけで症状を誘発することがある.
- 上記のような視覚や聴覚への刺激だけでなく，災害に見舞われたときに感じた熱風に近い風，事故にあったときに感じたガソリンの匂いといった感覚も，症状を誘発する要因となる.

［否定的気分］

- **持続的で過剰に否定的な信念**をもってしまうこと．例えば，虐待を受けた人が特定の年齢の人を見ると恐怖を感じたり，事故が起きたことを自分のせいだと罪悪感を抱いたりすることで，自分や他人，または未来に対して否定的にとらえてしまう.
- 以前は楽しめていた活動に対しての興味や関心を失ったり，幸福，満足，または愛情を感じることができないなど，陽性の情動をもてなくなったりする.

［解離症状］

- 外傷的出来事の重要な部分が思い出せなくなる（**解離性健忘**），自分が周囲から浮遊しているような感覚（**現実感消失**），自分が自分でないような感覚（**離人感**）などの症状がある.

536 | 5. ストレス反応および適応反応症

[回避症状]

● トラウマを思い起こさせる場所，物事，人物，会話を意図的に避けようとする．

[覚醒症状]

● 眠ったり，集中することが難しくなる．

● ちょっとした刺激にも驚愕反応を示したり，過剰な警戒心を示す．

● 理由なくイライラ感が高まったり，無謀な行動や自己破壊的行動をとったりすることがある．

治療

● 基本的には，強い不安にかられること，恐怖を感じて外出ができなくなること，感情のコントロールがうまく行えないことなど，表立った症状に対する**対症療法**が中心となる．

● 本人の安全，安心を保証し（人道的対応），過度な刺激や強いストレスを生じさせない環境調整を行い，自然回復を待つことも対症療法に含まれる．

● 対症療法として薬物治療を行う場合は，第一選択薬となっているのが，選択的セロトニン再取込み阻害薬（**SSRI**）と呼ばれる抗うつ薬で，パロキセチン塩酸塩水和物とセルトラリン塩酸塩が用いられている．臨床的にある程度の反応が期待できるのは**4〜6週間後**である．

● トラウマやそれに伴って生じている抑うつ状態や強い罪悪感に対しては**心理療法**を用いる．

● 上記同様の目的で**認知行動療法**を行うことも多く，その際は**持続エクスポージャー療法（PE）**や

心的外傷後ストレス症（PTSD）

認知処理療法（CPT）などが用いられる.

- 治療者の指の動きを追いながら，トラウマ体験にさらされる状況を想像するよう患者に指示する**眼球運動脱感作療法（EMDR）**がある.
- PTSDは心的外傷的出来事から1年以内に自然回復する可能性が高く，それ以後の経過においても自然回復が望める一方で，治療しない場合の慢性化および重症リスクも指摘されている. 適切な治療を行えば，ほとんどの人が病前の状態に戻ることができることを正しく認知できるようになるための心理教育も治療として欠かせない.

ケアのポイント

- 心的外傷的出来事を受けた環境から離れ，**安全で安心できる環境を設定**し，関係づくりに努める.
- 自分が直面した現実を受け入れられないといった心の状態になったり，一見日頃と変わりがないようにみえても注意力が散漫になっていたり，突然感情の変化がみられたりすることが多い. 症状を観察しながら，同時にセルフケア活動（栄養摂取，排泄，個人衛生，対人交流，睡眠など）の変化にも注意を払う.
- 本人が受けた心的外傷的出来事は，非常に苦痛で過酷なものである. そのため，治療が開始されたばかりのときには，その出来事を話さないことも多い.
- まず，本人の苦しみやつらさに対して**共感的に接する**ことが看護師の重要な基本姿勢となる.
- 否定的な考え方や抑うつ的な気分が，PTSD症状とは気がつかないか，あるいは自分の弱さだと認

識してしまうことも多い．PTSD は誰にでも起きる
可能性のある症状であることを正しく説明すること
が重要であり，本人だけでなく家族や周囲の人た
ちにも理解を深めてもらうことが必要となる．

● 突然，つらい記憶がよみがえり，その恐怖や苦痛
から感情をコントロールできなくなることがある．
その表現がどのような形であれ，本人が今ここで
感じた気持ちを表出できたことを認め，受け止め
る姿勢が重要である．

● 自分で対処できる方法を身につけておくことは，自
己のコントロール感覚を取り戻す上で大変重要な
ケアとなる．**リラクゼーション法，筋弛緩法，自律
訓練法**など，本人に合った訓練方法を検討する．

● 直接的に医療者がかかわる案件ではないが，心的
外傷的出来事に関しての法的な手続きが必要な場
合や，その後も被害を防止する措置が求められる
場合などにおいては，警察，法律家，行政，支
援団体等への相談に関して，看護師が一緒に考え
ながらサポートすることも求められる．

トラウマ・インフォームド・ケア（TIC）

● 個人が受けたトラウマの影響を理解し対応するこ
とに基づき，対象者や支援者へ関心・配慮・注意
を向けたかかわりを行うことである．

● 問題行動の背景には，過去のトラウマなどによる
慢性的な過覚醒があり，なぜそのような行動が起
きているのかを可視化（メガネの役割）するのが，
トラウマ・インフォームド・ケア（TIC）のアプロー
チである．

[トラウマケアの3段階] (図3)

- インフォームドとは,「理解している・前提にしている」という意味であり, TIC はトラウマを理解したかかわりをさしている.
- 例えば「風邪をひくこと」については, その原因を知っていることで予防できるようになるのと同じように,「気持ちを表出できない人」は「気持ちの表出を許されなかった人」であると理解すれば, **不安や恐怖による過覚醒の状態**だと理解することができる.

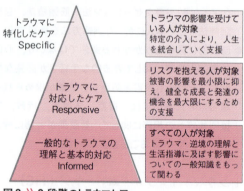

図3 》 3段階のトラウマケア

文献 3), p.87より引用

[トラウマケアを基盤とした4つのR]

- TICを推進するSAMHSA (米国保健福祉省薬物乱用・精神衛生サービス局) は, TICを「**4つのR**」で説明している (**表2**).

[トラウマの影響を理解する]

- SAMHSAは，トラウマの影響を考える際には「**3つのE**」を理解する必要があるとしている(**表3**).

- トラウマ体験は，否認して話すことができないことも多いため，語らせることに重点を置く必要はなく，その出来事に理解を示してねぎらうことが大切である.

- トラウマはトラウマ反応や症状によって現れていることが多く，「ぼーっとしている」，「急にキレる」といった様子で表現されたりするため，周囲の人に誤解されやすい.

- トラウマの被害時にできなかった対処行動(人を試す行動，挑発的な態度など)を別の機会に再演することもあり，このような再演に支援者は，自身のトラウマ体験が刺激され「**情緒的巻き込まれ**」が生じることも少なくない.

- 支援者は，対象者の言動が自身のリマインダーになることを自覚して，再演を防ぐことも大切なケアとなる.

表2 》4つのR

① Realize：トラウマについての知識をもち
② Recognize：どんな影響を受けているか確認して
③ Respond：適切な対応をすることで
④ Resist re-traumatization：再トラウマを予防する

表3 》3つのE

① Event(s)：どんな出来事であったのか
② Experienced：どんなふうに体験したか
③ Effect(s)：どんな影響が起きているのか

心的外傷後ストレス症(PTSD)

引用・参考文献

1) 日本精神神経学会（日本語版用語監修），髙橋 三郎・大野 裕（監訳）：DSM-5-TR 精神疾患の診断・統計マニュアル，医学書院，2023
2) Kawakami N et al：rauma and posttraumatic stress disorder in Japan: results from the World Mental Health Japan Survey. 2014 J Psychiatr Res 53：157-165, 2014
3) 野坂祐子：トラウマインフォームドケア"問題行動"を捉えなおす援助の視点，日本評論社，2019
4) 野坂祐子：特別な配慮を要する家庭，子ども家庭支援の心理学（白川佳子ほか編），p.152-162，中央法規，2019
5) 野坂祐子：トラウマインフォームドケア：公衆衛生の観点から安全を高めるアプローチ．トラウマティック・ストレス17（1）：80-89, 2019

COLUMN

複雑性PTSD（複雑性心的外傷後ストレス症）

　国際疾病分類ICD-11における複雑性PTSDは，PTSDにDSO（disturbances in self-organization：自己組織化の障害）が付加されたものである．PTSDに生じるトラウマの再体験，トラウマ体験の回避，持続的な過覚醒状態などは共通する症状だが，それらに加え，感情のコントロールができず，自尊感情が著しく低下するなどの状態を呈する．

　複雑性PTSDの発症要因はさまざまであるが，虐待を受け続けていた（本人に自覚がない場合も含む），強制労働の被害にあっていた，監禁された環境で生活を強いられていたなどの持続的なストレスや恐怖体験によって発症するケースが多いといわれている．

　近年，精神科看護の分野でもトラウマの理解を基本概念において支援するTIC（トラウマ・インフォームド・ケア）が浸透してきている．これからの看護には，ストレス関連障害に限らず対象者には何かしらの心的外傷的出来事が生じている可能性を考えたアプローチが求められる．とくに治療やケアによって体験される出来事がトラウマに発展することのないよう，TICなどのアプローチ方法を精神科看護の基本的スキルとして身につける必要がある．

5. ストレス反応および適応反応症
適応反応症（適応障害）

疾患の概要

● 適応反応症（DSM-5では適応障害）は識別可能な心理社会的ストレス因に対する情緒面や行動面での不適応状態であり，これらのストレス反応によって大きな機能障害を引き起こすものとされている.

● 日常診療において多く使用される診断名の1つであり，精神科領域のみならず，緩和ケアといった身体科領域においても，がんの罹患に伴う適応反応症が高い有病率で指摘されており，リエゾン精神医学でも必須の診断となっている.

● 適応反応症はストレス因が除去できない状況が続くと慢性化し，うつ病や不安症に移行したり，自殺関連リスクが上昇したりすることから，軽んじることはできない.

● 適応反応症の診断の精度や妥当性にしばしば疑問が投げかけられており，「他の精神疾患の診断基準を満たさないもの」といった内容が診断基準に入っていることから，「閾値下の診断」や「ゴミ箱的診断」として扱われることも多く，臨床的な有用性は低いとさえ評価されている.

Memo

診断

診断基準の特徴

‥‥‥‥‥‥‥‥‥‥‥‥‥‥‥‥‥‥‥‥‥‥

- 適応反応症は，米国精神医学会による診断基準 DSM-5-TR[1]では，「心的外傷及びストレス因関連症群」の1つとして分類されている．このカテゴリーには他に，急性ストレス症や心的外傷後ストレス症などが含まれており，ストレスの強い出来事への曝露が1つの診断基準項目として明記されている障害が含まれている．

- 世界保健機関（WHO）による診断基準ICD-10では，「神経症性障害，ストレス関連障害及び身体表現性障害」群に分類されている．

- 適応反応症と診断するためには，病因として特定できるような明らかなストレス体験があり，症状とストレス因との間に因果関係が存在している．すなわち，ストレス因が始まってからすみやかに発症し（DSM-5-TRでは3か月以内，ICD-10では1か月以内），ストレス因がなくなればすみやかに軽快する（DSM-5-TR，ICD-10ともに6か月以内）ことが診断の要件となる．

- 一方で，ICD-11では従前の診断基準とは異なり，抑うつや不安といった情動的苦痛よりも，ストレス因とその結果への「とらわれ」と「適応不全」の2つの症状が明確に定義づけられている．

- 「とらわれ」は，①ストレス因に関する過度の心配，②それについての反復的で否定的な思考，③その影響に関する持続的な反芻，と例示している（**表1**）．

544 | 5. ストレス反応および適応反応症

表1 ≫ DSM-5-TRとICD-11における適応反応症の診断基準の概要

DSM-5-TR	ICD-11
A. はっきりと確認できるストレス因に反応して，そのストレス因の始まりから3か月以内に情動面または行動面の症状が出現	1. 特定可能な心理社会的ストレス因が存在し，ストレス因から1か月以内に症状が出現する
B. これらの症状や行動は臨床的に意味のあるもので，それは以下のうち1つまたは両方の証拠がある． (1) 症状の重症度や表現型に影響を与えうる外的文脈や文化的要因を考慮に入れても，そのストレス因に不釣り合いな程度や強度をもつ著しい苦痛 (2) 社会的，職業的，または他の重要な領域における機能の重大な障害	2. 以下の少なくとも1つの形でのストレス因またはその結果へのとらわれ： (a) ストレス因に関する過度の心配 (b) ストレス因について反復的で否定的な思考 (c) ストレス因の影響に関する持続的な反芻 3. ストレス因に適応できず，個人的，家族，社会的，教育，職業または他の重要な領域の機能に重大な障害が生じる
C. そのストレス関連症は他の精神疾患の基準を満たしていないし，すでに存在している精神疾患の単なる悪化でもない	4. 症状は他の精神障害または行動障害の診断を正当化するのに十分な特異性または重症度を有していない
D. その症状は正常の死別反応を示すものではなく，遷延性悲嘆症ではうまく説明されない．	
E. そのストレス因，またはその結果がひとたび終結すると，症状がその後さらに6か月以上持続することはない	5. ストレス因が長期間持続しない限り，症状は通常6か月以内に消失する

文献2）より作成

- 「適応不全」とは，個人生活，社会生活，学業，職業または他の重要な領域の機能に重大な障害が生じていることであり，これまでよりも明確に診断基準を示している．
- したがって，ICD-11では適応反応症における苦痛を構成する症状を明確に規定していること，適応反応症をストレス因への適応不全として概念化し

ていること，ストレス因によって重大な機能障害が生じていること，という点でDSM-5-TRとは異なる．

診断上の注意点

● 適応反応症の発症を正確に捉えるためには，特定の1つのストレスに発症の原因を完全に帰属させてしまうといった，1対1対応の因果関係による理解を行わないように注意しなければならない．なぜなら，これまでにも同じストレスに曝露されていたはずの患者が，今回に限って適応反応症を発症してしまったという場合によく遭遇するためである．

● 特定の1つのストレスとみえるものは，実は「ついに耐え切れなくなる最後の負荷」なのであって，他の種類の堆積した葛藤や問題が，発症の形成をすでに担っていたのではないかと考えておく必要がある．

● 具体的には，その患者の性格・気質や神経発達症（発達障害）などといったストレス因への対処に困難さが認められないか，などの発症に間接的に関与した要因を拾い出すことも非常に重要である．

● したがって，発症に関与するこれらの要因を明らかにするには，生活史を十分に聴取して探索する必要がある．

治療

● 適応反応症の治療に関するエビデンスは不十分であり，このため強く推奨できる治療を述べる

には限界が多い．しかし，適応反応症は煎じ詰めると，個人と環境との間の適応不全と考えることができる．

● 治療は個人と環境との間で適合を目指す「動的な過程」と考えると，その適応不全を起点として新たな適応に向けての適応過程が始まる可能性が存在している．

● このことを踏まえると，その治療方針には適応不全として生じた症状を改善することを目指すだけでなく，患者とともに適応不全に陥った原因を振り返り，再び適応不全に陥らないための対策を行うことも含まれている．

薬物療法

● 適応反応症で最もよく認められる精神症状は，うつ状態，不安，不眠である．

● 適応反応症に対して保険適用を有する薬剤は存在しないが，これらの症状に対して抗不安薬や睡眠薬を選択する際には，依存性や脱抑制のリスクを鑑みて，非ベンゾジアゼピン系抗不安薬やオレキシン受容体拮抗薬を選択するのが望ましい．

● 非特異的な症状に対する治療という意味で，漢方薬も選択肢の1つになる．

支持的精神療法

● 適応反応症への治療的介入のポイントとして，**図1**に示す7つがある．

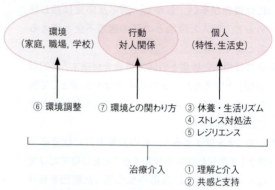

図1 》適応反応症における環境と個人の関係,および治療介入のポイント

[適応反応症の理解と介入]

- 症状はその人の特性や生活史といった個人因と,個人が出会う社会的集団や家庭などの環境因のかみ合わせが悪い状態によって生じていると理解を促し,介入としては環境への働きかけと個人の傷つきを扱い,支持する必要がある.
- その際には,「うまくやりたい(適応したい)」というモチベーションにも着目する.

[共感と支持]

- 患者の困りごとや環境に適応できていない不安について,それが生じた生活場面を具体的に聴き,受け止めながら,どのようなときにどんな部分がどのように不安であったかを把握する必要がある.
- 患者の生活史や家族状況を理解することも有用であり,さらにそのときの感情はこの状況では当然生じるものであることを承認する必要がある.

[休養・生活リズム]

● 1日の生活スケジュールを把握し，睡眠衛生指導も考慮する．

● 自宅などで休養をとっている場合，かえって焦ってしまうことがある．その際には，「仕事は棚上げして放っておくこと」などとアドバイスする一方で，やりたいことは少しずつ手を出していくように促す．

[ストレス対処法]

● 治療者が患者と一緒に，ストレス対処法を考えていく．

● 五感に刺激が入ることや体を少し動かしたり，移動を伴ったりする方法が有効である．

● 高尚なことでなはなく，ささやかであっても患者の心が動く体験が生活のなかに見つかれば，そこに焦点を当てて聴くことによって，患者の健康な欲求を膨らませていくことができる．

[レジリエンス]

● 患者はもともと一定の社会機能をもっている場合が多く，ストレスを乗り越えるための本来備えていた力（レジリエンス）を再発見していく視点が大切である．

● 患者の感情・行動を承認し，好きなことやその人の強みを見出していく一方で，これまで同様のストレス状況に陥っている場合には「いつものやり方には無理がある」と考えてみる．

● 他人との比較，過剰適応などから環境との齟齬をきたし，ストレスに対するとらわれが，ストレス因を生んでいる可能性がある．

- このような場合には，「不足」していたのではなく，むしろ「過剰」であったことを指摘し，その人の身の丈にあった自然な生き方を探していく．

[環境調整]
- 環境の枠組みを変えることで，新しい環境を用意して，患者が主体的に環境とかかわることができるように調整する．
- ストレス因は常に取り去ることができるとは限らないため，「できること」と「できないこと」を分けるというアプローチを行い，「できないことには手を出さず，できることに取り組みましょう」と勧め，「できること」を具体的に探して背中を押してあげることが有効である．

[環境とのかかわり方]
- 傾聴・共感・支持に加え，現実の問題に焦点を当て，その対処をはかっていく．
- その際，生活のなかで活かせる具体的な助言をすることが必要かつ有効であるが，患者が自分で探す，あるいは患者が治療者と一緒に探し，患者が主体的に取り組んでもらうことが大切である．
- 取り組むことが生活を整え，動き出すことに寄与するような「必要なこと」あるいは「やりたいこと」のほうが真剣に取り組め，またその結果が症状改善の一助となる．
- また，「やりたい」という感じが起こったときに，それをとらえて着手するほうが無理は生じない．

認知行動療法

● ICD-11で適応反応症の中核症状として「とらわれ」が提唱され，それに付随して反芻や過度な心配があげられたことに伴い，これらをターゲットとした治療戦略が求められる．

● とくに反復的否定的思考の1つである反芻をターゲットとした反芻焦点化認知行動療法が開発されている．

● セッションでは，症例の概念化をとおして患者の反芻のパターンや反芻の機能を分析して，反芻の契機となる状況や出来事に対する気づきを高め，学習された習慣である反芻を変えるための反復練習が行われていく．

● 具体的には問題行動に代わる代替行動を強化することで，問題行動に費やされていた時間の割合よりも代替行動に費やされる時間の割合を高めるというアプローチや，イメージエクササイズでの没頭体験や共感などを実践して，反芻に代わる新しい代替行動の獲得を目指していく．

引用・参考文献

1) 日本精神神経学会（日本語版用語監修），髙橋 三郎・大野 裕（監訳）：DSM-5-TR 精神疾患の診断・統計マニュアル．p.309-312, 医学書院，2023

2) O'Donnell, M.L et al：Adjustment Disorder：Current Developments and Future Directions. Int J Environ Res Public Health 16 (14)：2537, 2019

3) 松下正明（監），神庭重信（編集主幹），三村將（編）：講座 精神疾患の臨床 3. 不安または恐怖関連症群 強迫症 ストレス関連症群 パーソナリティ症，p.275-282, 中山書店，2020

適応反応症（適応障害）

6. 生理的・身体的要因に関する障害
摂食症

疾患の概要

- 摂食症には大きく分けると拒食症と過食症がある.
- 単なるダイエットによる「やせすぎ」や, その反動による「食べすぎ」といったものではなく, 背景に"心の問題（生きづらさ）"が隠れている. 身体面や行動面だけに注目することなく, "心の問題"にしっかり耳を傾け, 摂食症は結果であって問題の根本ではないということを常に意識しておく.
- 10〜20歳代の若い女性に多く, わが国では患者数が増加している. 原因はさまざまであるが, ダイエット志向が強くなり, やせていることへの価値の高まりや女性の社会進出による役割の変化, ストレスが多くなったことなどが挙げられる. 近年は, 男性例や長期化例, 成人発症例も増えている.
- 周囲に気を遣いすぎるなど過剰適応し, 自己主張をあまりすることなく1人で抱え込み, 心の葛藤をうまく言語化できずストレスを溜め込みやすいタイプの人が多い.
- ときに命にかかわることもあるため, 身体治療が優先されることがある.
- さまざまな治療法があるが, 特効薬はない. 医療関係者や家族は病気に対する正しい知識を習得し, 粘り強く, 温かく支援していく.

診断

● ICD-10 や DSM-5-TR などの診断基準がある.

● 診断の注意点：治療初期など関係性が構築されていない時期は，質問に対して十分に言語化できないこともあるため，あまり診断をつけることにこだわらず，**まずは本人の困りごとを聞き出す姿勢**が重要である.

治療

● 身体症状が重篤な場合は身体治療が優先される. 本人が治療を拒否する場合は**強制的な入院を考慮**する. 食事摂取が困難な場合，点滴や経管栄養を施行することもある. 安静が保てない場合は身体的拘束をせざるをえないこともあるが，必要最小限にとどめておく.

精神療法

● 基本的には**安心感・安全感**を重視し支持的にかかわり，**共感的に接する**ことにより良好な治療関係を構築していくことを目指す. 過食，嘔吐については批判せず，正直に話してくれたことをまずは認めていく. 本人に**「症状について話しても批判されないという安心感」**をもってもらうことが大切である. 良好な治療関係が確立されてくると，本人の心の中で抑えていたさまざまな不安や悩みを話してくれるようになる. そのときも，まずは，本人の気持ちを受け止め，正直に話してくれたことを賞賛する.

日常生活での苦しみや葛藤，対人関係での悩み，将来に対する不安などについて語ってもらうことにより問題を明確化できる．

- 摂食症は**心の問題を回避するための代理症状**であることを理解してもらい，すこしずつ心の問題にアプローチしていくことにより症状は軽快していく．すぐには軽快しないこともあるが，**長い目で本人の心の成長を温かく見守っていく**．
- 摂食症に特化し構造化された認知行動療法（CBT-E）が 2018 年に日本で保険適用となった．

薬物療法

- 不安や抑うつなどの精神症状がある場合に対症療法として使用することがある．
- 拒食症において，摂食行動を正常化して体重を正常範囲内に回復させる薬物は実証されていない．過食症の過食や嘔吐に対して抗うつ薬の有効性を実証した研究はあるが，わが国で保険適用となっている薬はない．

行動療法

- すこしずつ目標を設定し，それが成功したときの達成感をバネに，段階的に食行動を修正し，体重が回復するよう支援する治療法である．入院治療で行われることが多い．あまり**管理的に対応しすぎてしまうと，本人の感情を置き去りにしてしまう**可能性があるため注意する．

入院治療

● 本人が希望した場合や，やせすぎで命に危険があるようなときは入院治療を行う．食事摂取が困難な場合は，点滴や経管栄養を考慮する．その場合でも，食べられないことを決して批判せずに対応する．

集団療法

● 摂食症に悩む人は誰にも相談することができず，1人で抱え込み孤立していることが多い．自助グループなどに参加し，同じ悩みを抱えている人と話すことで心を開放していくことは重要である．また，**他人の言動を基に自己洞察を深める**効果も期待できる．

観察のポイント

身体症状

● 低栄養によるもの：体重減少，徐脈，浮腫，脱毛，味覚障害，不眠，貧血，脳萎縮，産毛の密生，皮膚乾燥，しわ，筋萎縮，集中力低下など
● 過食・嘔吐・下痢によるもの：血便，血性下痢，虫歯，吐きだこ，食道裂孔，唾液腺・耳下腺腫など
● 電解質異常：低カリウム血症をきたすと，心電図上QTが延長し，致死性頻拍性心室性不整脈を生じさせ突然死の原因となる．また，一定期間，低栄養状態が続いた後に食事を再開すると低リン血症をきたすリフィーディング症候群にも注意する．

● 無月経：90日以上月経がみられない場合を無月経という. **基本的には体重を戻せば回復する.** 月経周期をきちんと保つには, 最低でも17%以上の体脂肪率が必要である.

精神症状

● 自主的に受診したかどうかを確認する：
  ・本人が自主的に受診したか, 家族や友人等に勧められ連れられてきたかを把握する. 自主的に受診した場合は, 病院に相談できたことを賞賛する.
  ・周りに連れられてきた場合も, 嫌な思いもあったと思うが受診してくれたことに感謝を伝え, すこしでも話をしてもらえるようにかかわる.
  ・**本人が自分の足で病院まで来た**ということは, 今の状況をなんとかしたいと思っていると考えて接する.
● 理想の体重を確認する：
  ・理想の体重を確認することにより, 本人のやせ願望がわかることがある. 極端に低い場合でも, それを真正面から否定することはせず, まずは受け止め, 関係性ができた後に正しい情報や身体が心配であることを伝えていく.
● 自己誘発性嘔吐や下剤の使用（乱用）について確認する：
  ・最初は正直に答えてくれないことも多いが, その場合でも, 無理矢理言わせるような雰囲気をつくらず, 今はまだ話してもらえる関係性ではない, 本人の気持ちが整理されていないのだと解釈する.

- 関係性が構築されていくとすこしずつ話してくれるようになるが，その場合でも叱責することなく，正直に話してくれたことを認める．

● 過剰な運動をしていないかを確認する：
- 体重増加をおそれた**代償的な行動**で過剰に運動することがある．基本的には叱責することなく，身体が心配であることを伝える．
- 本人との関係性が構築できれば，一緒に話し合い，運動する時間を決めるなど取り組めそうなところからやっていく．
- 決して指示的にならないように十分注意する．

● 生活環境を確認する：
- 親子関係や学校・会社での人間関係，勉強や仕事の悩みを確認する．
- 日常生活のストレスが過食・嘔吐に向うことはしばしばみられる．

ケアのポイント

● 信頼関係を構築する：
- 受容的，支持的にかかわり抵抗感には逆らわず，安心感を提供し内面的な問題を打ち明けられるような雰囲気をつくる．
- お互いの信頼関係を築くことにより，病気の背景にある日常生活や対人関係での悩み，将来への不安などが話してもらえるようになる．本人の意思を尊重して，可能なかぎり自分で決めてもらうことが重要である．
- 本人の心の成長を温かく見守る姿勢で接する．

- 摂食症の症状は“**松葉づえ**”である：
  - 足を骨折したときは松葉づえがなければ歩けない．無理矢理摂食症の症状だけをなくそうとしても，かえって事態が悪化してしまうことが多い．
  - “症状があるおかげで，なんとか生きている”という側面があり，病気になって初めて周囲が本人の生きづらさに気づくことができることもある．まずは，**今の本人にとって症状が必要であること**を理解する．
- 表に現れる行動に右往左往しない：
  - 背景にある心理面に着目する．症状は「問題」ではなく「結果」であるということを常に意識してかかわる．
- 良い面を認める：
  - 変化したところ，頑張ったところ，チャレンジしたところを積極的に認めていく．
  - 本人の気づかなかった良い面などを適宜伝え，**自己効力感が高まる**ように工夫する．
- 過食したくなる状況や，過食したくなったときの対処行動を一緒に考えていく．
- 嘔吐・下剤の使用(乱用)：
  - 正しい知識は伝える必要があるが，基本的には叱責しないことを心がける．**叱責してしまうと正直に話せなくなってしまう**ため，まずは話してくれたことを認める．
  - 大切なことは，本人自身もコントロールできないことに苦痛を感じているという点である．「入院中などは本人と相談のうえ，食後1時間は嘔吐できるような場所には近づかないことを約束してもらう」といった対応をとることもある．

● 将来のことや夢，趣味など聞き出す：
- ・将来どうなりたいか，どういう仕事に就きたいか，好きなことは何かを確認することは本人の治療のモチベーションにもつながっていく．

家族支援のポイント

● 注意する点：
- ・病気の原因が家族の育て方，かかわり方にあるというような対応は慎む．
- ・**家族は自責の念にかられていることが多い**．まずは，家族の苦悩に十分耳を傾け，これまでの苦労をねぎらい，罪の意識や後ろめたさをできるかぎり取り除くようにする．
- ・家族とも関係性を構築し治療に協力してもらえるようにする．すこしでも本人の理解者が増えることは，本人の治療にとって重要である．

● 家族自身が楽しむ時間をもつ：
- ・まずは**家族自身のケアを優先する**ことを伝える．本人を中心に生活を回していくことは本人へのプレッシャーにもなりうる．

● 家族間で治療方針を統一する：
- ・まずは**今の本人を受け入れ**，生きているだけで十分であると考える．**病気であることを認め**，正しい知識を習得することにより，過食，嘔吐は病気の症状であるという理解をもつことで不安が軽減される．

● 食べることを強要せず，吐くことを叱責しない，監視してコントロールしようとしない：
- ・食べる量に一喜一憂せず，食事量が少なくても

我慢して見守る.

- 一番大切なことは，家庭内において安心感・安全感を提供することである.

● 本人の話に批判を加えず傾聴する：

- 本人が安心感を得られるようになると，内面的な悩みを自ら語ることができるようになり，親子の意思疎通がとれる．それにより，本人が本当は何に悩んでいるかがわかるようになる．身体面ばかりにとらわれず，**背景にある心の問題**をみる.

● 本人に振り回されることのないよう取引には応じない，暴力には屈しない：

- 本人が困っていることに手助けすることは重要であるが，本人の成長を妨げてしまうおそれがあるため，本人ができることまで手を出さない.
- 約束したことは実行し，できないことはできないと正直に伝える.
- 暴力に対しては毅然とした対応をとる.

● 治療を病院任せにしない：

- **入院は悪循環を断ち切る1つの契機**にすぎない．ただし，身体的に重篤な場合は，本人の意思に反してでも断固とした態度で家族の覚悟のほどを明確に示す.

家族支援のポイントを記載

引用・参考文献

1）　切池信夫：摂食障害　食べない，食べられない，食べたら止まらない．第2版，医学書院，2009

6. 生理的・身体的要因に関する障害
睡眠障害

疾患の概要

- 長時間労働による睡眠時間の短縮や交代勤務などを原因とする睡眠リズムの乱れなどにより，日本人の約5人に1人は睡眠の問題を抱えているといわれている．
- 睡眠の問題により，高血圧や糖尿病，肥満，がんなどの身体疾患のリスクになるだけでなく，うつ病などの精神疾患のリスクになる．
- 睡眠に関する疾患は多く，代表的な疾患として睡眠時無呼吸症候群，周期性四肢運動障害，レストレスレッグ症候群（むずむず脚症候群），概日リズム睡眠‐覚醒障害群，ナルコレプシーなどがあげられる．以下，代表的な疾患である不眠症について説明する．

診断

- ICD-10やDSM-5-TRなどの診断基準はあるが，あまり診断を付けることにこだわり過ぎないほうがよい．大切なのは診断を付けることではない．本人が睡眠に関して何に困っているのかを正確に把握し，それに対する適切な援助を行うことが重要である．

治療

- 不眠症の治療は、大きく"薬を使うか使わないか"

に分けられる.

● 本人の話を聞き，普段の生活習慣や悩みごと，環境変化などを把握し，まずは睡眠衛生教育を行う．眠れないからといって，安易に睡眠薬を勧めることは慎む．

● 欧米では，不眠治療ガイドラインにおいて，薬物療法よりも不眠症の認知行動療法（CBT-I）が第一選択肢に位置づけられている．

非薬物療法

● 睡眠衛生教育を行い睡眠に関する正しい情報を伝えることで，生活習慣を見直し，良い睡眠が取れるようになることを目指す（**表1**）．

表1 》睡眠障害対処12の指針

①睡眠時間は人それぞれ，日中の眠気で困らなければ十分
　・睡眠の長い人，短い人，季節でも変化，8時間にこだわらない
　・歳をとると必要な睡眠時間は短くなる
②刺激物を避け，眠る前には自分なりのリラックス法
　・就寝前4時間のカフェイン摂取，就寝前1時間の喫煙は避ける
　・軽い読書，音楽，ぬるめの入浴，香り，筋弛緩トレーニング
③眠たくなってから床に就く，就床時刻にこだわりすぎない
　・眠ろうとする意気込みが頭をさえさせる，寝つきを悪くする
④同じ時刻に毎日起床
　・早寝早起きではなく，早起きが早寝に通じる
　・日曜に遅くまで床で過ごすと，月曜の朝がつらくなる
⑤光の利用でよい睡眠
　・目が覚めたら日光を取り入れ，体内時計をスイッチオン
　・夜は明るすぎない照明を
　・アルコールとの併用をしない
⑥規則正しい3度の食事，規則的な運動習慣
　・朝食は心と体の目覚めに重要，夜食はごく軽く
　・運動習慣は熟眠を促進
⑦昼寝をするなら，15時前の20～30分
　・長い昼寝はかえってぼんやりのもと
　・夕方以降の昼寝は夜の睡眠に悪影響

表1 つづき

⑧眠りが浅いときは，むしろ積極的に遅寝・早起きに
　・寝床で長く過ごしすぎると熟眠感が減る
⑨睡眠中の激しいイビキ・呼吸停止や足のピクつき・むずむず感は要注意
　・背景に睡眠の病気，専門治療が必要
⑩十分眠っても日中の眠気が強いときは専門医に
　・長時間眠っても日中の眠気で仕事・学業に支障がある場合は専門医に相談
　・車の運転に注意
⑪睡眠薬代わりの寝酒は不眠のもと
　・睡眠薬代わりの寝酒は，深い睡眠を減らし，夜中に目覚める原因となる
⑫睡眠薬は医師の指示で正しく使えば安全
　・一定時刻に服用し就床

文献1）より作成

薬物療法

● 睡眠衛生教育を行い，生活習慣を改善してもなお
不眠が続く場合には薬物療法を検討する．一般的
には睡眠薬を使うことが多い(p.326参照)．

観察のポイント

● 日常の生活習慣をていねいに確認する．

● 毎日同じ時間に起きて，同じ時間に寝ているか：
なるべく生活リズムを一定にする．**基本的に寝だめ
はできない**と考える．とくに休みの日に夜更かしを
したり，朝寝坊したりすると，睡眠リズムが崩れて
しまい休み明けがつらくなる．

● 朝起きたときにカーテンを開けて日の光を浴びて
いるか，夜寝る前はテレビやパソコン，携帯電話
を使っていないか
朝起きて日の光を浴びることにより，メラトニンの
スイッチが押され，15～17時間後に分泌される．

メラトニンが分泌されると眠気が出て良い睡眠がとれるようになるが，暗くならないと分泌されないため，寝る前にテレビやパソコン，携帯電話などの光刺激は極力控える．

● 毎日3食食べているか

食事はなるべく毎日同じ時間に摂る．とくに朝食を食べることにより，脳へ栄養を補給し覚醒を促すことになる．逆に**夕食は余ったエネルギーが脂肪に変えられる**ため食べ過ぎないほうがよく，また遅くに食べてしまうと睡眠に影響を与えるため，寝る3〜4時間前までに食べ終えるほうがよい．

● 昼寝をしているか

昼寝をする場合は，**15時までの20〜30分程度**がよい．それ以上寝てしまうと寝起きや夜の睡眠に影響を与える．

● 運動はしているか

30分程度の軽い運動は睡眠の質も時間も改善させる．無理のない範囲で毎日行えるような運動を考えるのがよい．ただし，寝る前の激しい運動は逆に睡眠を妨げるため，寝る前3時間は避けたほうがよい．

● 寝る前にお酒を飲んでいないか

お酒は寝つくまでの時間を短縮させるため，"**手軽な睡眠薬**"と言われることがある．しかし，お酒が切れてくると夜中に目が覚めて，そこから眠れなくなることや，利尿作用からトイレに何度も起きてしまう，お酒の量がどんどん増えてしまう（**耐性**），止めるとまったく眠れなくなるなど問題が多い．

● 寝る前にカフェインやニコチンを摂取していないか

コーヒーに含まれるカフェインやたばこに含まれる

ニコチンは覚醒作用があり，寝る前に使用すると睡眠に影響を与える．**カフェインは寝る4時間前，たばこは寝る1時間前まで**にする．また，カフェインはコーヒー以外にも緑茶や紅茶などにも含まれている（**表2**）．

表2 》食品中のカフェイン濃度

食品名	カフェイン濃度
エナジードリンクまたは眠気覚まし用飲料（清涼飲料水）	32～300 mg/100 mL（製品1本当たりでは，36～150 mg）
コーヒー	0.06 g/100 mL（=60 mg/100 mL）
インスタントコーヒー（粉末）	4.0 g/100 g（2 g 使用した場合，1杯当たり80 mg）
せん茶	0.02 g/100 mL（=20 mg/100 mL）
ほうじ茶	0.02 g/100 mL（=20 mg/100 mL）
玄米茶	0.01 g/100 mL（=10 mg/100 mL）
ウーロン茶	0.02 g/100 mL（=20 mg/100 mL）
紅茶	0.03 g/100 mL（=30 mg/100 mL）

農林水産省資料をもとに作成

● 寝る前に考えごとをしていないか，眠れないかもと過度に気にしすぎていないか
寝る前には自分なりのリラックス方法を試す．夜に考えごとをしても，良い考えが出てこないことが多く，ひとまず紙に書き出すなどして，日中に考えるようにする．
● 眠くないのに布団に入っていないか
早く寝なければと眠くないのに床に就いてしまう

と，なかなか眠れず，眠れないことへの不安が増してかえって眠れなくなったり睡眠が浅くなったりする．眠くなってから床に就くこと，寝つけないときはいったん布団から出て，何かリラックスできることをして眠くなってから再度床に就くようにする．

- 悩みごとや環境変化はないか
悩みごとがあると眠れなくなることはよくある．誰かに相談したり話したりするだけでも，気持ちが楽になり眠れるようになることがある．

- どのような働き方をしているか
長時間労働や交代勤務などしていないか確認する．場合によっては働き方を見直す必要がある．

- 治療中の病気はないか，薬を飲んでないか
痛みや痒み，息苦しさなどの身体症状により不眠となることがある．また，飲んでいる薬によっても睡眠に影響を与えることがあるため確認する．不眠の原因となりうる薬剤として，ステロイド，インターフェロン，降圧薬のメチルドパ，抗パーキンソン病薬のレボドパ，β遮断薬，抗結核薬のイソニアジドなどがある

- 睡眠薬を使用しているか
適切に使用しているか，副作用がないかを確認する．

睡眠薬を服用している場合の注意点

- 持ち越し効果：睡眠薬の効果が翌朝・日中に持ち越す場合がある．その場合は，睡眠薬の量を減らすか，作用時間の短い薬に変更する．
- 前向性健忘：睡眠薬を飲んでから寝るまでの間のことや，途中で目が覚めたときのことなどを覚えて

いないことがある．睡眠薬が高用量であったりアルコールと併用したりするとみられることが多い．睡眠薬を飲んだ後は早めに床に就く，睡眠薬を減らす，アルコールと併用しないなど気をつける．

- 離脱症状：睡眠薬を急に中止すると，まったく眠れなくなったり，不安が出てきたり，ときにはけいれんなどの症状が出ることがある．**睡眠薬を止める・減らすときは必ず医師に相談する**ように伝える．

- 筋弛緩作用：筋肉に力が入らず，**ふらつきや転倒のリスクになる**．とくに高齢者に多く，骨折の原因になるため，高齢者にはなるべく筋弛緩作用の少ない睡眠薬を使う必要がある．

- 奇異反応：まれに，睡眠薬を使用した場合に不安や興奮，脱抑制など通常と逆の反応が出ることがある．睡眠薬を高用量使用した場合やアルコールと併用した場合に多い．

- 依存性，耐性：睡眠薬は常用量で医師の指示どおりに使用している場合には依存性や耐性を形成することは少ないが，漫然と使用することは避けて，不眠が改善した場合には，すこしずつでも減らせないか本人と話し合う．

ケアのポイント

- 最初は本音を言ってくれないこともあるため，**まずは安心感を提供し**，すこしでも本音を言ってもらえるような雰囲気をつくる．

- 最近では，国民の健康志向もありテレビや雑誌などで情報が氾濫しており，なかには間違った情報が伝えられていることもある．睡眠の問題を抱え

睡眠障害

る人を看護するために，睡眠に関する正しい知識をもつ必要がある．

- 正しい知識を得ると，つい本人の話を遮って**間違いを指摘してしまう**ことがある．**場合によっては険悪なムード**となることもあり，最初は，しっかり本人の話に耳を傾け関係性の構築を優先する．

- いきなりすべての習慣を変えることは困難である．生活習慣を確認し，適切な情報を提供しつつ，**取り組めそうなことを**一緒に考える．

- 「いきなり習慣を変えるのは難しいですよね」と共感を示しつつ，できなかったことを責めずに，取り組んだことを賞賛し，次の目標設定を考えていく．なるべく本人が越えられそうなハードルを設定し，成功体験を積み重ねられるようにする．

- 不安なことを考えてしまうときの対処法やリラックスできる方法は人によってさまざまである．本を読む，音楽を聴く，アロマをたく，ホットミルクを飲むなど**本人の特性に合わせた不安への対処やリラックス法**を考えていく．

- 睡眠薬を使用しており，今までと同じ量を使用しても眠れなくなった場合は，薬の調整を提案する前に，悩みごとや環境の変化などがないか必ず確認する．今まで使用していた薬が効かなくなった場合は，なにかしらの原因があることが多い．薬の調整を提案する前に，まずは眠れなくなる前の状況を確認する．

引用・参考文献

1) 厚生労働省：精神・神経疾患研究委託費 睡眠障害の診断・治療ガイドライン作成とその実証的研究班 平成13年研究報告書．

7. 物質使用症

疾患の概要

● 物質使用症には軽度なものも含まれているが、その中核にある物質依存症 / 薬物依存症とは『薬物に関連した重大な問題が生じているのにもかかわらず、その薬物をやめようと思っても簡単にはやめられない生物学的状態』をいう.

● 依存は以下の2つに分けて考えると理解しやすいが、実際には両者を明確に区別することは困難であることは留意すべきである.

[精神依存]

● その薬物を使用しなければいられなくなった精神状態. 薬物がほしいという気持ちが強くなった状態. 依存性薬物にはすべて精神依存がある.

[身体依存]

● ある薬物を継続的に使用しているうちに、その薬物を使用とすることによってかろうじて身体的バランスが保たれていて、薬物の使用を中止すると離脱症状（禁断症状）が出現するようになった状態. アルコールや麻薬類（アヘン、モルヒネ、ヘロインなど）、ベンゾジアゼピン系・バルビツール系睡眠薬など、一部の薬物には身体依存がある.

● 覚せい剤などの精神刺激薬は、身体依存はあるとされることが多いが、アルコールなどの薬物に比較すれば軽い場合が多い.

診断

- 依存性物質にはアルコール，カフェイン，大麻，幻覚薬，吸入剤，オピオイド（モルヒネ，コデインなど），鎮静薬・睡眠薬または抗不安薬，精神刺激薬（覚せい剤など），タバコなどがある．

- DSM-5-TRでの物質関連症群は，例えば覚せい剤などの精神刺激薬であれば，精神刺激薬関連症群となるが，これには依存症が含まれる精神刺激薬使用症の他に，いわゆる急性の反応である精神刺激薬中毒や，依存が形成されている状態で急に精神刺激薬使用を中断したときに起こる精神刺激薬離脱や，精神刺激薬により引き起こされる精神疾患などの精神刺激薬誘発性精神疾患群を含んでいる．

- 医学用語としての薬物依存症は薬物に関してコントロールを失っている重度の状態であるが，コントロールを失ってからでは介入や支援が後手になることが多いので，DSM-5からは物質使用障害，DSM-5-TRからは物質使用症という診断名になり，軽度のものも含むことができるようになった．

- ICD-11での物質使用症群には物質依存以外にも多くの分類があり，例えば「精神作用物質の有害な使用パターン」（筆者訳）という診断名もあり，依存症まで至っていなくても，健康に有害な使用を含めるなどより公衆衛生的な視点が取り入れられている．

- DSM-5-TR[2)]の診断基準では，制御障害，社会機能の障害，危険な使用，薬理学的基準という4つのカテゴリーに分類されている．

- 制御障害は使用量を減らしたり，中止することが困難であること，社会機能の障害は物質使用の結果，職場や家庭で大きな問題が起こっていること，危険な使用とは自分の身体に危険を生じるとわかっていても使用を継続すること，薬理学的基準とは耐性や離脱症状を指す．
- 耐性とは薬物を使用し続けることによって，当初の効果と同じ効果を得るためには必要な使用量が増加するか，同じ使用量なら効果が減弱することである．
- 離脱症状は既述したように身体依存が形成されている状態において，急に薬剤を中止，減量した場合に起こる症状である．つまり薬剤によって，離脱症状が出現したり，しなかったりするわけである．

治療

- もっとも重要なことは患者を温かく迎え入れ，敬意をもって接することであり，そのことをスタッフ全員が態度と言葉で明確に伝える．
- 急性の中毒症状に関しては内科や救急科での対応が主になることが多い．覚せい剤は静脈注射での使用も多いため，急激に血中濃度が上がり，交感神経刺激作用による著明な身体症状がおこり，それに追加して興奮や過覚醒などの精神症状が起こることも多いでの注意が必要である．
- 大麻の離脱症状に対して大麻含有物質の類似効果がある薬剤などを使用する方法も提唱されているが，大麻に代わってその薬剤に依存しないかどうかの検討は現時点では十分ではない．

- まずは安全な解毒が重要であるが，どの薬剤にも対応できる薬物療法が確立されていないため，対症療法となる．その際は支える人間の温かいかかわりが役立つ．
- 治療方針としてもっとも優れた方法は断薬であるが，いきなりやめる決断をすることは至難の業でもあり，はじめは使いたい気持ちとやめたい気持ちの両価的な状態が続くことを想定しておく．
- 使用したくなるスイッチとなる刺激をあらかじめ同定しておき，使わないで過ごせる対処について話し合い，具体的な作戦を準備しておく．
- 治療を中断するリスクになるのであれば，断薬ではなく，使用量低減も治療目標になることが最近のガイドライン[1]に記載された．

観察のポイント

- 離脱症状や使用中止後の意欲低下や空虚感などが観察された場合，そんな状況でも薬物を使わないでいる患者に尊敬と尊厳をもってかかわり，この時期を耐えていた姿に誇りに思っていることを治療のどこかでポジティブにフィードバックする．
- 治療開始直後に断薬を決意している場合は，本音ではない「表面的な yes」である可能性も考慮し，また使いたい気持ちとやめたい気持ちが揺れることはおかしくないことを伝える．
- 対人関係が拙劣であり過剰に適応するタイプから，誰にも心を開こうとしない孤高タイプまでさまざまであるが，表現型が異なるだけであり，基本的に他者を信用することが苦手な人が多い．

- 自分の力ではどうすることもできない，不安や緊張を強いられる環境における生育歴や心理的・身体的な虐待など，さまざまな生きづらさを抱えていることが多いため，対人関係を構築することに重きをおく.

- すこしずつ関係性を構築していくためには，患者さんのホッとしている瞬間や笑っている瞬間，そしてイキイキしている瞬間を観察し，安心・安全な環境を提供するように努める.

- 対人関係に安心を感じ始めてからも，些細な刺激で「また裏切られるのでは？」と勘繰ってしまい，**他者（医療スタッフも含め）を試すような行為**にいたる場合があるが，行為は適切ではないにせよ，（事前に定められたルールを逸脱しないかぎりは）**患者を支えていく**.

- 思っていることを話すことが苦手な人が多く，感情表出が乏しい人ほど行動で表現する傾向があり，その一部が薬物使用であったと想定しておく.

- 希死念慮を抱いていてもなかなか表出しないために，うつ病の場合と同様に，もしくはそれ以上に入念に自殺企図のリスクを評価する必要がある（p.459参照）.

- 薬物を繰り返し静脈に注射することで生じる注射痕（環状の瘢痕や潰瘍ができ，周囲の皮膚には黒ずみや変色がみられる）を発見した場合，患者は「何度も献血をした」「身体疾患で頻繁に採血をした」「けが・やけどをした」などと別の理由を主張することがあるが，その際は直面化させずに，話せる関係性になっていないことを認識するにとどめる.

物質使用症

● 関係性を構築するなかで注射痕の話ができるようになれば，「夏でも長袖の衣類を着ることの大変さ」や「海やプールや温泉で隠さなくてはならない不安」など，今後の生活に対する不安を表出するようになるが，その際は「薬物使用以外での対処を考えられるようになった証」であることを伝えて，自己効力感を高める支援を心がける．

ケアのポイント

● 使いたい気持ちとやめたい気持ちの両方を抱えていることを念頭におき，そのなかで悩むことは真剣に治療に取り組んでいる証であると尊厳をもって伝えることが重要である．
● 医療スタッフは，自分の好きな食べ物を今後ずっと

COLUMN

自助グループ・リハビリ施設

障害・困難や問題，悩みを抱えた人が同様な問題を抱えている当事者同士の自発的なつながりで結びついた集団である．例えば，薬物依存では「ナルコティクス・アノニマス（NA）」があり，そのご家族が参加する「ナラノン（Nar-Anon）」がある．

生活環境に不安がある場合は，「ダルク（DARC）」などのリハビリ施設への入所を検討し，地域の情報を集めて提供する．可能であれば一緒に見学に行ったりすることが望ましい．

自助グループへの参加が最も優れた治療方針であるが，対人関係が苦手な人や感情を表現することが拙劣な段階の人に無理やり参加してもらうより，一緒に行くお手伝いや行った際の対応について一緒に考える支援を提供する．

口にしてはいけないとイメージしてかかわるとよい.

● 使用したくなるスイッチとなる刺激を, 内的なもの (さびしいとき, 自分の価値が感じられないときなど) と外的なもの (いつも薬物を買っていた町, 一緒に使っていた仲間など) に分け, その際の対処を具体的に話し合う.

● 自分の思いや考え (違法薬物使用も含めて) を安全に話せる場所を提供し, 裏切らない人間が目の前にいることを体験してもらい, すこしずつ人間を信用していく練習をしてもらえるようにする.

● 当初は「薬物は裏切らないけど, 人間は裏切る」と考えていることが多いが, 関係性を構築するなかで, 「すこしは人間というものも信用できるのではないか」と感じてもらえる体験が増えるようにかかわる.

● 例えば, 薬物の使用の自白があれば, 再使用を責めるより正直に話せたことを評価する. 課題やできていないところでかかわるよりも, よいところをみてかかわる.

● 違法薬物の使用に関しては, **司法や社会的な視点より, 保健医療的な視点をもつ**.

● 薬物の健康被害を一方的に伝えて説教するのではなく, これまでの薬物使用をどのように考えているかについて耳を傾け, 健康被害への懸念をていねいに伝え, 患者のなかにある薬物をやめたいと思っている気持ちをすこしでも引き出すことに努める.

● 薬物療法を受けている場合は, 処方のなかに依存性の高い薬剤はないか一緒に確認する作業もできるとよい.

物質使用症

よく用いるフレーズ

「受診したら無理やりやめさせられるのではないかと心配でしたよね」

「よくぞ病院・診療所にお越しくださいました」

「薬物使用のことを話すのはなかなか抵抗がありますよね」

「ささいな刺激で使いたくなる脳の変化を周囲の人にもわかってほしいですよね」

「急に手放すのは至難の業ですよね」

「一緒にやめていく仲間がいるといいようですよ」

「自分で使って病気のフリするなって言う人もいますけれど，スポーツ選手や体操選手も自分で難しい技に挑戦してけがすることもありますよね」

家族支援

● 受診につながるまでに時間がかかる場合が多く，まずは家族の訪問に敬意を払い，これまでの労をねぎらうことから始め，その人に支援する余裕が生まれるまでは無理をしない．

● 家族だけの自助グループや家族相談に特化した相談・医療機関の場もあることを伝え，まずは家族のセルフケアに重点をおく．

● 薬物を使うか使わないかを決めるのは本人であり，同様に本人のことを支えるかどうかの自由も家族にあり，**家族だけが楽になる権利**もあることをていねいに伝える．

● 家族はあまり口出しをせずに，本人を見守ることが重要であり，治療方針上で協力を願いたい要素

があれば，強いることのない範囲で具体的にお願いする．

引用・参考文献

1) 新アルコール・薬物使用障害の診断と治療ガイドライン作成委員会監：新アルコール・薬物使用障害の診断治療ガイドライン．新興医学出版社，2018
2) 日本精神神経学会（日本語版用語監修），髙橋 三郎・大野 裕（監訳）：DSM-5-TR 精神疾患の診断・統計マニュアル．p.525-647，医学書院，2023

Memo

8. アルコール使用症

疾患の概要

● 飲酒自体は社会的に容認されているものなので，適切な飲酒に関しては問題ない．ただ最初は機会飲酒であったものが，習慣飲酒になると（このころには精神依存（p.569参照）に陥っている），アルコールに対して耐性ができ，今までとは同じ量では同じ高揚感などを得にくくなるため，飲酒量が増えていく．

● そのような生活を続けていくうちに，たまたま連休などがあると，その間ずっと飲み続け，休みが明けると二日酔いの状態で勤務するようになる．これを繰り返しているうちに，仕事自体を休むようになり，朝から飲酒し，1週間前後の連続飲酒をするようになる．その後短期間は禁酒できても，また飲酒しだし，このようなサイクルを繰り返していくうちに身体依存（p.569参照）が形成され，今度は飲むのをやめると離脱症状が出現するので，それが苦しいからまた飲むという悪循環に陥っていく．

診断

● 医学用語としてのアルコール依存症は，上記のような精神依存と身体依存が形成され，飲酒に関してコントロールを失っている重度の状態であるが，コントロールを失ってからでは介入や支援が後手になることが多い．DSM-5からはアルコール使用障

害，DSM-5-TRからはアルコール使用症という診断名になり，軽度のものも含むことができるようになった（**表1**）。

- ICD-11では「アルコールの有害な使用パターン」（筆者訳）という診断名もあり，依存症まで至っていなくても，健康に有害な飲酒をアルコール使用症に含めるなど，より公衆衛生的な視点が取り入れられている。

- DSM-5-TRのアルコール関連症群には，アルコール使用症以外にも，いわゆる急性の反応であるアルコール中毒や，依存が形成されている状態で急にアルコール使用を中断した時に起こるアルコール離脱や，アルコールにより引き起こされる精神疾患を含むアルコール誘発性精神疾患群などを含んでいる。

表1 》DSM-5-TR　アルコール使用症診断基準

アルコールの問題がある使用様式で，臨床的に意味のある障害や苦痛が生じ，以下のうち少なくとも2つが12か月以内に起こることにより示される
- (1) アルコールを意図していたよりもしばしば大量に，または長期間にわたって使用する
- (2) アルコールの使用を減量または制限することに対する，持続的な欲求または努力の不成功がある
- (3) アルコールを得るために必要な活動，その使用，またはその作用から回復するのに多くの時間が費やされる
- (4) 渇望，つまりアルコール使用への強い欲求，または衝動
- (5) アルコールの反復的な使用の結果，職場，学校，または家庭における重要な役割の責任を果たすことができなくなる
- (6) アルコールの作用により，持続的，反復的に社会的，対人的問題が起こり，悪化しているにもかかわらず，その使用を続ける
- (7) アルコールの使用のために，重要な社会的，職業的，娯楽的活動を放棄，または縮小している
- (8) 身体的に危険な状況においても，アルコールの使用を反復する
- (9) 身体的または精神的問題が，持続的または反復的に起こり，悪化しているらしいと知っているにもかかわらず，アルコールの使用を続ける
- (10) 耐性
- (11) 離脱症状

文献1），p.535-536より作成

治療

● もっとも重要なことは患者を温かく迎え入れ，敬意をもって接することであり，そのことをスタッフ全員が態度と言葉で明確に伝える．

● まずは安全な解毒が重要であり，長期間飲酒が続いていた人が断酒（もしくは大幅に減量）した場合，離脱症状が生じる可能性がある．Clinical Institute Withdrawal Assessment for Alcohol-Revised（CIWA-Ar）（**表2**）[2] を用いて手の震えや吐き気，発汗や落ち着きのなさなどを観察して評価し，十分な飲水を勧め，部屋を暗くしないように努め，リスクが高い場合はジアゼパムなどの薬物療法も考慮する．

● 治療にいたるまでに低栄養が疑われる場合は，ウェルニッケ脳症やコルサコフ症候群を予防するためにビタミンB_1を経静脈的に使用することを検討する．

● アルコールが引き起こした身体疾患についての治療も並行して行う．

● 過去には治療は通院，抗酒剤，自助グループの3本柱による断酒しかないとされていた時代もあり，今でも断酒が最も優れた治療方針ではあるが，明確な身体合併症がなく，軽症であれば飲酒量低減を治療目標にしてよいことや，治療を中断するリスクになるのであれば，飲酒量低減も治療目標になることが最近のガイドライン[3] には記載された．

● 治療当初は特に患者は，飲みたい気持ちとやめたい気持ちの両価的な状態が継続することを理解し，想定しておく．

表2 》 Clinical Institute Withdrawal Assessment for Alcohol-Revised (CIWA-Ar)

		0点	1点	2点	3点	4点	5点	6点	7点
1	嘔気・嘔吐	なし	嘔吐を伴わない軽度の吐き気			むかつきを伴った間欠的嘔吐			嘔吐、持続的嘔気、頻繁なむかつき
2	振戦	なし	軽度振戦 視診で確認不可 触診で確認可			中等度振戦 上肢伸展で確認可			高度振戦、上肢伸展なくても確認可
3	発汗	なし	手掌が湿っている			前頭部に明らかな滴状発汗あり			全身の大量発汗
4	不安	なし	軽い不安			中等度不安、または警戒し不安とわかる			せん妄や統合失調症の急性期に似たパニックやや不安
5	焦燥感	なし	普段より行動がやや増加			落ち着かずそわそわしている			面談中うろうろ歩いたりのたうち回っている
6	触覚障害	なし	痒感、ピンでつつかれる感じ	症状が中等度	症状が高度	軽度の体感幻覚	中等度の体感幻覚	高度の体感幻覚	持続的体感幻覚
7	聴覚障害	なし	物音が耳障り	症状が中等度	症状が高度	軽度の幻聴	中等度の幻聴	高度の幻聴	持続的幻聴
8	視覚障害	なし	光に対して軽度に敏感	中等度に敏感	高度に敏感	軽度の幻視	中等度の幻視	高度の幻視	持続的幻視
9	頭痛・頭重感	なし	ごく軽度	軽度	中等度	やや高度	高度	非常に高度	きわめて高度
10	見当識・意識障害	なし	日付・場所・人を連続として言えない or 日付があいまい	日付の2日以内の間違い	日付の2日以上の間違い	場所か人に対しての失見当識			

合計 _____ 点 / 67 点満点

アルコール使用症

- 飲酒したくなるスイッチとなる刺激をあらかじめ同定しておき，使わないで過ごせる対処について話し合い，具体的な作戦を準備しておく．
- 自助グループへの参加がもっとも優れた治療方針であるが，対人関係が苦手な人や感情を表現することが拙劣な段階の人では無理やり参加してもらうより，一緒に行くお手伝いや，行った際の対応について一緒に考える支援を提供する．

COLUMN

アルコール依存の自助グループ・リハビリ施設

　障害・困難や問題，悩みを抱えた人が同様な問題を抱えている当事者同士の自発的なつながりで結びついた集団である．アルコール依存では「断酒会」や「アルコホリクス・アノニマス（AA）」がある．また，ご家族のための自助グループとして，「断酒会家族会」や「アラノン（Al-anon）」がある．

　生活環境に不安がある場合は，「マック（MAC）」などのリハビリ施設への入所を検討し，地域の情報を集めて提供し，可能であれば一緒に見学に行ったりすることが望ましい．

Memo

観察のポイント

- 入院中の飲酒が疑われる場合の対応として，基本的には衝突を避け，素直に話してもらえる関係性を工夫する．
- 治療開始直後の時期に断酒を決意している場合は，本音ではない「表面的なyes」である可能性も考慮し，飲みたい気持ちとやめたい気持ちが揺れることはおかしくないことであると認識しておく．
- 対人関係が拙劣であり，過剰に適応するタイプから，「俺の酒のどこが悪い」と居直るタイプまでさまざまであるが，表現型が異なるだけであり，基本的に他者を信用することが苦手である．
- 今後の飲酒について挑発的な言動を医療スタッフに示す場合も多いが，それは自らの飲酒問題に気づいていることの傍証でもあると理解しておく．
- 自分の力ではどうすることもできない，不安や緊張を強いられる環境における生育歴や心理的・身体的な虐待など，さまざまな生きづらさを抱えていることが多いため，対人関係を構築することに重きをおく．
- すこしずつ関係性を構築していくためには，患者のホッとしている瞬間や笑っている瞬間，そしてイキイキしている瞬間を観察し，安心・安全な環境を提供するように努める．
- 思っていることを話すことが苦手な人が多く，感情表出が乏しい人ほど行動で表現する傾向があり，その一部が飲酒であったと想定しておく．
- とくに若年者（45歳未満）になるほど，生きづらさを抱えている割合は高く，飲酒やほかの不適切な

アルコール使用症

行動で対処する傾向が高く，ほかの精神疾患の合併も多い．

- 希死念慮を抱いていてもなかなか表出しないために，うつ病の場合と同様に，もしくはそれ以上に入念に自殺企図のリスクを評価する必要がある（p.459参照）．
- DSM-5-TR[1]によると，双極症，反社会的パーソナリティ症はアルコール使用症と関係しており，また不安症群と抑うつ症群の疾患のほとんどもアルコール使用症と関連しているとあるので，アルコール使用症の診断に加え，これらの併存疾患の診断の有無を確認することは重要であり，併存疾患という視点で情動の変化も観察する．

ケアのポイント

- 飲みたい気持ちとやめたい気持ちの両方を抱えていることを念頭におき，そのなかで悩むことは真剣に治療に取り組んでいる証であると**尊厳をもって伝える**ことが重要である．
- 医療スタッフは自分の好きな食べ物を今後ずっと口にしてはいけないとイメージしてかかわるとよい．
- 飲みたくなるスイッチとなる刺激を，内的なもの（さびしいとき，空腹であるときなど）と外的なもの（いつもお酒を買っていた・飲んでいたお店，飲み仲間など）に分けて話し合い，その際の対処も具体的に準備することを手伝う．
- 思っていることを安全に話せる場所を提供し「すこしは人間というものも信用できるのではないか」と感じてもらえる体験が増えるようにかかわる．

- 課題やできていないところよりも，いいところをみてかかわる.

  例：2週間に1回の飲酒があったと話してもらえたのであれば，再飲酒を責めるより，「14勝1敗なら大相撲なら優勝でしたね」などと話し，正直に話せたことや飲まない時間のほうが多かったことを評価する.

- アルコールの健康被害を一方的に伝えて説教するのではなく，これまでの飲酒をどのように考えているかについて耳を傾け，健康被害への懸念をていねいに伝え，患者のなかにある**飲酒をやめたいと思っている気持ちをすこしでも引き出す**ことに努める.

- 断酒や飲酒量低減に伴い明確に血液検査上肝機能の数値が減少するので，そのことをどのように考えているかについて問い，自分の意思で決意した行為による結果であることを伝え，称賛する.

アルコール使用症

COLUMN

飲酒を認めない場合

　外来治療中のアルコール使用症の患者が，飲酒を認めないことは多々ある．その場合，無理に白状させることは，我々医療者側が飲酒を指摘する側・とがめる側，患者が飲酒を指摘される側・とがめられる側，という対立関係になるので，治療初期は避けたほうが無難である．

　なぜ話せないのかという患者側の気持ちに寄り添い，それでも診察室を訪れた意味について考えることのほうが重要である．飲酒の有無の話題を避け，対立関係ではなく，協働関係であることを患者が理解する頃には，自然と飲酒の話しに移っていくことが多い．

- 薬物療法を受けている場合は，処方のなかに依存性の高い薬剤はないか一緒に確認する作業もできるとよい．
- 入院中や外出泊中の飲酒が明らかになった場合は，そんななか病院に帰ってきたことを称賛し，治療計画が十分ではなかったことを詫び，再度治療計画をともに考えようと伝える．

よく用いるフレーズ
....

「受診したら無理やりやめさせられるのではないかと心配でしたよね」

「よくぞ病院・診療所にお越しくださいました」

「あなたの身体のことが心配なのです」

「量を少し減らすことで，少しでも健康被害を少なくすることもできますよ」

「お酒をやめた（減らした）影響でしょうけど，ずいぶん顔色がいいですね」

「ささいな刺激で飲みたくなる脳の変化を周囲の人にもわかってほしいよね」

「急に手放すのは至難の業ですよね」

「一緒にやめていく仲間がいるといいようですよ」

「自分で飲んで病気のフリするなって言う人もいますけど，糖尿病や高血圧だって自分の食生活の影響が大きいですよね」

Memo

家族支援

● 受診につながるまでに時間がかかる場合が多く，まずはご家族の訪問に敬意を払い，これまでの労をねぎらうことから始め，支援する余裕が生まれるまでは無理をしない．

● 家族だけの自助グループや家族相談に特化した相談・医療機関の場もあることを伝え，まずは家族のセルフケアに重点をおく．

● 飲酒するか断酒するかを決めるのは本人であり，同様に本人のことを支えるかどうかの自由も家族にあり，家族だけが楽になる権利もあることをていねいに伝える．

● 家族は知識をつけるとともに，見守ることが重要[4]であり，治療方針上で協力を願いたい要素があれば，強いることのない範囲で具体的にお願いする．

引用・参考文献

1) 日本精神神経学会（日本語版用語監修），髙橋 三郎・大野 裕（監訳）：DSM-5-TR 精神疾患の診断・統計マニュアル，p.525-647，医学書院，2023

2) Sulivan JT eTol：Assessment of alcohol withdrawal：The revised clinical institute withdrawal assessment for alcohol scale（CIWA-Ar），Br J Addiction 89：1353-1357，1989

3) 新アルコール・薬物使用障害の診断と治療ガイドライン作成委員会監：新アルコール・薬物使用障害の診断治療ガイドライン，新興医学出版社，2018

4) 長徹二：市民のためのお酒とアルコール依存症を理解するためのガイドライン（樋口進監），慧文社，p.127，2018

5) 長徹二：市民のためのお酒とアルコール依存症を理解するためのガイドライン（樋口進監），慧文社，2018

Memo

9. 知的発達症（知的障害）

疾患の概要

● 精神薄弱という用語が差別的であるという批判を受け，1998年からは「知的障害」という用語が用いられている．医療現場では精神遅滞（MR）という用語が用いられてきたが，DSM-5-TR（2023）では，知的発達症（知的能力障害）として定義されている．

● 一般小児の1%程度にみられるが，軽度（IQ50～70）が85%，中等度（35～49）が10%，重度（20～34）が3～4%，最重度（～19）が1～2%と，軽度がもっとも多い．

● DSM-5（2013）より，定義に大きな変更はないものの IQ値による重症度分類はなくなり，適応機能に注目することが求められた[1]．これは障害全般が ICF による生活機能モデルに沿って，周囲からの働きかけ，環境との相互作用での適応状態を重視するようになったからである．

● 知的障害の原因はさまざまである（**表1**）．先天性，乳児期（とくに新生児期）での脳機能の障害によることが多いが，原因が不明であることも多い．

● 医療の発達により，**知的障害者が短命であるという考えは過去のもの**となった．知的障害の程度にもよるが就労の有無にかかわらず自立生活できる福祉的支援の充実が重要な課題となっている．

表1 》知的障害の原因となりうる疾患

染色体異常	ダウン症候群，脆弱 X 症候群，ターナー症候群など
中枢神経系奇形	小頭症，脳欠損症，二分脊椎など
神経皮膚症候群	神経線維腫症（レックリングハウゼン病，結節性硬化，スタージー・ウエーバー病など
代謝性・内分泌疾患*1	フェニルケトン尿症，ウイルソン病，先天性副甲状腺機能低下症など
神経筋疾患	先天性筋ジストロフィーなど
周産期に起こる脳障害	低酸素脳症，頭蓋内出血，高ビリルビン血症など
外傷・物理的要因	頭部外傷*2，脳血管障害，低栄養*2 など
毒物・薬物中毒	胎児性アルコール症候群，鉛中毒など
中枢神経感染症	先天性感染症（風疹，トキソプラズマなど），髄膜炎，脳炎など
てんかん	点頭てんかん（ウエスト症候群），レノックス症候群など

＊1 新生児マススクリーニングにて減っている
＊2 虐待の影響を見落とさない

文献 2), p.49 より一部改変

知的発達症（知的障害）

診断

● 知能指数（IQ）が 70 以下であること，18 歳までにみられていること，そして適応機能の障害がみられることから診断される（**表2**）．

表2 》知的障害の定義（精神発達遅滞）

・定義： ① 70 以下の IQ
　　　　② 適応機能の欠陥や障害：
　　　　　その所属する文化圏で，年齢に期待される基準を満たさない（2領域以上：意思伝達，自己管理，家庭生活，社会・対人関係技能，地域社会資源の活用，自立性，学習能力，仕事，余暇，健康，安全）
　　　　③ 18 歳未満の発症
・精神遅滞は 1 つの状態像であって，一定の原因による疾患名ではない
・診断には生育歴，発達検査，適応状態の確認が必須

589

- 診断には生育歴，発達検査，適応状態の確認が必須である．
- 知的障害は1つの状態像であり，一定の原因の疾患名ではない．
- 成人以降に初めて診断を受けるためには，18歳までに知的な遅れがあったことを確認する必要がある．

治療

- 知的障害児・者が精神科を受診するのは不適応行動や併存障害（小児の場合は神経発達症やてんかんの併存，成人は気分障害や統合失調症の発症などが多い）があるときである．診断書など書類作成での受診も少なくない．
- 併存症があるときには，まずはその治療を優先する．
- 薬物療法は対症療法である．高揚気分のある逸脱行動に気分安定薬（バルプロ酸ナトリウムなど），易刺激性や攻撃性に非定型抗精神病薬（リスペリドン，アリピプラゾール）などが用いられることがある．
- ICFの視点に立って，医学的診断だけでなく，健康関連情報，活動と参加，環境因子，本人情報について，パッケージ化されたシートをもとに多領域で情報共有したうえで，連携して治療・支援を進めていく試みもみられている．

観察のポイント

● 養護学校高等部卒業などの環境変化により，併存症を発症したり，不適応行動が増したりすることがある．就労の場合は周囲の要求水準が高すぎないか，施設通所の場合は活動量が減りすぎていないかなどの情報を得ることが本人観察に加えて必要である．

● 自閉症併存で不適応行動が頻発する場合は，起こりやすい前の状況は何か，今やることは明確か，次にやることの見通しはついているか，不適応行動の後どうなったかなど，本人の目線に立った行動観察が重要である．

● 知的障害が中等度以上で言語化が苦手な場合，「**今までやれていたことができなくなる**」などの行動上の変化からうつ状態が明らかになることがある．

● 言語化が苦手な場合，成人であってもストレスが身体症状として出やすいことを意識しておく．

● ダウン症で「**成人期退行現象**」として今までできていたことができなくなる場合は，うつ状態の鑑別に加えて，浮腫や徐脈などがあるときは甲状腺機能低下症の鑑別も行う．

● 脳になんらかの器質的障害があることが多いため，抗精神病薬使用に関しては副作用（とくに錐体外路症状）に注意してしっかりと日常生活を観察する．

● 知的障害であっても思春期の気分変動や反抗などはあり，成人期後期の記銘力低下や体力低下もある．むしろ，そのような年齢での変化が生活に影響を与えやすいことを意識しておく．

知的発達症（知的障害）

> ### ケアのポイント

- 理解の弱さを補填するために視覚的支援を併用したり，短い言葉で端的に伝えたりする．
- 不安，自信のもてなさが生活に与える影響は大きい．安心できる相手，居場所となるように傾聴したり，共感したりすることが基本である．
- 簡単な役割をもってもらうこと，それが本人ペースでできていることをほめる，感謝することで，本人に自信をもってもらうようにする．
- 発達の節目，例えば対人興味が増してきたり，自立心が増してきたりしたときに，うまくかかわることができず不適応行動が増すことも少なくない．不適応行動を減じるだけでなく，適応行動を増やすかかわりが何よりも大切である．
- 本人だけでなく，家族の大変さも理解する．共感的に接すること，ねぎらうこと，尊重することなどをとおして，家族と看護者の信頼関係をもつことが，本人のケアにつながる．
- 精神面だけでなく，身体面のケア，いわゆる生活習慣病の予防，そして本人の生活の質(QOL)にも注目してケアを行っていくことが望ましい．

看護師が知っておきたいこと

- 知的障害，とくにダウン症など染色体異常を有する児についての新型出生前診断については，陰性の場合にはその病気でない確率（陰性的中率）は99.9％であるが，陽性の場合にはその病気である確率（陽性的中率）は，21トリソミーでは50〜

98%程度である．これらの正確な知識も，命を預かる役割を担う看護師として知っておきたい[3]．

引用・参考文献

1) 宮地泰士：ICD-10およびDSM-IV-TRにおける知的障害の診断基準．発達障害者支援とアセスメントのガイドライン（辻井正次監），金子書房，2014

2) 宮本信也：知的障害（精神遅滞）．子どもの心の診療シリーズ2．発達障害とその周辺の問題（宮本信也ほか編），中山書店，2008

3) NIPT（母体血を用いた新しい出生前遺伝学的検査）コンソーシアム
http://nipt.jp/より2025年2月12日検索

4) 安達潤：ICFの視点に基づく情報把握・共有システムの研究開発 知的障害・発達障害児者支援における多領域連携の実現に向けて．発達障害研究40（4）：336-350, 2018

Memo

10. 発達障害

疾患の概要

- 発達障害には，DSM-5-TR（2023）による自閉スペクトラム症（ASD），注意欠如多動症（ADHD），限局性学習症（SLD）などがある．

- 発達障害者支援法（2005）における発達障害の定義は，「自閉症，アスペルガー症候群その他の広汎性発達障害，学習障害，注意欠陥多動性障害その他これに類する脳機能の障害であってその症状が通常低年齢において発現するもの」である．これらはICD-10（1990）によるものであるが，医療現場ではDSM-5-TRが用いられる．

- 国内では知的障害のない発達障害児の受診が2000年頃から急増している．世界的潮流を受けて発達障害者支援法（2005）での法整備を経て保健，福祉，教育，そして近年就労での支援がなされるようになってきている．とくに特別支援教育（2007）で知的障害のない発達障害が支援の対象となることで，学校現場で支援を受ける子どもの数も増加している．

- 「ADHDは子どもにだけみられる」「ASDは知的障害を伴うことが多い」という考え方は過去のものである．

- 成人期の発達障害の受診も増している．診断目的での外来受診もあるが，うつ病や統合失調症などの精神疾患で治療を受けていた患者の背景に，発達障害が見出されることも少なくない．

診断

- DSM-5-TRで診断されるが，単に行動だけでなく，その背景にある心理発達特性や環境（家庭と学校，成人の場合は家庭と職場）および発達歴を詳細におさえることが大切である．
- ADHDとASDは併存することがあるが，過剰診断とならないように正確なアセスメントを行うことが医療現場で求められている．
- 鑑別診断で重要なものは愛着障害（反応性アタッチメント症・脱抑制型対人交流症）である．

治療

- ADHDについては「注意欠如・多動症－ADHD－の診断・治療ガイドライン」および「成人期ADHD診療ガイドブック」があるが，**ASDについての医学的ガイドラインは現時点ではない**．
- ADHDの治療の**第1段階は環境調整や心理社会的治療を行う**．
- 環境調整とは，本人の特性に応じて周囲が配慮することである．例えば，気が散りにくいように周囲の刺激物を減らす，忘れにくいように番号をつけて箇条書きにするなどである．
- 心理社会的治療には行動療法，ペアレント・トレーニング，ソーシャルスキルトレーニング（SST）などがある．
- ペアレント・トレーニングでは，行動観察とほめることを主体として適応行動を増やして，親子関係を改善することができる．本来グループで決まった

回数を行うのであるが，日常臨床でも応用できる．

● ADHDにおける**第2段階の治療である薬物療法**としては，メチルフェニデート塩酸塩（コンサータ®）とアトモキセチン塩酸塩（ストラテラ®），グアンファシン塩酸塩（インチュニブ®）が小児と成人に適応がある．リスデキサンフェタミンメシル酸塩（ビバンセ®）は小児にのみ適応がある．

● ASDへの薬物療法としては，リスペリドン（リスパダール®）とアリピプラゾール（エビリファイ®）が小児ASDの易刺激性に適応がある．

● 成人のADHDの併存症としてうつ病などがあるときは，まずその薬物療法を行う．

● 発達障害の治療では，その人がもつ特性を"なくす"ことを目標としていない．症状，不適応行動として出ているものへの治療だけでなく，適応行動を増やすという成長に目を向けた長期的視点での治療が欠かせない．

観察のポイント

● 親が「わが子は発達障害ではないか」，成人である本人が「自分は発達障害ではないか」と気になってインターネットなどの簡易なチェックリストを使用すると「すべての項目があてはまる」ということが多い．先入観にとらわれずに，「なぜこのような行動をするのだろう」とその子・人の行動を観ていくことが大切である．

● 行動観察では，「行動の前の状況・きっかけ→行動→行動の後の結果」で1つひとつの行動の流れをおさえるようにする（**図1**）．

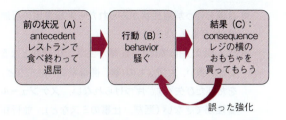

図1 》行動の流れ（ABC）の理解と対応

- 図1の例では，不適応行動の後に報酬を得ることができたため，その行動は繰り返されてしまう．行動の流れを理解したうえで，不適応行動を起こさないような事前の工夫，助長しないための一貫した対応などから，**不適応行動を減らして，適応行動を増やしていく**．
- ADHD，ASDといっても十人十色であり，診断基準にある基本特性をおさえつつ，その子・人の知的レベル，性格，生活環境（とくに家族）が行動・症状の出方や程度に影響することをおさえておく．
- ADHDの多動は周囲のさまざまな刺激（見えたもの，聞こえたもの）につられてほぼ無意識のうちに動いてしまうことが多い．ASDでも多動がみられるが，自身の興味の対象に執着して動いてしまうことが多い．

- 自傷を伴う解離症状がみられたら愛着障害の可能性(併存もあり)を疑う.
- 成人期ADHDでは,**不注意が生活上の課題となる**ことが多い.大切なもの(鍵,携帯電話,財布など)をたびたび失くす,片づけられない,スケジュール管理ができない(遅刻,仕事のミスなど),並行作業(電話してメモをとるなど)が苦手などの特徴がみられる.
- ASDはコミュニケーション力として,とくに入力機能(言語,非言語双方)が弱い.成人になると一見伝わっているようにふるまっていても,実は言われたことを理解していない(あるいは勝手な自己解釈をしてしまう),空気を読めていない(相手の気持ち,周囲の状況など)ことが多いことに留意する.
- ASDでは**感覚過敏が生活に影響を与える**ことが多い.個人差も大きいため,本人の苦手とする聴覚,嗅覚,触覚の刺激を具体的に何であるかをおさえておく.

ケアのポイント

- 発達障害は,重症度はさまざまであるが生涯にわたる「生活の障害」である.本人の発達特性の理解,つらさへの共感がケアの第一歩となる.
- 生活での課題に対して,本人ができるように一緒に考えながら工夫して,本人がうまくできたときに一緒に喜ぶことで,その適応行動が身についていく.
- 「いつもこうなる」と決めつけず,1つひとつの行動の流れをていねいにおさえていくことで,対処法を考えていく.

- 行動療法的アプローチでは，**図1**のように行動の流れ（ABC）を理解したうえで，今の本人がもうひと頑張りしてできることを目標行動とするのがポイントである．

- **図1**の例では，事前の工夫として「食事が終わったら，家族皆が食べ終わるまで座って待つ，その間スマートフォンで動画見るのは可」「座って待てたら，帰りにおもちゃ買う」などと約束しておく．行動への対応として，「座っていられれば多少姿勢が崩れても，座れていることをほめる」「最後まで座って待てたら思いっきりほめる」などが考えられる．

- 目標行動は否定形（例：席を離れない）ではなく，肯定形（席に座っている）が原則である．ただし，「暴力を振るわない」のように，「言葉で伝える」「別の場所でクールダウンする」などの代替行動も目標となるが，否定形のままのほうが明確になる場合もある

- ASDの子どもへ予定を伝えたり，約束事をしたりするときには，視覚支援を併用する，ルールを明確にして書き出すなど，本人に伝わりやすい工夫をする．

- 病棟ルールを守れない成人ASD患者がいたら，**そもそもルールの内容が理解できているのか**どうかを確認する．例えば「人に迷惑をかけてはいけない」が具体的にどのような行為か例示したり，イエローカードやレッドカードなどわかりやすいもので伝えたりして工夫をする．

- 成人期ADHDの不注意症状に対しては，本人自身が工夫すること（メモを怠らない，スマートフォンのリマインダー機能を活用する，重要なものの

置き場所を明確にするなど）が何よりも重要であるが，周囲の理解とサポート（メモを書き終わるまで待つ，予定のリマインダーをする，複数の指示を出さずに「まず〇〇，次に△△」など順序立てて伝えるなど）も大切である．

その他，必要と考えられる周囲の理解とサポートの例を記載

引用・参考文献

1) 日本精神神経学会（日本語版用語監修），髙橋三郎・大野裕（監訳）：DSM-5-TR 精神疾患の分類と診断の手引，医学書院，2023
2) 齊藤万比古編：注意欠如・多動症－ADHD－の診断・治療ガイドライン，第5版，じほう，2022
3) 樋口輝彦ほか監：成人期ADHD診療ガイドブック，じほう，2013
4) 神尾陽子編：成人期の自閉症スペクトラム診療実践マニュアル，医学書院，2012
5) 岩坂英巳編：困っている子をほめて育てるペアレント・トレーニングガイドブック，じほう，2012

11. 精神科で起こりやすい合併症
悪性症候群

疾患の概要

● 精神神経用薬で起こる副作用の一種で，高熱，意識障害，錐体外路症状，自律神経症状などの症状がみられる．

● **精神科薬物療法においてもっとも重篤な副作用**と考えられ，早期発見，早期治療がとくに重要である．重篤化して急性腎不全，肺炎等の多臓器不全を合併し，致死的となることがある．

● 惹起される精神神経用薬は，おもに抗精神病薬である．また，抗うつ薬，抗不安薬，パーキンソン病治療薬，抗認知症薬，制吐剤などによる発症も報告されている．

● 悪性症候群の発症頻度としては0.07～2.2％である．

● 詳細な発症機序は不明であるが，ドパミン神経系への障害が機序として考えられている．

診断

● 精神神経用薬を，服用開始や用量変更した時だけでなく，服薬中止したときにも起こる．薬剤投与後，1週間以内に発症することが多く，投与30日以内での発症が96％を占めている．

● 悪性症候群のおもな症状には，発熱，錐体外路症状，自律神経症状などがある．

表1 》悪性症候群の代表的な診断基準

1. Levenson らの悪性症候群診断基準
   大症状：1）発熱，2）筋強剛，3）血清 CK の上昇
   小症状：1）頻脈，2）血圧の異常，3）頻呼吸，4）意識変容，
   　　　　5）発汗過多，6）白血球増多
   　　大症状 3 項目を満たす，または大症状 2 項目＋小症状 4 項目

2. Pope らの悪性症候群診断基準
   ・発熱（37.5℃以上）
   ・錐体外路症状（以下 2 項目以上）
   　1）鉛管様筋強剛，2）歯車現象，3）流涎，4）眼球上転，
   　5）後屈性斜頸，6）反弓緊張，7）咬痙，8）嚥下障害，
   　9）舞踏病様運動，10）ジスキネジア，11）加速歩行，
   　12）屈曲伸展姿勢

3. 自律神経機能不全（以下 2 項目）
   　1）血圧上昇（20mmHg 以上上昇），
   　2）頻脈（30 回 / 分以上増加）
   　3）頻呼吸（25 回 / 分以上），4）発汗過多，5）尿失禁
   上記 3 項目が揃えば，確定診断，3 項目そろわないときは，上記 2 項目と
   下記 1 項目以上があれば，疑い．
   　1）意識障害，2）白血球増多，3）血清 CK の上昇

- 鑑別診断として血液検査にて白血球数，血清クレアチニンキナーゼ(CK)を測定する．
- 診断基準は数種類あるが，代表的な診断基準を**表1**に示す．

治療

- まず，原因医薬品を同定し，早急に服薬を中止する．
- 発熱に伴い脱水状態になっているため，体液や電解質補正を目的に，輸液療法をする．
- 薬物療法としては，ダントロレンナトリウム水和物（筋弛緩薬）が第一選択薬に考慮され，ブロモクリ

プチンメシル酸塩（ドパミン作動薬）を投与すること
もある．精神症状が顕著である際，筋弛緩作用も
ある抗不安薬が併用されることがある．
● 薬物療法への反応性が乏しい場合，修正型電気
けいれん療法が施行されることがある．

観察のポイント

● 発症の危険因子として，脱水，低栄養，疲労，感
染，脳器質疾患があり，常に患者の状態を把握し
ておく．また，悪性症候群の再発率は高く，既往
歴を把握しておく．
● とくに精神神経用薬が開始される際には，脱水の
有無を確認し，脱水があれば輸液療法を積極的
考慮する．
● 横紋筋融解症を併発することがある．症状として，
筋肉痛，筋力低下，ミオグロビン尿を認める．赤
褐色尿など尿性状，尿量をモニターして，ミオグ
ロビン尿があれば，腎不全予防目的で大量の輸液
をして排出を促進する．急性腎不全を併発した際
には，血液透析を施行することがある．

ケアのポイント

● この発熱は中枢性に起こっており，経口や坐剤で
の解熱薬では効果が低い．物理的な体表からの
全身冷却が必要である．氷や保冷剤での医学的3
点クーリング（首の後ろ：頸動脈，わきの下：腋窩
動脈，股のつけね：鼠径動脈）を行う．
● 循環呼吸状態を管理するために，心電図，血圧

悪性症候群

やSpO$_2$をモニターする．嚥下障害および気道分泌物の増加をきたすため，呼吸状態の悪化に注意し，適時喀痰吸引や酸素投与を行う．

患者の観察・ケアのポイントを記載

引用・参考文献

1) 厚生労働省：悪性症候群．重篤副作用疾患別対応マニュアル，2008

11. 精神科で起こりやすい合併症
誤嚥性肺炎

疾患の概要

● 誤嚥によって生じる細菌性肺炎である.

● 高齢者肺炎の約80％を誤嚥性肺炎が占めている.

● 食事中に，食物が気管に入ることによって生じる顕性誤嚥と，夜間睡眠中に唾液や分泌物の誤嚥によって生じる不顕性誤嚥に分けられる.

● 起因菌は，口腔内や咽頭内の細菌叢を反映し，嫌気性菌が多い．また，大腸菌や黄色ブドウ球菌など複数菌感染となる.

● 高齢者，脳梗塞後遺症，鎮静薬や麻酔薬の使用は，嚥下障害を伴うことがあり注意する.

● 気管と主気管支の**解剖学的角度から，右下葉に起こりやすく，臥床傾向のある患者では背側の区域に起こりやすい**.

● 肺炎分類では，CAP（市中肺炎）とHAP（院内肺炎）の両方の特徴をもつNHCAP（医療・介護関連肺炎）に分類される.

診断

● ほかの肺炎と同様，症状として，発熱，咳嗽，喀痰，SpO_2（経皮的動脈血酸素飽和度）の低下を呈する．しかし，高齢者では咳嗽反射が低下し誤嚥性肺炎を起こしている場合が多く，咳嗽排出が少ない，何か普段と違う，食事量が減っているなど，日常生活上の変化で気づかれることが多い.

- 胸部レントゲン検査，胸部CT検査，血液検査（血液ガス検査を含む）にて診断する．
- 起因菌を同定するため，喀痰培養検査が行われるが，検査結果が判明するまで数日を要す．
- 肺炎の重症度評価は，A-DROPやI-ROAD[1]などを参照して重症度を判定する．

治療

- 薬物治療の方針は，NHCAPの治療区分を参考にし，抗菌薬の選択をする．耐性菌を考慮する場合は，イミペネム水和物・シラスタチンナトリウムやメロペネム水和物などのカルバペネム系抗菌薬，タゾバクタム・ピペラシリン水和物などのβラクタマーゼ阻害薬配合ペニシリン系抗菌薬など緑膿菌にも有効な抗菌薬を選択することが多い．
- SpO_2が低下している場合は，慢性呼吸不全（慢性閉塞性肺疾患など）がなければ，SpO_2 94％以上になるよう，簡易酸素マスク，鼻カニューレから酸素投与を行う．
- 自己喀痰排出が困難である場合は，適宜喀痰吸引を行う．定期的な体位変換にて排痰を図る．
- 誤嚥性肺炎の予防服薬として，ACE阻害薬（高血圧症治療薬），シロスタゾール（脳梗塞の再発抑制薬），アマンタジン塩酸塩（脳梗塞後遺症の改善薬）などが報告されている．

観察のポイント

- 便秘，低栄養状態，う歯や義歯の不具合は，誤

嚥性肺炎のリスクを上昇させるので，注意が必要である．

● 食事摂取時は，姿勢が大切である．円背は，相対的に頸部が上方に向き，誤嚥を引き起こしやすい．

● 睡眠時に口を閉じているほうが，舌が前方に出ることになって上顎歯の裏側にくっつき安定するため，不顕性誤嚥のリスクが軽減する．

● 誤嚥性肺炎のワクチンはないが，肺炎球菌ワクチン接種が，肺炎予防の立場から推奨されている．

ケアのポイント

● 誤嚥性肺炎のリスク評価には，嚥下機能検査が重要である．嚥下内視鏡検査，嚥下造影検査がすぐに施行できないようであれば，ベッドサイドでは以下の簡易検査を考慮する．

1. 喉頭挙上テスト：空嚥下して，喉頭が2〜2.5cm上がっているか？

2. 反復唾液嚥下テスト：30秒間に，3回以上嚥下ができるか？

3. 水飲みテスト：30mLの水を座位で飲み，時間，むせなどを評価する．

4. 食物テスト：スプーン小さじ1杯のプリンやゼリーなどを嚥下させて評価する．

● 口腔内を清潔に保っておくことが重要であり，誤嚥性肺炎の予防として，口腔ケアの重要性が報告されている．ブラッシング，歯肉や舌へのケアも，嚥下反射の改善を促す．口腔ケアが十分されていれば，少量の水分を誤嚥しても肺炎は起こりにくい．

- 食事形態に工夫が必要であり，粘度が低いと気管への垂れ込みが起こるため，とろみ剤などを添加する．食事中に発語が多い，掻き込むように食事を摂取する習慣があれば，小鉢に食事を小分けにして配膳する．パン，麺類には窒息のリスクもあり注意が必要である．

- 食物の温度も重要である．熱い食べ物，冷たい食べ物は，それぞれ適温で配膳する．香辛料として唐辛子（カプサイシン），ミント，黒コショウなども，嚥下機能の改善に寄与する．

- 不顕性誤嚥を軽減するために，臥床時には頭部を30°挙上する．

- 統合失調症患者に喫煙者は多いが，喫煙は潜在的な呼吸機能低下となるため，**禁煙指導**が重要である．

- 繰り返す誤嚥性肺炎は，予後不良の終末期肺炎の経過や，老衰の経過で発症する例も多い．集中治療などの積極的な治療の必要性については，「患者個人や家族の意思を尊重したうえで，QOLを優先するような生命倫理的側面を考慮する」ことも重要である．

引用・参考文献

1) 日本呼吸器病学会成人肺炎診療ガイドライン2024作成委員会：成人肺炎診療ガイドライン2024，p.31-32，p.64，一般社団法人日本呼吸器学会，2024
2) 日本呼吸器病学会 医療・介護関連肺炎（NHCAP）診療ガイドライン作成委員会編：医療・介護関連肺炎（NHCAP）診療ガイドライン．日本呼吸器学会，2011
3) 日本呼吸ケア・リハビリテーション学会 酸素療法マニュアル作成委員会ほか編：酸素療法マニュアル．改訂版，日本呼吸ケア・リハビリテーション学会，2017

11. 精神科で起こりやすい合併症
腸閉塞

疾患の概要

● 腸閉塞とは，小腸または大腸の内容物を肛門側に移送できず，腸内に停止している状態である．

● 腸閉塞の原因として，腹部手術後の腸管の癒着，大腸がん，ヘルニア嵌頓症が多いが，精神科患者では，**向精神薬による麻痺性イレウスが多い**．

● 腸閉塞の分類として，腸管運動自体が減弱または停止することで起こる「機能的イレウス」と，腸管に器質的変化が起こり，内容物が詰まる「機械的イレウス」がある．

● 欧米では，機械的イレウスを従来の「腸閉塞」と呼称し，機能的イレウスは「イレウス」と呼称しているが，わが国では，慣行上，腸閉塞とイレウスを区別していないことが多い．

● 機能的イレウスは，「麻痺性イレウス」と「けいれん性イレウス」に分類される．

● 麻痺性イレウスは，術後の腸運動低下，腹膜炎，糖尿病性神経障害，薬剤などによって腸管運動が麻痺して起こる．

● けいれん性イレウスは，鉛，モルヒネ中毒，ヒステリー，外傷などによって腸管がけいれんし起こる．

● 機械的イレウスは，「単純性イレウス」と「複雑性イレウス」に分類される．

● 単純性イレウスは，血行障害を伴わない閉塞性イレウスであり，腹部手術後の腸管の癒着によることが多い．また，大腸がん，異物などによる腸管閉塞でも起こる．

- 複雑性イレウスは，血行障害を伴う絞扼性イレウスである．腸捻転症，ヘルニア嵌頓症，索状物などが原因で起こる．全身症状が重篤になり緊急手術を要すことが多く，診断が重要．

診 断

- 症状として，腹痛，便秘，悪心，嘔吐がある．病態が進行し発熱を認めることがある．また向精神薬による制吐作用で，悪心・嘔吐がないことがある．
- 腹部所見として，腹部膨満，腸雑音の低下または亢進，進行すると腹膜刺激症状（筋性防御，反跳痛）を認めることがある．
- 機能的イレウスは，腸雑音が低下する．また，絞扼性イレウスも同様に腸雑音が低下する．そのため，腸雑音が低下しているからといって，機能的イレウスだろうと思い込むのではなく，常に絞扼性イレウスの可能性も考慮しておく必要がある．
- 腸雑音が亢進しているときも，腸閉塞である場合があるので注意する．とくに，**腸雑音が亢進し「メタリックサウンド」という金属音が聞こえる**ときは，閉塞性イレウスを疑う．
- 腸蠕動音の正常回数は　4〜12回/分である．1分程度は聴診し，回数の低下や亢進，高音か低音などの雑音を評価する．5分以上，腸蠕動音が聞こえない際は，腸管運動が消失しており，積極的にイレウスを疑う．
- 血液検査，X線検査，腹部CT検査などを行う．X線検査は，腹部立位撮影，腹部臥位撮影を行うが，立位ができないときは，左側臥位撮影を行う．腹部CT検査は，可能であれば造影腹部CT検査を行う．

- 特徴的なX線像として腹部立位撮影像で，小腸や大腸の孤立した分節に，ガスの貯留である鏡面像「ニボー」を認める．
- 女性の場合，妊娠の有無を，問診や尿検査で確認してからX線検査，CT検査を行う．

治療

- 症状が軽度であれば，保存的治療をする．絶飲食，輸液療法をし，向精神薬を一時中止する．血清K値に注意をしながら，輸液にて電解質の補正をしていく．イレウスが遷延すると，バクテリアルトランスロケーション（腸内細菌が腸管粘膜から血液や組織内に侵入する）を起こし重篤な感染症に進展することがあり，抗菌薬を予防的に投与する．
- 可能であればイレウス管挿入をし，腸管圧の減圧をはかる．イレウス管挿入は，X線透視下にて施行する必要がある．胃管挿入のみでは，イレウスの改善には効果は乏しいが，嘔吐予防に施行することがある．
- 熱気浴にて腸管運動を改善する治療もあるが，低温熱傷などの合併症も多く，現在では行われなくなってきている．
- **1週間程度の保存的治療で改善しない場合は，外科的治療が施行される**．

観察のポイント

- 普段より排便回数や便性状を確認しておく．
- 少量でも良いので一定時間ごとに排便を促し，適度の運動習慣をつけてもらい，慢性便秘を防ぐ．
- 抗精神病薬（とくに定型抗精神病薬），抗うつ薬（と

腸閉塞

611

くに三環系抗うつ薬），抗コリン薬（錐体外路症状
の予防治療目的）などを内服している場合は，α
アドレナリン受容体遮断作用と抗コリン作用の影
響による腸管運動の低下をきたしやすく，イレウ
スを併発しやすい．とくにこれら薬剤が変更になっ
たときは，腹部症状に注意が必要である．

● 症状として腹痛や発熱がない場合も多く，食欲不
振だけのこともあり，触診や聴打診を行って，腹
部所見を確認する．

● イレウスは再発することも多く，イレウスの既往歴
を確認しておく．また，腹部手術の既往歴や，虫
垂炎や妊娠の有無を確認しておく．

ケアのポイント

● 腸閉塞は，脱水になることがあるため，輸液治療
は重要である．尿量の確認や，ツルゴールの低下
など，脱水所見の有無に注意が必要である．

● 腹部膨満を訴えることが多く，腹部の圧迫を軽
減するために，衣類を緩めるなどの配慮が必要で
ある．

● 急に嘔吐することもあり，左側臥位にするなど，
窒息，誤嚥を起こさないような配慮が必要である．

● イレウス管が挿入されている場合は，チューブの
閉塞，接合部のゆるみがないか，また適時，排液
量を確認する．チューブと鼻孔との接触部に潰瘍
ができていないか注意する．

引用・参考文献

1) 急性腹症診療ガイドライン出版委員会編：急性腹症診療ガイドライン
2015. 医学書院, 2015

612 | 11. 精神科で起こりやすい合併症

11. 精神科で起こりやすい合併症
水中毒

疾患の概要

● 水中毒は，多飲症によって引き起こされる低ナトリウム血症によって，さまざまな中枢神経症状を呈する疾患である．また，多飲症は，精神障害患者にみられる過剰な水分を摂取してしまう行動障害である．

● 水中毒は，統合失調症患者に多いが，精神遅滞やてんかんなどほかの精神障害患者でも認められる．

● 精神障害発症後，5〜15年で多飲症が始まり，その後水中毒を発症していることが多い．

● 精神科病院に長期入院している患者のうち，約20％に起こると報告されている[1]．

● 水中毒の原因は不明であるが，精神障害に起因する病的多飲，抗精神病薬による口渇，薬剤による抗利尿ホルモン不適合分泌症候群（SIADH），喫煙，ストレスなどが考えられている．

診断

● 水中毒は頭痛，嘔気・嘔吐，意識障害，失禁，多尿，痙攣などの中枢神経症状を呈する．重症例では脳ヘルニアを起こし死亡することがある．

● 水中毒の身体合併症として，肺炎，肺水腫，腎不全，横紋筋融解症等を併発することがある．

● 診断，症状把握には，体重，尿量，尿性状を測

定し，**血液検査**にて**電解質濃度**を確認する．血清ナトリウム濃度の正常値は135〜145mEq/Lであるが，下回る場合は水中毒を考慮する．

- 低ナトリウム血症をきたす疾患として，水中毒以外に，SIADH，甲状腺機能低下症，利尿薬やカルバマゼピンの投与などがあり，これらの鑑別が必要である．
- 多飲や多尿を起こす疾患として他には，糖尿病，薬剤の副作用があり，多飲症との鑑別が必要である．

治療

- 多飲症には，飲水制限を中心とした行動療法を行い，水との良い付き合い方を理解してもらう．
- 水中毒である低ナトリウム血症の治療として，飲水制限や利尿をはかることだけで改善することも多い．症状が強い場合は，高張食塩水による点滴にて，電解質の補正をする必要がある．
- 水中毒にいたった経過も重要であり，慢性的に引き起こされた低ナトリウム血症を治療するときは，緩徐にナトリウム濃度の補正を行う必要がある．急速な補正を行うと，橋中心髄鞘崩壊症を引き起こし重篤な神経学的後遺症をきたす．

観察のポイント

- 体重の変化，飲水量，尿量に注意を払う．正常な腎臓では理論上1日20Lの尿を産生できるといわれているが，飲水量がそれ以下で処理能力以内で

あっても水中毒を起こす．そのため，飲水量を把握しておくことは大切ではあるが十分でなく，指標として日々の体重変動に注意を払っておく．体重の日内変動として，正常では±1〜2％とされているが，**短時間で4％を超える体重増加があるときは，水中毒になっている危険性がある**．4％の体重変化があると，血清ナトリウム濃度が10mEq/L程度も変動している．

● 水中毒を予防するには，多飲行動を軽減することが重要である．患者観察が重要であり，**コップをいつも持っている，水飲み場の近くにいつも居る，トイレや洗濯場など水飲み場ではない場所で隠れ飲水をしている**等の行動がないか観察する．

● 血清ナトリウム濃度が正常化しているかどうかが，治療効果の判定には必要である．しかし，頻回の血液検査は困難である．そのため，起床時などに体重測定を行って，日々の体重変動を計算することで，血清ナトリウム濃度を推測する．

● 水中毒治療に際して血清ナトリウム濃度を補正することで，横紋筋融解症をきたすことが知られている．筋肉痛や赤褐色尿の有無を確認し，横紋筋融解症が疑われる場合は，血清クレアチンキナーゼ濃度や尿中ミオグロビンを測定する．

その他，観察のポイントを記載

ケアのポイント

● 患者とその家族に，多飲症および水中毒の疾病教育を行い，なぜ水を飲みすぎることがよくないことであるのか，水中毒にならないためにはどうすればよいか等を理解してもらい**行動変容**を促す．

● 軽度の水中毒では，疾病教育によって飲水量，体重変動を自己モニタリングすることの意義を理解してもらうだけで，水中毒が改善することがある．

● 飲水制限への拒否が強い場合は，トークンエコノミー方式といった行動療法的アプローチを行うことがある．患者との間であらかじめ飲水行動の条件を決めておき，その条件が達成できた場合，散歩や喫煙など患者の希望を許可することで，治療の動機づけを行うアプローチである．

その他，ケアのポイントを記載

引用・参考文献

1) 川上宏人ほか：ケアと治療の新機軸多飲症・水中毒，p26，医学書院，2016
2) 岸本年史：水中毒．現代精神医学事典（加藤敏ほか編），縮刷版，弘文堂，2016

Index

数字・欧文

3T　135
AChE　330
ADHD　594
A-DROP　606
AIUEO TIPS　507, 509
ASD　523, 594
BPSD　83, 414
BPSモデル　2, 3
CAP　605
CBT　371
　——-E　554
　——-I　562
CFAM　48, 49
ChEI　330
CIWA-Ar　580, 581
CPT　538
CSCATTT　134
CT　255
CVPPP　85
DPA　312
DSM-5-TR 精神疾患の診断・
　統計マニュアル　173
DST　219, 220
ECT　283
EMDR　538
FFAM　46, 47
GCS　237, 239, 507,
　508
HAP　605
HDS-R　276, 414
ICF　398
　——の生活機能モデル
　399
I-ROAD　606
I-SBARC　65
JCS　237, 239, 507,
　508
MARTA　310
MCI　412
mECT　283
METHANEレポート　136

MMSE　275, 414
MRI　255, 588
MSE　37, 38
NaSSA　53, 57, 175,
　320
NHCAP　605
NMDA受容体アンタゴニスト
　（拮抗薬）　331, 425
NMDA受容体阻害　331
OT　398
OTR　398
PE　527, 537
PET　255
　——検査　259
PSG　252
PTSD　531
QTc　247
　——延長　246
RI検査　255
SBAR　65
SDA　309
SDM　228
SLD　594
SNRI　53, 57, 175, 319
SPECT　255
　——検査　258
SSRI　53, 57, 175, 201,
　317, 437
SST　171, 345
TALKの原則　159
TIC　539
TTT　135
Y- BOCS症状評価テスト
　496

あ

アートセラピー　380
悪性症候群　407, 601
アクチベーション　316
アセチルコリンエステラーゼ
　阻害薬　330, 433
アセトアルデヒド脱水素酵素
　阻害　335

あなたの考え方のクセを知ろ
　うテスト　64
アルコール関連症群　579
アルコール使用症　578
　——診断基準（DSM-5-TR）
　579
アルツハイマー型認知症
　329, 413, 422
アンガー・マネジメント　145
意識　363
易刺激性　140, 180
依存性物質　570
イド　363
易怒性　140
意欲低下　167
医療介護関連性肺炎　605
医療観察制度　129
医療観察法　128
医療保護入院等診療料　87
陰性気分　536
陰性症状　166, 168, 205,
　439
院内肺炎　605
ウェクスラー式知能検査
　267
ウォルピーによる3つのコミュ
　ニケーション　25, 26
うつ病　53, 314, 459,
　476
エクスポージャー　368
エス　363
嚥下機能検査　607
演劇療法　382
エンパワメント　59
オープンクエスチョン　29
オープンダイアローグ　390
オレキシン系睡眠薬　328
音楽療法　382

か

絵画療法　381
外出・外泊　91

改訂長谷川式簡易知能評価スケール 276, 278, 414
回避症状 537
解離 507, 509
──症 507
──性健忘 536
──性同一症 507, 510
──性同一症診断基準（DSM-5-TR） 512
カウンセリング 355
覚醒症状 537
確認強迫 192
確認行為 500
隔離 75
──と身体的拘束の比較 78
過食症 552
仮性認知症 174
家族支援 43
家族療法 387
カフェイン 565
仮面うつ病 174
カルガリー家族アセスメントモデル 48, 49
感覚調整室 11, 85
環境調整 7
観察法 267
感情鈍麻 167, 206
感情の平板化 206
観念放逸 180
カンファレンス 16
──の種類 19
──の役割と機能 18
記憶障害 423
機械的イレウス 609
希死念慮 154
──の評価 156
機能的イレウス 609
気分安定薬 321, 479
気分チェック表 63
基本訓練モデル 346, 349
虐待防止措置 121
球運動脱感作療法 538
急性ストレス症 523, 531

──診断基準（DSM-5-TR） 524
──における症状 525
急性ストレス反応 523
共同意思決定 228
共同生活援助 126, 127
強迫 192
──観念 192, 495
──行為 192, 496
──症 495
──症診断基準（DSM-5-TR） 498
拒食症 552
緊張病性興奮 140
クライシス・プラン 72, 102, 400
グラスゴー・コーマ・スケール 237, 239, 507, 508
グループホーム 126, 127
芸術療法 380
軽度認知障害 412
けいれん性イレウス 609
血液検査 242
血管性認知症 432
血中濃度測定 245
血糖 242
幻覚 186
現局性学習症 594
言語障害 424
言語的暴力 146
幻視 186
現実感消失 536
幻臭 187
幻触 187
幻聴 186
見当識障害 423
幻味 187
抗アミロイドβ抗体 331
行為心迫 181
抗うつ薬 175, 314
──の副作用 56
拘禁状況下でのストレス反応 223
拘禁反応 222
高次脳機能検査 275

抗酒薬 335
高照度光療法 295
──器具 295
抗精神病薬 303
向精神薬 300
──の分類 301
抗てんかん薬 332
行動・心理症状 414
行動的性化 370
行動活性化 370
行動制限 79, 119
──最小化 86
──最小化委員会 87
──に関する一覧性台帳 87, 88
行動療法 367
抗不安薬 201, 323
興奮 140
誤嚥性肺炎 405, 605
国際10/20法 249
国際生活機能分類 398
──の生活機能モデル 399
こころ健康チェック表 62
コミュニケーション 24
──スキル 25, 27
コラージュ療法 384
コリンエステラーゼ阻害薬 425, 429, 330
コンフォートルーム 11, 85
昏迷 161
──のおもな分類 162

さ

災害医療の実践 134
採血項目 243
サイコセラピー 339
再入院 104
作業療法 171
作業療法士 398
三環系抗うつ薬 56, 175, 316
産後うつ病 179
シェイピング 369
ジェノグラム・エコマップ 44
自我 363

自覚的服薬体験 51
視空間認知障害 423
自己決定能力 35
自殺 409
　——総合対策大綱 130
　——対策基本法 130
支持的精神療法 359
持続エクスポージャー療法 527, 537
市中肺炎 605
疾患および関連保険問題の国際統計分類第10回改訂版 173
実行機能 440
　——障害 424
自閉 167, 205
　——スペクトラム症 594
社会生活技能訓練 345
ジャパン・コーマ・スケール 237, 239, 507, 508
修正型電気けいれん療法 283
集団精神療法 171
就労移行支援 128
手指衛生 13
障害者虐待防止法 121
　——における虐待行為の類型 122
障害者支援区分 126
障害者総合支援法 125
　——の基本理念 126
焦燥 198
情緒的巻き込まれ 541
消毒薬 13
自立支援給付 125
自立生活援助 127
新型出生前診断 592
神経学的検査チャート 237
　——の手順 238
神経学的診察 236
　——で用いられる検査 238
神経画像検査 255
神経疾患 236
神経心理学的検査 275
神経伝達物質 303

真正妄想 188
身体依存 569
身体合併症 403
身体症状症 517
　——診断基準(DSM-5-TR) 518
身体的拘束 77
　——に伴うリスク 80, 81
身体的暴力 146
心的外傷後ストレス症 531
　——診断基準(DSM-5-TR) 532
心的外傷的出来事 526
心電図検査 246
侵入症状 535
心理教育 58, 200
心理検査 267, 275
　——法 267
心理的視野狭窄 155
心理療法 355
髄液検査 261
睡眠衛生教育 562
睡眠障害 561
睡眠ポリグラフ検査 252
睡眠薬 326
ストレングス 72
スパイナル針 262
性格検査 269
精神依存 569
精神運動興奮 140
精神運動制止 462
精神科看護職の倫理指針 28
精神科作業療法 398
精神科ショートケア 395
精神科退院前訪問指導 99
精神科デイケア 99, 395
精神科入退院支援加算 74
精神科リハビリテーション 392
成人期ADHD診療ガイドブック 595
精神障害者保健福祉手帳 120
　——の等級 120
精神専門療法 339
精神遅滞 588

精神分析的精神療法 362
精神保健指定医 114
　——の職務 115
精神保健福祉法 114
精神療法 339
性的暴力 146
生物・心理・社会モデル 415, 464
　——(基本) 465
　——(実践) 466
摂食症 552
セルフケア 35
　——の看護システム 40
セルフモニタリング 369
セロトニン・ドパミン拮抗薬 309
セロトニン・ノルアドレナリン再取込み阻害薬 53, 175, 319
前意識 363
洗浄強迫 192
　——の例 500
選択的オピオイド受容体調節薬 337
選択的セロトニン再取込み阻害薬 53, 175, 201, 317, 437, 499
前頭側頭型認知症 435
せん妄 215
　——スクリーニング・ツール 219, 220
　——のおもな症状 216
　——の原因 216
　——の分類 215, 217
双極症 174, 476
造形療法 384
躁状態 180
躁病性興奮 140
ソーシャルスキルズトレーニング 171

た
退院支援 96
　——カンファレンス 21
退院請求 118
退院調整 95

体感幻覚 187
多飲症 613
多元受容体作用抗精神病薬 310
多職種による退院支援 109
多職種連携 105
ダブルバインドセオリー 388
多弁多動 180
単純性イレウス 609
地域生活支援事業 125
チエピン系抗精神病薬 308
チェンジトーク 353
知的障害 588
知的発達症 588
知能検査 267
注意欠如多動症 594
注意欠如・多動症－ADHD－の診断・治療ガイドライン 595
超自我 363
腸閉塞 609
治療同盟 341, 360
――の形成 59, 60
通信・面会の制限 119
ディエスカレーション 84
定型薬 306, 312
――と非定型薬 313
適応障害 543
適応反応症 543
適応不全 545
てんかん 248, 332
電気けいれん療法 283
動機づけ面接技法 351
統合失調症 439
――の症状 440
――の脳 167
頭部CT検査 257
頭部MRI検査 257
トークンエコノミー 368
――方式 616
特定医師 116
特定病院 117
ドパミン仮説 304
ドパミン受容体部分作動薬 312

トラウマ 526, 541
――・インフォームド・ケア 539
――ケア 540
――体験 531
とらわれ 544
トランス 509
トリアージ 137
――カテゴリー 137

な

二重拘束理論 388
入院形態 117, 118
入院時オリエンテーション 69
入院者訪問支援事業 124
認知機能 440
――検査 275
認知行動療法 171, 367, 371, 500
――の基本モデル 372
認知再構成法 374
――の例 375
認知症 412
――治療薬 329
――の分類 413
認知処理療法 538
認知療法 367
脳血管性認知症 413
脳脊髄液 261
脳波検査 248
――の手順 250
脳波所見 249
ノルアドレナリン作動性・特異的セロトニン作動性抗うつ薬 53, 175, 320
ノンクリティカル表面の分類 14

は

パーキンソン症状 427
――への対応 429
パーソナルスペース 32, 33
バイオ・サイコ・ソーシャルモデル 2, 464
肺血栓塞栓症 406

曝露反応妨害法 500, 505
曝露法 368
箱庭療法 382
発達検査 267
発達障害 594
パニック症 491
――診断基準(DSM-5-TR) 492
パニック発作 199, 203, 491
――の鑑別 202
反芻焦点化認知行動療法 551
非言語的メッセージ 31
非定型薬 309, 312
ビネー式知能検査 268
非ベンゾジアゼピン系睡眠薬 327
憑依 509
標準予防策 12
不安 198
――症 199, 485
フェノチアジン系抗精神病薬 306
複雑性イレウス 610
複雑性心的外傷後ストレス症 542
服薬自己管理プログラム 61
服薬指導 50
――のプロセス 54
服薬心理教育 60
ブチロフェノン系抗精神病薬 307
物質依存症 569
物質関連症群 570
物質使用症 569
不眠 210
――のタイプ 211
フラッシュバック 535
フラッシング反応 336
フリードマンの家族アセスメントモデル 46, 47
フロイト 362
ペアレント・トレーニング 595

620 | Index

ベンザミド系抗精神病薬 307
ベンゾジアゼピン系睡眠薬 326
ベンゾジアゼピン受容体作動薬 323, 326
防衛機制 364
包括的暴力防止プログラム 85
暴力 146
ポリソムノグラフィ 252

麻痺性イレウス 405, 609
水中毒 83, 613
ミニメンタルステート検査 275
無為 205
無意識 362
メタンレポート 136
メディカルサポート 135
メディカルマネジメント 134
メラトニン系睡眠薬 327
面接法 267
メンタル・ステータス・イグザミネーション 37
妄想 188
――症 455
――症の症状 455
――様観念 188
モデリング 369
物語療法 385
森田療法 377
問題解決技能訓練モデル 346, 349
問題解決法 375
――の例 376

や行

薬物依存症 569
陽性症状 439
腰椎穿刺法 261
抑うつ気分 460
抑うつ状態 173

四環系抗うつ薬 56, 175, 316

ら・わ

リコール 261
離人感 536
リハビリテーション 392
リフィーディング症候群 555
リフレージング 29
療養環境 7
リラクゼーション法 200, 204
倫理カンファレンス 22
ルーティン化療法 437
レーヴン色彩マトリックス検査 268
レジリエンス 59, 72, 549
レビー小体型認知症 413, 426
私らしい暮らしの手帳 102

621

精神科ナースポケットブック 改訂第2版

2019 年 7 月 5 日	初 版	第 1 刷発行
2024 年 4 月 30 日	初 版	第 4 刷発行
2025 年 5 月 6 日	改訂第 2 版	第 1 刷発行

監　修	一般社団法人日本精神科看護協会
発行人	川畑　勝
編集人	小林　香織
発行所	株式会社Gakken
	〒 141-8416 東京都品川区西五反田 2-11-8
印刷・製本	TOPPANクロレ株式会社

●この本に関する各種お問い合わせ先
本の内容については，下記サイトのお問い合わせフォームよりお願いします．
https://www.corp-gakken.co.jp/contact/
在庫については　Tel 03-6431-1234（営業）
不良品（落丁，乱丁）については　Tel 0570-000577
　学研業務センター　〒 354-0045 埼玉県入間郡三芳町上富 279-1
上記以外のお問い合わせは　Tel 0570-056-710（学研グループ総合案内）

©Japanese Psychiatric Nurses Association 2025 Printed in Japan
● ショメイ：セイシンカナースポケットブックカイテイダイニハン
本書の無断転載，複製，複写（コピー），翻訳を禁じます．
本書に掲載する著作物の複製権・翻訳権・上映権・譲渡権・公衆送信権（送信可能化権を含む）
は株式会社 Gakken が管理します．
本書を代行業者等の第三者に依頼してスキャンやデジタル化することは，たとえ個人や家庭内の利用
であっても，著作権法上，認められておりません．

本書に記載されている内容は，出版時の最新情報に基づくとともに，臨床例をもとに正確かつ
普遍化すべく，著者，編者，監修者，編集委員ならびに出版社それぞれが最善の努力をしてお
ります．しかし，本書の記載内容によりトラブルや損害，不測の事故等が生じた場合，著者，
編者，監修者，編集委員ならびに出版社は，その責を負いかねます．
また，本書に記載されている医薬品や機器等の使用にあたっては，常に最新の各々の添付文書
（電子添文）や取り扱い説明書を参照のうえ，適応や使用方法等をご確認ください．
株式会社Gakken

JCOPY 〈出版者著作権管理機構　委託出版物〉
本書の無断複写は著作権法上での例外を除き禁じられています．複写される場合は，そのつど
事前に，出版者著作権管理機構（Tel 03-5244-5088，FAX 03-5244-5089，e-mail：info@
jcopy.or.jp）の許諾を得てください．
※学研グループの書籍・雑誌についての新刊情報・詳細情報は，下記をご覧ください．
　学研出版サイト　https://hon.gakken.jp/